W0233909

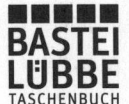

BASTEI
LÜBBE
TASCHENBUCH

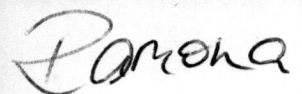

Über die Autorin:

Dr. med. Bettina Balbutis studierte Medizin und arbeitete als Ärztin in der Inneren Medizin und der Psychiatrie. Momentan ist sie in einem psychiatrischen Krankenhaus tätig und lebt irgendwo in Norddeutschland. In ihrer Freizeit geht sie ihren Freunden mit ungebetenen medizinischen Ratschlägen auf den Geist und backt leidenschaftlich gerne gesundheitlich bedenkliche Zitronentartes.

DR. BETTINA BALBUTIS

DAS SIMPSONS-SYNDROM

33 Krankheiten, mit denen Sie sich nicht zum Arzt trauen

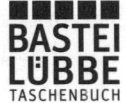

BASTEI
LÜBBE
TASCHENBUCH

BASTEI LÜBBE TASCHENBUCH
Band 60788

1. Auflage: Juni 2014

Zum Schutz der Personenrechte wurden Namen und Details geändert.
Dieses Buch erhebt keinen Anspruch auf Vollständigkeit. Medizinische
Sachverhalte werden aus Gründen der Lesbarkeit und Verständlichkeit
teilweise verkürzt und vereinfacht dargestellt. Auch wenn Sie Ihren Arzt
nicht mögen, ersetzt die Lektüre dieses Buches keinesfalls einen
Arztbesuch. Etwas anderes zu behaupten wäre Kokolores.
Um Missverständnissen vorzubeugen: Die Autorin hat den echten
Patrick Lindner niemals zu Gesicht bekommen, was sie zutiefst bedauert.

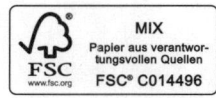

Dieser Titel ist auch als Hörbuch und E-Book erschienen

Originalausgabe

Dieses Werk wurde vermittelt durch die
Michael Meller Literary Agency GmbH, München

Copyright © 2014 by Bastei Lübbe AG, Köln
Textredaktion: Lisa Bitzer
Das Zitat von Stendhal auf S. 251 stammt aus Stendhal: Reise in Italien.
Rütten und Löning, Berlin 1964.
Umschlaggestaltung: Christiane Hahn, www.christianehahn.de
Umschlagmotiv: © shutterstock/rangizzz
Satz: hanseatenSatz-bremen, Bremen
Gesetzt aus der Optima LT
Druck und Verarbeitung: GGP Media GmbH, Pößneck
Printed in Germany
ISBN 978-3-404-60788-4

Sie finden uns im Internet unter
www.luebbe.de
Bitte beachten Sie auch: www.lesejury.de

Für M.O.E.

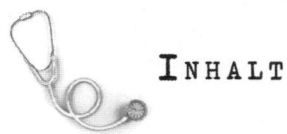

INHALT

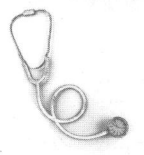

VORWORT

Wie man weiß, war der liebe Gott nicht zu Scherzen aufgelegt, als er nach den Bienchen und Blümchen den Menschen erschuf. Denn er machte ihn höchst anfällig für Krankheiten aller Art, zum Beispiel Allergien gegen Bienenstiche und schlimme Pollenerkrankungen. Nicht umsonst sind Medizinbücher Atlanten des Grauens. Und der Schöpfer vergaß niemanden: Männer leiden an Männerkrankheiten, Frauen an Frauenkrankheiten, Kinder an Kinderkrankheiten und Völker an Volkskrankheiten.

Aber was ist mit den Krankheiten, über die niemand spricht? Die so peinlich, kurios oder selten sind, dass der Hausarzt darüber verwundert den Kopf schüttelt, lacht, weint, die Hände über dem Kopf zusammenschlägt – oder alles gleichzeitig? Dies ist ein Gesundheitsratgeber der besonderen Art, eine Sammlung skurriler Fallgeschichten, die über Scheinschwangerschaften und Penisbrüche, Elefantenbeine und Riesenhoden, Stinknasen und Ohrwürmer informiert. Und die erklärt, was wirklich passiert, wenn der Schuss nach hinten losgeht.

Wenn Sie dieses Buch lesen, werden Sie erfahren, warum Ärzte nicht gern auf Klassentreffen gehen, welche Erkrankungen für Leute meines Berufsstandes besonders unangenehm sind und welche Vor- und Nachteile romantische Gefühle für einen Staubsauger haben können.

Ich wünsche Ihnen viel Vergnügen beim Lesen. Mit oder ohne Staubsauger. Herzlich,

Ihre Bettina Balbutis

GOLLUMS GEHEIMNIS
Morbus Basedow

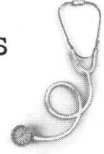

Ich fühle mich so dünn, wie Butter auf zu viel Brot verstrichen.

Bilbo Beutlin in »Der Herr der Ringe«

Wer Medizin studiert, dringt in eine Welt vor, die den meisten Menschen verborgen bleibt. Kleinigkeiten bekommen oft eine ganz neue Bedeutung. Der knotige Leberfleck von Großtante Ingrid. Das krampfhafte Lidzucken meines alten Mathelehrers, um den ich hin und wieder in der Fußgängerzone einen großen Bogen mache. Nichtmediziner lieben es, wenn man ihnen Einblicke in das geheimnisvolle Reich der ärztlichen Diagnosen gewährt: »Guck, wie der Opa den Bürgersteig runterschlurft, ohne die Arme zu bewegen. Der hat Parkinson.«

Mitunter sind medizinische Informationen allerdings extrem unerwünscht. Zum Beispiel direkt nach der Kinopremiere des ersten Hobbit-Teils. Der Film war einigermaßen langweilig. Die fünf besten Freunde meiner Schwester hat er aber umgehauen. Meine Schwester fehlt. Ihr ist schlecht. Was sie mir erst schrieb, als ich mit den fünf Mittelerdefans in der Kinoschlange stand. Jetzt sitze ich um lauwarme Cocktails rum und warte darauf, dass meine Mitfahrgelegenheit austrinkt. Man philosophiert über Sarumans düstere Absichten, Cate Blanchets Frisur und Gollums sagenhaft süßen Augenaufschlag. In meinem Kopf brummt die Medizin. Die nächsten zwei Wochenenden habe ich Dienst. Und die Tage dazwischen sowieso.

»Vielleicht interessiert euch das: Gollum hat hundertpro Schilddrüsenprobleme«, platze ich mitten in die Runde. »Überfunktion, würde ich sagen.«

Das Gespräch verstummt. Markus sieht mich an, als hätte ich gesagt: Bilbo hat Krebs. Habe ich aber nicht. »Schilddrüse«, schiebe ich nach. »Das sieht man. An den Augen zum Beispiel. Die quellen so raus.«

Üblicherweise kommen jetzt eine Menge Nachfragen, auf jeder Party zieht man mir Diagnosen aus der Nase. Aber nicht, wenn es um den Hobbit geht. Christian verschanzt sich beleidigt hinter der Speisekarte, Esther klappert mit mascaraschweren Lidern, und Anna zieht so kräftig an ihrer Colada, dass ihr Kehlkopf hüpft. Auch ihre Schilddrüse sieht etwas vergrößert aus – aber das sage ich lieber nicht.

Nach einer halben Schweigeminute fängt Markus an, über Peter Jacksons Videoblogs zu lästern. Ich überlege, ob ich noch was nachschiebe zu dem Thema. Aber Medizin und Mittelerde, das verträgt sich offenbar nicht. Dabei war ich längst nicht fertig.

Auch wenn es keiner hören möchte: Gollum *hat* Schilddrüsenprobleme. Ehrlich. Ich hatte hundertneunundsechzig lange Minuten Zeit, mir ein Bild zu machen. Schon der Anblick der Glubschaugen gibt zu denken. Wenn man die ausgemergelte Gestalt dazunimmt, den unersättlichen Appetit (auf Hobbits, Orks und alten Fisch) und den von der Osteoporose verkrümmten Körper – eine klare Sache, die jeder Mediziner sofort bemerken müsste. In den Nebelgebirgen, wo Gollum vor sich hinvegetiert, ist die hausärztliche Versorgung leider miserabel.

Aber Gollum hätte vermutlich ohnehin keinen Bock, sich die Schilddrüsengeschichte anzuhören. Nicht mal *Menschen* hören gerne, dass sie es an der Drüse haben, zumindest im Anfangsstadium. Das hat ziemlich nachvollziehbare Gründe: Wer eine Schilddrüsenüberfunktion hat, nimmt erst mal ordentlich ab und wird ziemlich reizbar.

Da sind kluge Sprüche von dahergelaufenen Kurpfuschern in erster Linie unerwünscht.

Vielleicht hätte Anna zugehört, wenn ich verraten hätte, dass eine Schilddrüsenüberfunktion ein fast todsicherer Weg zu Size Zero ist. Ist ja sonst eine eher schweißtreibende Angelegenheit. Power-Pilates um sechs Uhr morgens, Spinning nach Feierabend, Glyx-, Tukan-, Detox-, ß-hCG-, Steinzeit-Diät – und trotzdem: Die Jeans kneift. Der Beachbody lässt auf sich warten, auch wenn die Bikinisaison quasi schon wieder vorbei ist. Und im Supermarkt steht bald schon der erste Schokoweihnachtsmann.

Doch plötzlich, Anna, stell dir vor, geschieht ein Wunder. Sechs Wochen vor dem weihnachtlichen Entenbraten schmilzt das Fett ab. Erst am Hintern, dann an Beinen und schließlich an den Oberarmen. Du isst bei McDonald's. Die Waage ignoriert es. All you can eat! Die Jeans passt nicht nur – sie schlabbert. Und auch wenn du dich zu müde fürs Spinning fühlst, purzeln die Pfunde.

Deine beste Freundin Esther macht natürlich ein paar Andeutungen über deine miese Laune. Nun ja, Neid ist die ehrlichste Form der Anerkennung. Du fühlst dich großartig. Nicht mal Schweißflecken und Bad-Hair-Days bringen dich aus der Ruhe – das machen die neue Figur und die schön geformten Wangenknochen mehr als wett. Das Leben ist wunderbar.

Abgesehen vom chronischen Durchfall. Okay, der Haarausfall ist jetzt nicht so der Hit. Die Schlafstörungen nerven ebenfalls, aber sie erklären zumindest deine Stimmungsschwankungen. Und schon steckst du mittendrin – in der Rache der Schilddrüse, besser bekannt als Morbus Basedow, einer weitverbreiteten Form der Schilddrüsenüberfunktion. Zwar wird es noch eine Weile dauern, bis du dich in eine Höhle in Mittelerde zurückziehst und mit riesigen leuchtenden Augen in die Dunkelheit starrst. Doch es wäre besser, die Symptome im Blick zu behalten.

Eine krankhaft hochgedrehte Schilddrüse zehrt mindestens so heftig an dir wie Saurons Meisterring. Oft vergehen allerdings Jahre, bis jemand stutzig wird. Was unter anderem daran liegt, dass einige Symptome ziemlich angenehm sind. Zum Beispiel ist endlich Schluss mit kalten Füßen: Patienten frieren nur noch selten, dafür schwitzen sie, was das Zeug hält. Gelegentlich bekommen sie sogar Fieber. Auch die Figur entwickelt sich zunächst bestens. Auf Hochtouren lässt die Schilddrüse alle Fettreserven schmelzen. Trotz Heißhunger magerst du ab. Leider wird dabei Kalzium aus den Knochen gespült, was zu einer Osteoporose führen kann. Muskelschwäche mindert dir den Spaß an Aqua-Aerobic. Und spätestens bei einer verminderten Libido, Zyklusstörungen und Unfruchtbarkeit ist Schluss mit lustig.

Bald pumpt auch dein Herz zu schnell. Schon einmal Spülmaschine ausräumen ist anstrengend wie eine Runde Zirkeltraining. Sobald das Herz auch noch zu flimmern und zu flackern beginnt, wird es brandgefährlich. Wenn dann auch noch – wie bei knapp 50 Prozent aller Basedow-Betroffenen – die Augäpfel herausquellen, wird klar, dass diese Abnehmkur zu viele Nebenwirkungen hat.

Ich luge an der Colada vorbei und messe mit den Augen Annas Halsumfang. Sieht tatsächlich ein bisschen geschwollen aus, die Drüse.

»Ist was mit meinem Hals?«, fragt Anna. »Du hast schon wieder diesen fiesen Ärzteblick drauf!«

»Die guckt auf deine Schilddrüse«, petzt Esther. »Meine

Tante hatte davon so einen Kropf. Sah echt schlimm aus.«
Sie formt einen Volleyball mit den Händen.

»Da siehste mal, dass das Quatsch ist mit Gollum«,
klärt mich Markus auf. »Der hat voll den dünnen Hals. Mit
so einem Medizinstudium kann man halt auch nicht alles
erklären.«

Ich schweige höflich. Was ich nicht sage: Gollum
wurde längere Zeit mit einem Elbenseil um den Hals durch
Mittelerde geschleift. Möglich, dass es hierdurch zu einem
Gewebeschwund gekommen ist, der die rechtzeitige Diagnosestellung und die Behandlung in einer geeigneten
Therapieeinrichtung (etwa in Bad Bruchtal) tragischerweise
verhindert hat. Dabei ist die Diagnose heutzutage denkbar einfach. Ein kurzer Piks, Laborwerte bestimmen, und
zack – schon weiß man meistens, wo der Kropf drückt.

Und die Ursache? An Saurons Meisterring liegt es nicht.
Basedow ist eine Autoimmunerkrankung, wie beispielsweise Morbus Crohn oder Multiple Sklerose. Körpereigene Antikörper attackieren die Schilddrüse und legen einen hormonellen Schalter um, um sie zu Höchstleistungen
anzuregen. Doch woher kommen die blöden Antikörper?
Möglicherweise werden sie durch Bakterien oder Viren in
Umlauf gebracht. Manche Menschen haben auch eine genetische Veranlagung, an Morbus Basedow zu erkranken.

Oft reichen ein paar Schilddrüsenblocker, um die Symptome in den Griff zu kriegen. In hartnäckigeren Fällen
spritzt man radioaktiv strahlendes Jod. Dieses wird in der
eifrigen Schilddrüse abgelagert und verbrüht sie von innen
heraus. Das hört sich nicht nur brutal an, das ist es auch.
Oft geht die Drüse dabei kaputt, dann braucht man lebens-
lang Schilddrüsenhormone in Tablettenform. Im schlimmsten Fall kriegt man das wild gewordene Organ nur mit einer Operation in den Griff.

»Tust du mir einen Gefallen?« Anna knöpft ihre Bluse bis zum letzten Knopf zu. Was immerhin noch geht. »Kannst du woanders hingucken, wenn du dein Medizinerzeug denkst? Das macht mich echt nervös.«

»Ich denke bloß an Gollum«, sage ich.

Seine aufgetriebenen Finger und Zehen passen nämlich auch: ein bei Schilddrüsenproblemen zwar seltenes, aber deutliches Symptom – die sogenannte Akropachie. In Gollums Fall führt das exzessive Futtern von jodhaltigem Fisch vermutlich zu einer Verschlimmerung der Erkrankung. Übertriebene Jodzufuhr kann den schilddrüsenkranken Körper nämlich mit Schilddrüsenhormonen »vergiften«, was zu einer lebensbedrohlichen thyreotoxischen Krise führt. Ein Glück, dass Gollum sich zwischenzeitlich auch mal einen Ork reingehauen hat. Die haben garantiert Jodmangel.

Anna knöpft das Hemd wieder auf. Sie schwitzt und hat rote Flecken im Gesicht.

»Doch zu warm am Hals?«

»Nur, wenn das nicht auch irgendein Symptom ist.«

»Die macht aus allem eine Krankheit«, sagt Markus und weist mit dem Kopf anklagend in meine Richtung. »Pass bloß auf!«

»Warm ist gut«, beruhige ich ihn. »Alles bestens.«

Was ich nicht sage: Natürlich war Gollum auch warm. Warum sonst wäre er nur mit einem gammeligen Lendenschurz rumgelaufen?

Über den Rand meines Cocktailglases hinweg untersuche ich Anna nach sichtbaren Auffälligkeiten. Die Haare sehen noch einigermaßen dicht aus. Was ihre sexuelle Aktivität angeht, müsste ich mal unauffällig bei Markus nachhaken – bei Gollum war diesbezüglich ja nicht mehr viel los.

»Die checkt mich schon wieder ab. Mir reicht's!« Anna steht auf, zieht die Jacke über und zerrt Markus vom Stuhl.

»Ich bin schon still«, sage ich und gucke weg.

Anna sollte ich im Auge behalten. Und hinter »reizbar« kann ich auf jeden Fall schon mal ein Häkchen setzen.

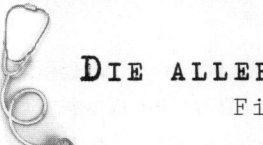

DIE ALLERDICKSTEN EIER
Filariose

Wenn ich um jedes Ei so kakelte, mirakelte, spektakelte,
was gäb's für ein Geschrei.

Heinrich Seidel

Der Hodensack des Patienten in Zimmer 4 hat die Farbe eines American Footballs. Und nicht nur das: Er besitzt auch Größe und Form des Sportgeräts. Prall und purpurrot und bis zum Bersten gespannt klemmt er zwischen den Beinen des Patienten. Glücklicherweise ist er zu müde von den Schmerzmitteln, um das mitleidige Aufstöhnen der versammelten Visite mitzubekommen.

»Wir sehen ein Lymphskrotum. Ich bitte um die Differenzialdiagnosen, meine Herrschaften«, schnauft der Chefarzt uns Assistenzärzten und den Studenten zu.

Ich versuche, den Blick von dem obszönen Riesensack zu lösen. Doch es geht nicht. Ehe ich einen klaren Gedanken fassen kann, fängt Johann drei Kittel weiter an, sein steriles Lehrbuchwissen runterzuspulen. Er ist ein assistenzärztlicher Schwiegermuttertraum aus gepflegtem Herrenparfüm, gestärkten Hemden und gegelten Locken. Johann. Er glaubt, er hätte die dicksten Eier, bloß weil er ständig um den Chef herumscharwenzelt, in der Hoffnung, von ihm ein professorales Schulterklopfen abzustauben. Jämmerlich.

Für Patienten interessiert sich Johann höchstens am Rande. Lieber betrachtet er sein weiß bekitteltes Spiegelbild in der polierten Fensterscheibe des Sechsbettzimmers und träumt dabei vermutlich von einer Veröffentlichung im *New England Journal* und einer Chefarztkarriere. Seine

Spezialität sind desinteressierte Blitzvisiten und Fachidiotie in Reinform. Diagnosen leiert er herunter, als würde er auf einer Kanzel stehen. Hakt ein überforderter Patient nach, überlässt Johann die Antwort mir oder Schwester Barbara und scannt den Raum stattdessen nach spiegelnden Flächen ab. Nebenbei flirtet er mit Medizinstudentinnen und Schwesternschülerinnen, mit denen er gerüchteweise die Nächte durchfeiert. Die lieben ihn, aber ich kann ihn nicht leiden. Was mich am meisten auf die Palme bringt: Er hört niemandem richtig zu – abgesehen vom Chefarzt.

»Frau Balbutis?«, ächzt der Chef. »Darf ich das Skrotum wieder abdecken, oder wollen Sie es mal anfassen?«

Beschämt wende ich den Blick vom Riesenhoden ab. Viele approbierte Augen sind plötzlich auf mich gerichtet. Ich habe nicht zugehört. Mist.

»Diagnose, Frau Balbutis?«

Fieberhaft denke ich nach. Alles, was mir einfällt, hat Johann wahrscheinlich schon rezitiert. So greife ich zum letzten differenzialdiagnostischen Strohhalm, einer Krankheit, die sowieso niemand hat. »Filariose vielleicht?«

Statt einer Antwort bläst der Chef von unten in seinen Schnauzer. Jedes einzelne Barthaar scheint mir fröhlich zuzuwinken. Und da ist es plötzlich, sein berühmtes Schulterklopfen, schwer, vielversprechend und wahnsinnig professoral. Filariose. Volltreffer. So fühlt sich das also an. Ich liebe das Gefühl.

Wir Menschen sind seit Jahrmillionen die Opfer eines weitverbreiteten Größenwahns. Er beginnt in der Herrensauna und endet beim neidischen Rüberschielen auf den Nebenmann am Pissoir: je größer, desto besser. Zumindest in unseren Breitengraden gelten die sprichwörtlichen dicken Eier als Männlichkeitsmerkmal. Die plastische

Chirurgie unterhalb der Gürtellinie boomt. Hingegen würden naturverbundene Völker (und Tropentouristen) auf die Vergrößerung der Ausstattung gern verzichten. Denn wenn Mutter Natur kostenlos Hand anlegt, sind zu der Veranstaltung Parasiten ausdrücklich eingeladen.

Der ökologisch korrekte Weg zum Riesenhoden heißt Filariose. Ihr Urheber ist ein kleiner Fadenwurm namens Filaris, der bis zu vier Zentimeter lang werden kann (was in Wurmverhältnissen gerechnet geradezu lächerlich ist, wie der 30 Meter lange Schnurwurm Lineus longissimus beweist). Filaris ist in der Lage, Lymphgefäße zu blockieren. Tut er dies am Hoden, schwillt dieser krankhaft an. Filariose kann man sich wie Eier in Senfsoße vorstellen, bloß mit Dressing aus Lymphflüssigkeit statt Altenburger Würzpaste. Auch wenn die geschwollenen Eier das Ego anfangs aufblähen: Spätestens bei straußeneigroßen Cochones findet es der kleine Freund in der Mitte nicht lustig, zwischen den aufgedunsenen Kumpanen optisch den Kürzeren zu ziehen.

Hierzulande ist es ein schwieriges Unterfangen, sich eine Infektion einzufangen. Wer jedoch in den Tropen zu Hause ist oder gerne exotische Reisen veranstaltet, für den ist es geradezu ein Kinderspiel. 80 bis 120 Millionen Menschen sind weltweit mit dem Testikel-Tyrannen infiziert, besonders häufig tritt der kleine Schmarotzer in den feuchten Regionen Indiens, Afrikas und Chinas auf. Längst nicht alle Infizierten leiden an einer Hodenschwellung. Aber wen es erwischt, für den ist es kein Vergnügen, mit einer Wassermelone zwischen den Beinen herumzulaufen.

Schuld am Schwellungs-Schlamassel sind Stechmücken der Gattungen Culex Anopheles und Aedes. Diese spritzen die Wurmlarven direkt in die winzige Stichwunde – oder lassen ihren kriechenden Nachwuchs in der Nähe der Einstichstelle zurück. Kaum von der Mückenmama getrennt, machen es sich die listigen Larven im Lymphsystem gemütlich, wo sie mehrere Jahre überleben können.

Sobald die Larven zu reifen Würmchen heranwachsen, machen sie das, was frisch Ausgewachsene eben so machen: Partyhütchen auf und ab in den Adults-only-Bereich. Hier wird gefeiert, bis der Arzt kommt. Der Hoden schwillt schmerzhaft an und entzündet sich, Fieber gesellt sich dazu – aber mit fiebriger Erregung hat das Ganze längst nichts mehr zu tun. Und für die Fortpflanzung taugen die geschwollenen Genitalien irgendwann auch nicht mehr. Denn der chronische Lymphstau führt zu Wucherungen des Bindegewebes und dreht den Hoden sprichwörtlich den Saft ab.

Wenn es ganz dick kommt, kann der Betroffene zudem enorm geschwollene Beine sein Eigen nennen. Diese Erscheinung trägt den wegweisenden Namen Elephantiasis und sieht genauso unelegant aus, wie sie sich anhört. Gelegentlich verirrt sich die Feiergemeinde ins Obergeschoss – und schon schwellen die Brustdrüsen an. Spätestens jetzt zeigen sich die meisten Gastgeber überfordert.

Insekten abweisende Cremes oder Sprays verhindern zwar eine Infektion, sind allerdings teuer, haben Nebenwirkungen und können von Kindern und Schwangeren nur eingeschränkt genutzt werden. Kein Wunder, dass sich die meisten Infizierten bereits im Kindesalter angesteckt haben.

»Sag Ja«, flüstert Johann.

»Was?«, raune ich zurück. Die Visite ist zwei Betten weitergelaufen, und ich habe schon wieder nicht zugehört. Mist!

»Vertrau mir, sag Ja!«

Der Chef lässt den chefigen Blick auf mir ruhen. Der

Schnauzbart winkt nicht mehr, sondern hängt wieder streng und struppig runter. Schwester Barbara und die Patienten sehen mich erwartungsfroh an. Ausgenommen Mr. Filariose, der pennt natürlich weiter.

Johann und ich arbeiten schon so lange zusammen, dass nur ein völliger Trottel an meiner Stelle Ja sagen würde. Andererseits, vielleicht hat er auch erkannt, dass seine Tage als Kollegenschwein gezählt sind, und will mir helfen? »Njain«, sage ich. »Ich meine: na ja. Ja. Irgendwie schon.«

»Na, dann gratuliere ich.« Der Chef schlägt zufrieden die Akte zu und verlässt das Zimmer, die Assistenzärzte im Schlepptau. Johann fährt sich weltmännisch durch die Frisur und trollt sich ebenfalls. Jetzt sind nur noch Schwester Barbara und die Patienten da.

Mir schwant Übles. »In was habe ich eingewilligt, Barbara? Muss ich bei dieser ekligen Studie mit den Mäuseembryonen mitmachen? Oder den Sonntagsdienst von Johann übernehmen, obwohl er mir seine letzten beiden schon aufs Auge gedrückt hat?«

Barbara zieht die Stirn in strenge Falten. »Zuhören, Bettina! Auch, wenn der Johann so dicht neben dir steht.«

Stopp. »Johann? Du glaubst, seinetwegen habe ich nicht zugehört?«

»Du wärst nicht die Erste. So verträumt, wie du geguckt hast.«

Ich … und Johann? Das kann Barbara unmöglich denken. Andererseits: Würde sie mir glauben, dass ich über feiernde Lymphwürmer nachgedacht habe, die eine Polonaise durch den Körper getanzt haben? »Worin habe ich eingewilligt? Sag es mir!«

Doch Barbara bleibt hart. »Da musst du schon den Johann fragen. Geh doch mal mit ihm tanzen«, ermuntert sie mich. »Der nimmt dich bestimmt gern mit auf die Piste.«

»Ich gehe nicht tanzen – und schon gar nicht als Johanns Handgepäck!«, zische ich und lege einen türenschlagenden Abgang hin. So weit kommt es noch. Als Johanns wimpernklapperndes Anhängsel um die Häuser ziehen!

Apropos um die Häuser: Auch Filaris bringt zum Partymachen im Lymphsystem oft einen bakteriellen Kumpel mit, der unter dem Decknamen Wolbachia pipitiens agiert und sich so unauffällig bei den Mettbällchen herumdrückt, dass man ihn jahrelang für einen Statisten hielt. Bis die Wissenschaft seine wahren Absichten aufdeckte: Wolbachia steht dem üblen Wurm mit vollem Körpereinsatz zur Seite. Er ist eine Art mikrobiologische Penispumpe, denn er hilft seinem Dienstherren bei der Fortpflanzung – ohne ihn würden die unzähligen Wurmbabys gar nicht erst auf die Welt kommen.

Das dienstbare Bakterium wird für seine ruchlosen Geschäfte – zumindest für Wurmverhältnisse – gut bezahlt. Als Dankeschön erhält es vom Fadenwurm-Chef Bausteine für lebenswichtige Aminosäuren. Symbiose kann so schön sein.

Die Entdeckung des bakteriellen Steigbügelhalters war ein Riesenglücksfall für die Medizin. Beim Kampf gegen Filariose gab es nämlich ein handfestes Problem: Zwar waren Anti-Wurm-Medikamente schon lange auf dem Markt, allerdings ein bisschen *zu* wirkungsreich. Sie machten mit den Würmern so drastisch kurzen Prozess, dass der menschliche Körper mit Wurmleichen überschwemmt wurde. Die Patienten konnten sich zwar über das Ende der Wurmparty freuen, waren aber hochgradig gefährdet, an einem allergischen Schock zu versterben – tote Würmer setzen Stoffe frei, die unser Körper nicht kennt und daher bekämpfen möchte.

Die Identifizierung des bakteriellen Partygasts Wolbachia brachte die Mikrobiologen auf eine Idee: Erst schalten sie den Typen mit der Penispumpe mithilfe eines handelsüblichen Antibiotikums aus. Der lästige Wurm lebt zwar weiter, kann sich aber nicht mehr fortpflanzen. Und sobald das letzte impotente Tierchen das Zeitliche gesegnet hat, ist endlich Ruhe im Karton.

Johann lehnt selbstverliebt an der Wand, lässig wie ein Tommy-Hilfiger-Model, der Kittel offen, das Hemd tadellos und faltenfrei. Neonlicht bricht sich in seiner glänzenden Gürtelschnalle und den Knöpfen seiner Jeans. »Hier oben bin ich«, mahnt er mich mit freundlicher Stimme.

Ich kneife die Augen zusammen. Womöglich denke ich heute wirklich zu viel über Riesenhoden nach.

»Du bist echt gut«, sagt er. »Filariose, da wär ich nie drauf gekommen. Kompliment.«

Ich sehe ihm nicht in die Schwiegermutterglücklichmacheraugen. »Worin habe ich eingewilligt, Johann? Darf ich deinen Sonntagsdienst machen? Einmal Blutabnehmen für die ganze Abteilung?«

Betont langsam knöpft Johann den Kittel zu. Der blütenweiße Stoff spannt über den Brustmuskeln. Wie kriegt der Kerl neben dem ganzen Stress noch ein anständiges Workout hin? »Lehrvisite beim Chef auf der Privatstation. Der Chef hat mich eingeladen. Und dich auch, Betti. Zwanzig Uhr. Nur wir beide gegen den Rest der Welt?« Er knipst das Grinsen an, zweiunddreißig blendend weiße, ebenmäßige Zähne, die nur dazu geschaffen wurden, Patientinnen dahinschmelzen zu lassen und meinen Widerstand lahmzulegen.

Ich zögere. Besser gesagt: Ich lasse Johann bewusst einige Sekunden zappeln. Täusche Gleichgültigkeit vor. Denn zu meiner eigenen Überraschung spüre ich, wie sich eine Bauchentscheidung anbahnt. Seit Jahren renne ich mir hier die Birkenstocks ab, und niemanden interessiert es. Und plötzlich steht diese Tür einen Moment lang offen, der Weg nach oben. Privatstation, Lehrvisiten, Seite an Seite mit dem Professor, gemeinsames Verfassen von Fallberichten, professorales Schulterklopfen, ein fröhlich winkender Schnauzbart. Und Johanns Blendamed-Lächeln. Daran könnte ich mich vielleicht doch gewöhnen. Vielleicht.

»Wir beide«, sagt Johann, »sind ein gutes Team. Wir sollten mal um die Häuser ziehen, Betti. Wie wäre es morgen Abend, soll ich dich abholen?«

Um die Häuser. Kurz sehe ich mich mit Johann über einen nächtlichen Gehweg flanieren. Die übliche Entourage aus Bewunderinnen bleibt drei Schritte hinter uns. Sein Saubermannlächeln illuminiert die dunklen Pflastersteine.

»Um die Häuser«, wiederhole ich und denke plötzlich wieder an Riesenhoden: *Auch Filaris bringt zum Partymachen im Lymphsystem oft einen bakteriellen Kumpel mit, der sich so unauffällig bei den Mettbällchen herumdrückt, dass man ihn jahrelang für einen Statisten hielt.*

»Du brauchst mich.« Ich gucke Johann direkt ins Gesicht. »Darum fragst du. Sonst würdest du hier gar nicht stehen.«

Sein Lächeln flackert wie meine alte Stehlampe im Abstellraum, der man manchmal ein paar leichte Schläge mit der flachen Hand verpassen muss, damit sie endlich damit aufhört.

Nicht zur Chefarztvisite zu gehen, erkenne ich, als ich nicht zur Chefarztvisite gehe, ist eine ziemlich anstrengende Sache. Der Mann mit den Riesenhoden hilft mir dabei. Er ist inzwischen wach und fragt nach einer Ärztin. Ich erkläre ihm die Wirkungsweise des Antibiotikums, packe mein Zeug zusammen und schwinge mich aufs Rad.

Als ich nach Hause fahre, stelle ich mir vor, wie oben beim Chef eine irre Visitenparty gefeiert wird: ein halbes Dutzend Ärzte mit geschwollenen Egos (und Eiern) und professionellem Lächeln, die eine Menge verrückter Verrenkungen anstellen, um in den Genuss eines professoralen Schulterklopfens zu kommen. Eine Privatstation, das wird mir in diesem Moment endgültig klar, kann man sich wie Eier in Senfsoße vorstellen. Bloß mit schleimigen Komplimenten statt Altenburger Würzpaste.

Und das ist alles nur in meinem Kopf

Klinische Ohrwürmer

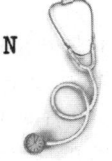

And though you hate this song, you'll be humming it for weeks.
Spitting Image, »The Chicken Song«

Schlafen wird überbewertet. Klar, am Wochenende penne ich auch mal ein bisschen aus. Hin und wieder bis neun, wenn es hochkommt. Denn es gibt viel zu tun, allerlei Zeugs, das unter der Woche liegengeblieben oder der Oberarztvisite zur Feierabendzeit zum Opfer gefallen ist oder den drei bis vier Nachtdiensten …

Es ist Samstagmorgen, fast halb acht. Ich bin seit zwei Stunden wach. Der Rhythmus der Woche geht irgendwie nicht raus. Aber was soll's? Ich fühle mich großartig, frisch und adrenalingedopt. Im Radio läuft Bruno Mars: »Hey baby, I think I wanna marry you!« Bei mir ist zwar weit und breit niemand zum Heiraten in Sicht, aber dieses Glockenspielgeklimper versüßt mir den Morgen. Ich habe die Küche gewischt, den Kühlschrank desinfiziert, die Krankenhausschlappen imprägniert, meine Wunschliste bei Amazon überarbeitet, meinen Krankenhausrucksack neu sortiert und schwarzes krümeliges Zeug aus den Rillen der Duschkabine gepult.

Als ich in der Bäckerei gegenüber vorbeischaue, läuft wieder Bruno Mars. Wie nett. Mit der Brötchentüte in der Hand hüpfe ich über die Straße – falsch: Ich tänzele. Im Vierviertaltakt geht es pfeifend die Treppe rauf, mein übermütiger rechter Fuß untermalt das Frühstück mit meinem Uptempo-Geklopfe, das den Nachbarn sicher den letzten Nerv raubt. Wenn die überhaupt schon wach sind.

Ich spüle das Brötchen mit einem Dreiviertelliter Kaffee hinunter und recherchiere nebenbei ein paar wissenschaftliche Quellen für einen Fallbericht. Dann drehe ich das Radio ab und zwinge mich zur Ruhe. Jetzt wäre ein geeigneter Zeitpunkt, ein Päuschen einzulegen und irgendwas Erholsames zu tun. Nicht weiterzuarbeiten. Halt zu machen, innere Einkehr und so weiter. Doch alles, was mir durch den Kopf geht, ist: »Don't say no, no, no, no, no, just say yeah, yeah, yeah, yeah, yeah!« Das Glockenspiel in meinem Ohr klingt nicht mehr ganz so fröhlich, sondern ein wenig aufdringlich.

Also gehe ich joggen. Ohne Kopfhörer. Der Verstand muss zur Ruhe kommen, entschließe ich mich. Zen statt weiterer akustischer Überladung. Als ich ohne Handybeschallung in den Stadtpark einbiege, überrascht mich die Ruhe. Kein weiterer Läufer weit und breit zu sehen. Abgesehen von entferntem Motorenbrummen kaum ein Geräusch. Ich halte an, dehne mich, atme tief ein und lasse die Stille in jede Pore meines Seins eindringen. Jetzt kann die Erholung beginnen. Doch als ich weiterlaufe, bewegen sich meine Füße seltsam rhythmisch. Puls, Atmen und das Knirschen des Waldweges unter den Turnschuhen verweben sich zu einem Geräuschteppich. In der Ferne klimpert ein impertinentes Glockenspiel. Und dann schraubt sich ein heller, grausamer Gesang aus den Tiefen meiner Hirnwindungen: »It's a beautiful night, we're looking for something dumb to do. Hey baby, I think I wanna marry you!«

Amerikaner sprechen von Klebelied, Brasilianer von Ohrkaugummi, bei den Dänen heißt es Landplage – rund um den Globus beklagen alle denselben, höchst kontagiösen Erreger. Er ist frei durch die Luft übertragbar, lässt sich nicht mit den handelsüblichen Desinfektionsmitteln beseitigen und kann auch nach Jahren noch reaktiviert werden. Mit dem Wald-und-Wiesen-Ohrwurm Forficula auricularia hat er nicht viel zu tun. Der Legende nach krabbelt dieses Insekt dem schlafenden Menschen nachts ins Ohr, zerbeißt das Trommelfell und legt seine Eier im Gehirn des Opfers ab. Das ist natürlich Quatsch, ein Produkt aus Parasitenangst und blühender Fantasie. Was allerdings stimmt: Bereits 1997 wurde penetrante Dauermusik von den Vereinten Nationen als Foltermethode anerkannt.

Die Inkubationszeit der musikalischen Ohrwurminfektion ist oft äußerst kurz. Kaum gehört, schon ist man befallen. Auch wenn potenziell jeder betroffen sein kann, gibt es Risikogruppen: Frauen werden häufiger infiziert als Männer, Schwermütige öfter als Optimisten, Berufsmusiker eher als Untalentierte – zumindest in dieser Hinsicht scheine ich Glück zu haben. Musik mit Text scheint dem Ohr gefährlicher werden zu können als reine Instrumentalklänge – wenngleich in der Fachliteratur auch langjährige Vivaldi-Infektionen beschrieben werden.

Nach einer Dreiviertelstunde Joggen mit Bruno Mars im Ohr schleppe ich mich körperlich und seelisch erschöpft das Treppenhaus hoch. Hände auf die Ohren pressen hat keinen Sinn, davon wird das Geplärre nur noch lauter. Also greife ich nach der ersten CD, die mir in die Hände fällt. Bruce Springsteen? Bloß nicht, akute Born-in-the-USA-Gefahr. Im Radio lauern Herr Mars und die Black Eyed Peas, die bei der Verbreitung der musikalischen Kleinsttierchen als so etwas wie das Mutterschiff bezeichnet werden könnten. Bis auf einen Monat im Jahr, den Dezember, da übernimmt die ehrenvolle Aufgabe Wham!.

Also schön. Kein Radio, keine CD – aber irgendeinen Krach muss ich erzeugen, um das Gedudel in meinem

Kopf zu stoppen. Die Kaffeemühle kriegt ein scharfes, unfreundliches Geräusch hin, das die Töne für einen Moment aus meinem Hirn vertreibt. Ich erinnere mich, kürzlich etwas zum Thema Ohrwurm und geistige Gesundheit gelesen zu haben: Beide hängen angeblich eng zusammen. Besonders riskant leben dem Artikel zufolge Menschen mit einer Zwangsstörung, die erwischt es überdurchschnittlich oft. Allerdings sind endlose Wiederholungen ohnehin das täglich Brot des Zwangserkrankten. Und im Vergleich zum Waschzwang schont der pathologische Ohrwurm zumindest die Umwelt.

Bruno Mars hat alles richtig gemacht. Die typische Ohrwurmmelodie verfügt über einen sich oft wiederholenden, eingängigen Teil aus höchstens drei bis vier Tönen in beliebiger Anordnung, oft ergänzt durch eine einzigartige musikalische Finesse, die schwer nachzusingen ist. Ein gutes Beispiel hierfür ist »America« aus der West Side Story. Fast jeder kennt es, kaum jemand kann es musikalisch korrekt nachsingen: »Tadada-tada-*A-ME-RI-CA!*«

Der amerikanische Neurologe und Schriftsteller Oliver Sacks behauptet, Ohrwürmer (oder auch »Hirnwürmer«, wie er sie nennt) seien eine durchaus gesunde Reaktion unseres Hirns auf unsere akustisch überflutete Gesellschaft. Offenbar wurde sein promoviertes Gehirn noch nie von der »Yellow Submarine« vom Schlaf abgehalten ... Immerhin sieht der amerikanische Ohrwurmspezialist und Marketingprofessor James Kellaris nicht *nur* das Gute an dem nervigen Gesumme im Ohr und bezeichnet den Ohrwurm treffend als »kognitiven Juckreiz«. Ich gebe ihm recht – leider kann man sich aber im Gehirn nicht kratzen. Kellaris führt die Grausamkeit des Wurms auf seine rhythmische oder melodische Besonderheit zurück, die das Gehirn perfide stimuliert. Um diesen penetranten Reiz genauer zu untersuchen, wird die Platte einfach rauf und runter gespielt, bis das Geheimnis entschlüsselt ist. Diese optimistische Theorie zeugt vom Glauben an den unermüdlichen Forschergeist des Menschen. Die Nervigkeit des Folterwurms erklärt sie aber nur am Rande.

Einigkeit besteht darüber, dass der Quälgeist den Eingang ins Großhirn über den auditiven Kortex nimmt, einem Stückchen Hirnrinde im Temporallappen. Hier werden alle akustischen Informationen gespeichert und sortiert. Wie bei iTunes. Magnetresonanztomografische Untersuchungen haben gezeigt, dass dieser Teil des Gehirns Lieder, die er einmal gelernt hat, einfach weitersingt, auch wenn draußen der Ton abgestellt wird. Zudem verfügt er über unbegrenzte Akkulaufzeit und (durch Zugriff auf den Akustischen Assoziationskortex) über eine unendliche Bibliothek aus Soundfiles, die jeden iPod vor Neid verstummen lassen würde.

Kostenlose Musik, noch dazu gratis und stromfrei? Hört sich besser an, als es ist. Ich habe ein Viertelpfund Kaffeebohnen vermahlen, die Wohnung zweimal auf voller Stufe gesaugt und Papas geliehenen Schlagbohrer getestet, ehe ich ein Minütchen Stille ausprobiere. Von Bruno Mars ist nichts zu hören. Allerdings kann schon das bloße Nachdenken über den Song die bösartige Endlosschleife wieder aktivieren.

Doch wie schafft es Herr Mars bloß in die Dauerwiederholung? Indem er unser Gedächtnis aufs Kreuz legt. Die bösartigen Liedbruchstücke (zwischen fünf und dreißig Sekunden lang) werden im verbalen Kurzzeitgedächtnis des auditiven Kortex gespeichert, einem Arbeitsspeicher, der eigentlich bloß für kurze Jingles wie Telefonnummern oder Einkaufslisten gedacht ist. Aufgrund seiner akustischen Besonderheit wird der Ohrwurm nach Benutzung aber nicht gelöscht, sondern planscht weiter im seichten Gewässer des Kurzzeitgedächtnisses rum, um im richtigen Moment ein fröhliches Liedchen anzustimmen.

Auch wenn 98 Prozent der Bevölkerung von Ohrwürmern befallen sind: Es gibt Fachleute, die einen fließenden Übergang zwischen dem ordinären Ohrwurm und der neurologischen Delikatesse der Musikalischen Halluzination vermuten. Diese äußerst seltene Sinnestäuschung tritt im Rahmen von Schlaganfällen, Hirntumoren oder damit verbundenen Epilepsien auf – und überraschenderweise auch bei Ertaubten.

Bei Ertaubten? Ja, genau da. Man nimmt an, dass der auditive Kortex tauber Menschen nicht mehr in der Lage ist, die abgespeicherten Melodien im Zaum zu halten. Also dreht er in Ermangelung anderer Geräusche den Sound im Kopf richtig auf. Bekanntlich komponierte auch der gehörlose Beethoven ohne Probleme weiter. Offenbar scheint es der Musikalität keinen Abbruch zu tun, wenn Außenreize abgestellt werden. Oder, um es mit den Fantastischen Vier zu sagen: »Die Musik ist fort – und ist immer noch da.«

Bruno Mars ist fort. Ich habe ihn mit einer zehnminütigen YouTube-Dauerwiederholung von »Like Ice in the Sunshine«, »Something in the Water« und der Tatort-Melodie vertrieben. Zumindest vorübergehend. Ich räume Schlagbohrer und Staubsauger weg, stöpsele das Radio aus, lege mich aufs Sofa und warte, bis sich mein kaffeebeschleunigter Herzschlag beruhigt.

Falls Bruno wiederkommt, wer kann mir dann helfen? Ein Arztbesuch bringt nicht unbedingt nennenswerten therapeutischen Nutzen. Neil Diamond überlegte, sich mit seinem quälenden kognitiven Juckreiz in Behandlung zu begeben, entschied sich dann jedoch dafür, Songwriter zu werden und selbst Ohrwürmer zu produzieren. Seine Therapie ist die Qual der anderen. Danke, Neil. Wer der Hirnschmelze durch James Blunt (»You're beautiful«) oder dem Mission-Impossible-Theme (»DAMM-da-dam-da-DAMM-da-dam-da-DAMM-da«) vorbeugen will, sollte ätzende Musik einfach präventiv durch weniger ätzende Musik ersetzen.

Experten nennen das auch »sich seinen Ohrwurm selbst aussuchen«: Hört man bevorzugt seine Lieblingsmusik, ist die Wahrscheinlichkeit hoch, dass sie im Laufe des Tages immer wieder im Ohr aufploppt. So wird immerhin die Wurmart frei gewählt, das ist schon mal nicht schlecht.

Ist der unerwünschte Wurm allerdings schon in den auditiven Kortex gekrochen, hilft nur noch eines: dem Hirn akustische Abwechslung verschaffen. Internetanbieter wie www.antiohrwurm.de werben damit, dass sie Ohrwürmer durch ein zufälliges Abspielen von Songs bekämpfen – ähnlich wie das Radio, nur dass hier weniger »Hits am Stück« (Ohrwurmdauerbeschallung!) und das »Beste von vorgestern, gestern und morgen« (alte und neue Ohrwürmer und das Schlimmste von heute) gespielt wird. Auch die Aktivierung des Arbeitsgedächtnisses, zum Beispiel durch das nervenaufreibende Lösen eines Sudoku, soll Linderung schaffen. Liegt dem Ohrwurm übrigens ein Song zugrunde, dessen letzte Textzeile einem partout nicht einfallen will, soll es gerüchteweise helfen, das Lied bewusst einzuschalten und zu Ende zu hören.

Als ich aufwache, ist es zwanzig nach zehn. Ich fühle mich großartig, frisch und adrenalingedopt. Das Wochenende kann beginnen. Es gibt viel zu tun, allerlei Zeugs, das unter der Woche liegengeblieben ist und so weiter und so fort. Ich koche mir noch einen Kaffee, sortiere die Fachbücher nach Erscheinungsdatum, wische den Vorratsschrank aus, checke meine Medikamentenschublade, schreibe eine Einkaufsliste, reinige die Sohlen meiner Wanderschuhe und schrubbe die Mülleimer. Ist ein bisschen still in der Wohnung. Musik? Grundsätzlich gern, aber … Was soll's. Was wäre das Leben ohne Risiko?

Ich schalte das Radio ein, und Adele rollt in the Deep. Bisschen abgenudelt, der Song, aber er treibt. Als ich die Fugen der Küchenfliesen mit der Zahnbürste reinige, untermalt mein unruhiger rechter Fuß die Schrubberei mit einem Uptempo-Geklopfe, das den Nachbarn sicher den letzten Nerv raubt.

Wenn die überhaupt schon wach sind.

DIE NACHT DER LEBENDEN TOTEN
Cotard-Syndrom

> *Der Tod ist eine Tür, die Zeit ein Fenster.*
> *Ich werde zurückkehren.*
>
> **Vigo in »Ghostbusters 2«**

Nach vierzig Minuten Reanimation wird die junge Frau für tot erklärt. Vierzig Minuten nachdem man sie leblos vor ihrem Bett gefunden hat, Zimmer 4, Fensterplatz, ein halbleerer Pudding auf dem schiefen Beistelltischchen. Vierzig Minuten, in denen Johann und ich über der Sterbenden knieten und unter den kühlen Kommandos des kardiologischen Oberarztes versuchten, sie zurückzuholen.

»Es ist vorbei«, sagt der Anästhesist. »Wir können nichts mehr für sie tun, Leute.« Seine Stimme hört sich ruhig an, ein bisschen abgeklärt. »Nehmt es, wie es ist.«

Unsere Kittel sind nassgeschwitzt, wir sind völlig erschöpft, dabei ist es gerade erst Mittag. Ich brauche Kaffee. »Und ein Mandelhörnchen, ganz dringend«, sage ich zu niemand Bestimmtem.

Als ich mich hochstemme und nach hinten torkele, stoße ich mit dem Rücken gegen das andere Bett im Zimmer. Eine kühle trockene Hand streift meinen feuchten Nacken. Ich blicke mich um, in das toteste Gesicht, das ich je gesehen habe. Graue Augäpfel starren durch mich hindurch, der zahnlose Mund ist nicht mehr als ein faltiges dunkles Loch. Papierne gelbliche Haut spannt über die Wangenknochen. Aus der blutleeren Nase hängt der Schlauch für die Ernährungssonde. Frau Meyer-Rübchen. Die greise Bettnachbarin, die eine Dreiviertelstunde regungslos der Reanimation zugesehen hat.

»Gräm dich nicht, Kindchen«, haucht sie. Beinahe kommt es mir so vor, als wehte Grabesgeruch in ihrem schwachen Atem mit. »Ich bin schon seit zwei Jahren tot, ist gar nicht schlimm.«

Ich blinzle. »Haben Sie deshalb nicht geklingelt, als Ihre Nachbarin umgefallen ist? Weil Sie tot sind?«

Frau Meyer-Rübchen nickt. »Was soll man als Geist schon machen? Ich bekomme ja nicht einmal das Mittagessen herunter.« Sie hustet trocken und sinkt zurück in die Starre, in der wir sie vor einer Woche aufgenommen haben: die Hände über dem Bauch gefaltet, den Blick geradeaus, ein verklärtes Lächeln auf den dünnen Lippen.

Wie mir der hinzugerufene Psychiater eine halbe Stunde später erklärt, leidet Frau Meyer-Rübchen am Cotard-Syndrom. Genauer gesagt: Sie leidet keineswegs. Das Syndrom ist ihr vollkommen egal. Genauso wie die ständig entgleisenden Blutzuckerwerte und die gelbweißen Pilzkulturen, die sich unter ihrer Zahnprothese tummelten, ehe die gute Dame von einem Neffen aus der Wohnung geholt und bei uns abgegeben wurde. Cotard, das »Lebende-Leiche-Syndrom«: Menschen, die sich für tot halten. Sie lassen jeden Hypochonder alt aussehen, die ja nur davon überzeugt sind, »krank« zu sein. Cotard-Patienten gehen noch einen Schritt weiter. Sie sind tot. Einige Kranke halten sich für eine körperlose Erscheinung, die noch einen Auftrag auf Erden zu erfüllen hat, zum Beispiel ein passendes Geburtstagsgeschenk für Karl-Heinz' Siebzigsten aussuchen. Was einem eben so einfällt. Nur weil der Sensenmann vermeintlich dazwischenfunkt, muss man sich von seinen Pflichten noch lange nicht abbringen lassen. Andere glauben, sie sind untot und dazu verdammt, mit einem verfallenden Leib auf ewig auf Erden zu wandeln und die unendliche Zeit irgendwie totzuschlagen. Wieder andere bezweifeln schlichtweg die eigene Existenz – Nihilismus für Fortgeschrittene. Auch die Überzeugung, unsterblich zu sein, ist eine Spielart der Erkrankung, ebenso wie die Verleugnung der eigenen Seele. Sogar den umgekehrten Fall gibt es: Manche Patienten halten nicht sich selbst, sondern den Rest ihrer Umwelt, ja sogar die gesamte Welt für tot beziehungsweise untot.

So schaurig-spektakulär sich das auch anhört, in der Regel reagieren die Patienten recht unauffällig. Sie schweigen das Thema geradezu … na ja, tot. Nicht wenige leben weiter wie gewohnt, sitzen bis halb fünf im Großraumbüro, gehen nach den Spätnachrichten ins Bett und ärgern sich, dass schon wieder die Steuererklärung fällig ist. Oft fällt die Erkrankung jahrelang niemandem auf. Erst wenn sich die Betroffenen nicht nur für tot halten, sondern sich auch so benehmen, wird die Lage kritisch: Wozu noch zur Arbeit gehen – hat ja schon zu Lebzeiten null Spaß gebracht? Warum Oma Hidda in Remscheid besuchen, die ohnehin bloß herumnörgelt? Weshalb überhaupt essen oder trinken, sprechen, sich waschen oder die Stadtwerkerechnung bezahlen? Eben. Irgendwann verlassen sie das Bett nicht mehr und blicken starr ins Nichts.

Das Lebende-Leiche-Syndrom wurde nach Jules Cotard benannt, einem französischen Nervenarzt. 1880 schilderte er die Geschichte der 43-jährigen »Mademoiselle X«, deren Leiden mit einem Knacken im Rücken begann. Sie war davon überzeugt, nur noch aus Haut und »desorganisierten Knochen« zu bestehen, ihr Gehirn sei ihr auf unerklärliche Weise abhandengekommen, ebenso Brust und Nerven. Weil sie als seelenloses, von Gott verdammtes Wesen nicht sterben könne, habe sie schon mehrere erfolglose

Versuche unternommen, sich selbst zu verbrennen, und da sie weder Magen noch Darm besitze, habe sie auch aufgehört zu essen. Leider war die Medizin damals noch nicht so weit wie heute, und Mademoiselle X ist am Ende tatsächlich verhungert. Auch Frau Meyer-Rübchen hat sich wochenlang von so wenig Kräutertee und Würfelzucker ernährt, dass Darm und Nieren die Arbeit beinahe eingestellt haben und wir eine Vierzig-Kilo-Oma auf Station bekamen, die zwar keinen Mucks von sich gab, es aber bestimmt seltsam fand, dass man sich wegen einer Toten noch so viel Mühe gibt.

Wie die meisten Wahnerkrankungen manifestiert sich das Cotard-Syndrom nur selten von heute auf morgen. Es beginnt zumeist schleichend und behutsam, sodass weder den Kranken noch den Mitmenschen beunruhigende Veränderungen auffallen. Das erste Stadium (»Keimungsstadium«) ist gefüllt mit hypochondrischen Ängsten und unrealistischen Wahnideen: »Schlägt mein Herz schwächer als sonst? Arbeitet meine Verdauung noch? Warum sieht mein Gesicht so grau und plattgedrückt aus?« In Phase zwei (»Blütestadium«) zeigt sich das komplette Spektrum der Erkrankung. Der Verdacht, nicht mehr am Leben zu sein, wächst sich zur scheußlichen Gewissheit aus, die durch keine ärztliche Untersuchung mehr zu erschüttern ist. Im Laufe des dritten Stadiums (»Chronifizierung«) entwickelt sich fast zwangsläufig eine schwere Depression – eine mehr als verständliche Reaktion auf die Erkenntnis, tot zu sein.

Nicht selten nimmt die Erkrankung ein dramatisches Ende: Wer dauerhaft in einem Albtraum gefangen ist, zieht manchmal den Selbstmord als Erlösung in Erwägung. Zu Recht stufen viele Mediziner die Erkrankung deswegen als lebensgefährlich ein.

Der Psychiater beobachtet Frau Meyer-Rübchen durch einen Spalt des Vorhangs, den wir um ihr Bett gezogen haben. »Läuft die Patientin weg, oder bleibt sie freiwillig?«

»Fragen Sie sie doch selbst«, schlage ich vor.

»Habe ich schon. Bringt nichts.«

»Gehen Sie freiwillig mit dem jungen Doktor mit, Frau Meyer-Rübchen?«, rufe ich durch den Vorhang. »Oder lassen Sie sich bitten?«

»Mir ist das schnurzpiepegal, wo Sie mich aufbewahren«, krächzt die Patientin. Ihre Stimme klingt viel weniger trocken, seit wir täglich zwei Liter Infusion geben. »Hauptsache, Sie nehmen mir endlich den Schlauch aus der Nase. Was haben Sie sich dabei gedacht? Schläuche in eine Tote hineinzuschieben, also wirklich. Das ist Leichenfledderei!«

»Wir machen 'nen Beschluss, erst mal für sechs Wochen«, murmelt der Seelenklempner und kritzelt energisch auf einem Formular rum. »Nicht dass die uns noch durch das Fenster davonfliegt, wenn Sie verstehen.«

Ein Beschluss bedeutet, dass die Patientin auf der geschlossenen psychiatrischen Station, auf die wir sie verlegen werden, notfalls auch gegen ihren Willen festgehalten werden kann. Dort kriegt sie dann Antidepressiva und Neuroleptika, also Mittel gegen Wahnsymptome.

»Davonfliegen … Ich bin leicht wie eine Feder!« Frau Meyer-Rübchen versucht schon wieder, ihren abgemagerten Arm aus der Handfixierung zu lösen, um sich die lebenserhaltenden Schläuche aus dem Körper zu zuppeln. »Ein Windstoß trägt mich bis nach Meppen.«

»Sagen wir doch besser acht Wochen«, brummt der Psychiater.

Als sie im Bett davongeschoben wird, bedankt sich Frau Meyer-Rübchen artig bei mir. Sie verspricht mir, mich auf Station zu besuchen, wenn sie es endlich auf die andere Seite geschafft hat.

Eigentlich komisch, denke ich. Die Lebenden hauen oft ab, ohne einem die Hand zu schütteln. Aber die Toten bedanken sich, wenn sie noch können.

Wo das Cotard-Syndrom bei Frau Meyer-Rübchen nun herkam, kann mir auch der Psychiater nicht sagen. Anders als viele Betroffene hat sie keine komplizierte psychiatrische Vorgeschichte. »Die war nur ein bisschen einsam«, sagt er. »Gibt's manchmal.«

Betroffene des Cotard-Syndroms gibt es in jeder Altersklasse, sogar bei Kindern. Senioren trifft es allerdings am häufigsten. Es klingt absurd, aber gerade für ältere, sozial isolierte Menschen liefert die Krankheit manchmal fast so etwas wie eine vernünftige Erklärung: Kein Wunder, dass die Enkel nicht anrufen, die Kinder sich nicht blicken lassen und die jungen Leute auf der Straße durch mich hindurchgucken. Ich bin ja auch tot. Kein schönes Erklärungsmodell, zugegeben. Aber die Erkenntnis, dass die eigene Familie einen für sterbenslangweilig hält, obwohl man quicklebendig ist, ist ganz sicher nicht weniger schmerzhaft.

Bei einigen scheinbar völlig Gesunden tritt der Scheintod wortwörtlich aus dem Nichts auf, hervorgerufen zum Beispiel durch eine banale Migräne. Das kommt aber nur äußerst selten vor und liegt auch nicht etwa an den »tödlichen« Kopfschmerzen. Vielmehr verändert Migräne die Durchblutung und elektrische Erregung bestimmter Hirnareale, die für die Ausbildung des Lebende-Leiche-Syndroms zuständig sind. Es verschwindet in der Regel aber ebenso schnell, wie es aufgetaucht ist. Andere Auslöser der Krankheit sind oft ganz und gar nicht kurios, etwa Gehirnverletzungen, Epilepsien oder Tumoren.

Doch was bringt das Gehirn dazu, uns den eigenen Tod vorzugaukeln? Nach allem, was man weiß, liegt der Hund im Bereich der Gesichtserkennung begraben. Vielleicht kennen Sie das: Nach einer aus den Fugen geratenen Partynacht erkennt man sich im Badezimmerspiegel kaum wieder. Beim Cotard-Syndrom geht es noch ein Stückchen weiter. Dies wird verständlich, wenn man sich die vielen Schritte vor Augen führt, die zur Erkennung von Gesichtern notwendig sind. Gehen wir das doch einfach mal nacheinander durch, mit einem besonders einprägsamen Gesicht: dem von Boris Becker.

1. »Rothaarige Person im Anmarsch, seltsame Augenpartie, starrer Blick.« Nüchtern stellt unser Wahrnehmungsapparat die auffälligen Merkmale fest. Noch ist unserem Großrechner nicht klar, dass es sich um das Bobbele handelt.

2. »Die Visage kenn ich doch!« Blitzschnell kommt das Gedächtnis mit ins Spiel: Mandelkern und limbische Areale recherchieren im Medienarchiv und werden bald fündig.

3. »Wimbledon 1985. *BRAVO*-Starschnitt. Samenraub in der Besenkammer.« Erst jetzt kommen Gefühle ins Spiel: Der Typ ist nicht das Sams und auch nicht Ron Weasley. Nein, es ist der gute alte Boris. Und ich vergöttere ihn!

All diese Vorgänge laufen natürlich blitzschnell und weitgehend unbewusst ab. Allerdings nicht beim Cotard-Syndrom: Hier liegt vermutlich eine Störung beim hochemotionalen dritten Schritt der Gesichtserkennung vor – fatalerweise vor allem in den Momenten, in denen die Erkrankten das eigene Gesicht mustern: »Der Typ da sieht aus wie ich, aber er fühlt sich nicht so an.« Etwas ist fremd, falsch, verändert. Beim Blick in den Spiegel oder beim Betrachten der Hände fehlt die automatische Verknüpfung: »Das bin ja ich!« Der Cotard-Patient fühlt wenig Vertrautes an sich selbst. Stattdessen machen sich bei ihm Gefühle von Ratlosigkeit, Fremdheit und Leere breit. Was liegt da näher, als den Kerl im Spiegel für tot zu erklären?

Als ich Frau Meyer-Rübchen drei Monate später wiedersehe, ist sie kaum wiederzuerkennen. Sie ist eine elegante und beschwingt wirkende Dame mit silbernem Kurzhaarschnitt, rot umrandeter Brille, den dünnen Hals in einen mächtigen Strickschal gehüllt. Sie sieht aus wie eine pensionierte Theaterregisseurin, die mitten im Leben steht und den wohlverdienten Ruhestand in vollen Zügen genießt. Was sie übrigens tatsächlich ist. Nur dass sie nach der Berentung in ein tiefes Loch fiel, aus dem sie allein nicht herauskam.

Sie erkennt mich sofort, während ich einen Moment lang auf dem Schlauch stehe. »Ich wollte mich mal blicken lassen, Frau Balbutis«, sagt sie. »Nach allem, was wir beide zusammen erlebt haben.«

Frau Meyer-Rübchen so vital vor mir stehen zu sehen haut mich echt um. Einer von diesen perfekten und viel zu seltenen Momenten, die sich unweigerlich in den Gedächtnisspeicher einbrennen und von denen man als Arzt noch jahrelang zehrt. Es ist fast zu perfekt: Ungefragt stellt sie einen Korb selbstgebackener Mandelhörnchen auf meinen Arbeitstisch.

»Ich bin mir nicht sicher, aber ich glaube mich zu erinnern, dass Sie damals gerne Mandelhörnchen essen wollten«, sagt sie so freundlich, als wären wir zwei alte Bekannte, die sich zum Plaudern verabredet hätten. »Vieles aus dieser Zeit kommt mir vor wie ein Traum. Kein schöner, übrigens.«

»Das kann ich mir gut vorstellen«, sage ich nachdenklich. Visite bei Frau Meyer-Rübchen war immer eine düstere Mischung aus Hieronymus-Bosch-Gemälde und Marilyn-Manson-Video. »Sie sehen fantastisch aus«, sage ich schließlich und meine es auch so. Sie wirkt stärker und lebendiger als jeder andere Patient, den ich in den letzten Monaten entlassen habe. Ein tröstliches Gefühl, irgendwie.

Ob sie sich erinnert, was damals passiert ist? Ob sie weiß, dass sie durch einen kurzen Druck auf die Notfallklingel einer anderen Patientin vielleicht das Leben gerettet hätte und stattdessen regungslos auf den leblosen Körper vor ihrem Bett starrte? Ich wünsche ihr, dass sie es vergessen hat. Und das tut, was man eben so tut, wenn man dem Tod von der Schippe gesprungen ist und noch mal eine Chance bekommt. Irgendwas ganz anderes: Chinesisch lernen, Venezuela bereisen, mit dem Nachbarn durchbrennen, alte Freunde treffen. Was weiß ich schon über solche Dinge.

Als bei uns an diesem Nachmittag der Kardio-Alarm losgeht und wir über den Flur zu einem Patienten stürmen, hektisch, alle durcheinander, steht Frau Meyer-Rübchen am Fahrstuhl und winkt herüber. Ein bisschen traurig sieht sie aus. Dann strafft sie die Schultern, lächelt mir zu und verschwindet im Fahrstuhl.

DER WAIGEL IM MUND
Schwarze Haarzunge

Die Zunge ist pelzig, und der Geschmack ist sauer.
Die Doofen, »Magenkrank«

Meine beste Freundin ist hochzeitssüchtig. Vor vier Monaten hat Jonas ihr die Frage aller Fragen gestellt. Und nun ist
Mareike hochgradig gefährdet, sich in eine dieser heirats-
verrückten Bräute zu verwandeln, die beim Heiratsantrag
tief Luft holen und dann monatelang über nichts anderes
mehr reden. Sobald ich versuche, sie in ein normales Gespräch zu verwickeln, wechselt sie das Thema. Schmeckt
die Torte mit Himbeer- oder Nussgeschmack besser? Sitzt
das Hochzeitskleid optimaler im Empire- oder Meerjung-
frauenstil? Passt Flieder eher zu Fuchsia oder zu Altrosa?

Um Mareike wieder zurück auf den Boden der Tat-
sachen zu holen, habe ich ihr den Alkoholiker-Selbstcheck-
Fragebogen vom Blauen Kreuz untergejubelt, in leicht ver-
änderter Fassung:

☐ Verspüren Sie schon am Morgen ein starkes Verlangen
nach Hochzeitsvorbereitungen?

☐ Verstecken Sie kitschige Tischdekorationsmuster heimlich in einer Schublade?

☐ Recherchieren Sie in unbeobachteten Momenten im Internet nach dem perfekten Brautstrauß?

☐ Haben Sie schon behauptet, problemlos auf die dritte
Hochzeitsmesse verzichten zu können, obwohl Sie an
nichts anderes denken?

Viermal »ja« bedeutet eindeutig süchtig. Leugnen ist zweck-
los.

Mareike lebt im Hochzeitsvorbereitungsparadies. Es

bleiben noch knapp sechs Wochen bis zum großen Tag. Da erreicht mich eine Notruf-SMS: SOFORT VORBEIKOMMEN!, gefolgt von siebzehn weiteren Ausrufezeichen. Mich beschleicht ein ungutes Gefühl. Ob es die High Heels nur noch in Perlweiß gibt?

Die sonst so lichtdurchflutete Altbauwohnung von Mareike und Jonas hat sich in die wahrscheinlich kleinste Hochzeitsmesse der Welt verwandelt. Bis zu den Fensterbänken stapeln sich Hochglanzzeitschriften, herzförmige Ringkissen, Seidensäckchen mit Satinbändchen und pastellfarbene Luftballons. Tischdekorationen in Fuchsia und Hellgelb überfluten den Boden. Linda de Mol wäre entzückt.

Mareike steht in der Mitte des Raumes, ihr Hochzeitskleid ist ein Traum aus cremefarbener Seide. Von den perlenbesetzten Fußspitzen bis zu den gepufften Ärmelchen ist sie die perfekte Braut. Bloß der Gesichtsausdruck passt nicht: zusammengepresste Lippen, blasse Wangen, Katastrophenblick.

Mir schwant Übles. »Hat Jonas … Hat er etwa …?«

Mareike schüttelt stumm den Kopf. Ohne ein einziges Wort zu sagen. Merkwürdig.

»Bist du schwanger?« Ein Umstand, der sich, wie ich von Mareike weiß, unter den Top Ten der Hochzeitsdebakel befindet.

Erneutes Kopfschütteln. Die seidene Braut lässt traurig die Puffärmelchen hängen. Am liebsten würde ich sie in den Arm nehmen. Aber bestimmt steckt das Kleid noch voller Nadeln.

Dann passiert etwas Seltsames. Etwas Schwarzes, Pelziges schiebt sich zwischen ihren Lippen hervor – dort, wo eigentlich Mareikes Zunge sein sollte. Es hat Ähnlichkeit mit einem plattgedrückten Maulwurf. Aber ... es ist die Zunge! Oder zumindest das, was Mareikes Zunge einmal war. Ausgerechnet Mareike, die schwor, niemals Pelz zu tragen ...

Im Mund meiner besten Freundin befindet sich natürlich kein echter Pelz, und schon gar kein Maulwurf. Die werdende Braut wird vielmehr von einer Erkrankung heimgesucht, die PETA-Aktivisten ebenso befällt wie Liebhaber von Chinchilla-Mäntelchen und Kaninchenhandtasche: der Haarzunge.

Der plötzliche Zungenflaum kann auf ein paar Quadratmillimeter beschränkt bleiben oder im Härtefall den gesamten Lappen in Be(sch)lag nehmen. Das kann ziemlich lästig sein, da das Teil ja bis runter in den Schlund reicht. Dort wird Wildwuchs als sehr störend empfunden: Manchmal kratzt er so sehr, dass man davon kotzen muss. Auch ein metallischer Geschmack im Mund kann vorkommen. Kein Zuckerschlecken für die Mitmenschen ist der mitunter beträchtliche Mundgeruch.

Bei fast drei Prozent der Bevölkerung findet sich ein farbiger Zungenbelag, und meist sind die Betroffenen kerngesund. Sogar Säuglinge wurden bereits mit oraler Frisur gesichtet – kaum Haare auf der Kuppe, aber schon Wolle im Mund. Besonders oft sind männliche Raucher betroffen. Regelmäßiger Alkoholkonsum fördert den Wildwuchs auf der Zunge ebenso wie der Gebrauch intravenöser Drogen – und zu viel Mundspüllösungen. Die man sich kurz vor der Hochzeit auch gern sechsmal täglich reinzieht. Um nur ein Beispiel zu nennen.

Eine gute Nachricht kann man sich auf der Zunge zergehen lassen: Die Haarzunge verursacht meist keine Schmerzen und ist auch nicht ansteckend. Die schlechte

Nachricht: Schwarzer Zungenpelz fällt durchaus auf. Besonders, wenn man dazu ein weißes Brautkleid anzieht. Übrigens gibt es den Zungen-Flokati auch in gelblicher Ausführung, ebenso in Blutrot, Prinzessinnenpink oder Asphaltgrau, und das ganz ohne Aufpreis. Meistens ist die Oberfläche des Leck- und Schmeckorgans aber so dunkel wie das Zeug, das beim Schuheabtreten auf der Fußmatte hängen bleibt.

»Der heiratet mich so nicht«, sagt Mareike mit belegter Zunge.

»Also, das sieht man … äh … fast gar nicht.«

»Lüg nicht! Es fühlt sich an wie ein Meerschweinchen.«

Immerhin besser als ein Maulwurf. »Das ist bloß eine Haarzunge«, sage ich. »Das haben viele Leute. Vielleicht findet es Jonas ja gar nicht so schlimm. Und meistens geht die von ganz allein wieder weg.«

Tatsächlich verschwindet die Haarzunge oft nach einigen Wochen oder Monaten von selbst. Diese Tatsache beruhigt die meisten Patienten so sehr, dass meist kein weiterer Therapiewunsch besteht.

»Kein weiterer Therapiewunsch? Ich heirate in sechs Wochen! Soll ich vielleicht einfach nur nicken und den Daumen hochhalten, wenn der Pastor fragt, ob ich Jonas heiraten will? Und den Hochzeitskuss überlasse ich dann einfach einer der Brautjungfern, oder was?« Mareike ist kurz vorm Nervenzusammenbruch.

»Wir kriegen das hin. Es ist noch genug Zeit.« Zumindest für einen ausgedehnten Großeinkauf bei meinem Lieblingsapotheker um die Ecke, der keine dummen Fragen stellt, wenn ich mit dem Arztausweis shoppen gehe.

Zum Apotheker? Warum nicht zum Frisör? Auch wenn es sich anders anhört: Auf der Schwarzen Haarzunge befindet sich kein einziges Haar. Erst recht kein schwarzes. Aber wenn es keine Haare sind – was bauscht und flauscht denn sonst in der Mundhöhle? Die Antwort gibt die Zungenanatomie. Das Schlabberorgan ist mit unzähligen feinen Zipfeln bedeckt, den Zungenpapillen. Normalerweise sind sie weißlich rosa und bilden eine Mini-Bürste, die beim Verputzen der Nahrung sehr nützlich ist. Üblicherweise sind sie höchstens einen Millimeter lang. Nicht so bei der ausgewachsenen Haarzunge, die Papillen bis zu 15 Millimeter Länge ihr Eigen nennen darf. Der verlängerte Zungenbesatz entsteht, wenn er nicht ausreichend weggeschmirgelt wird. Zum Beispiel bei Liebhabern ausgiebiger Fastenkuren oder weicher Nahrung (Breikost, Fast Food). Auch neurologische Bewegungsstörungen der Zunge, etwa nach einem Schlaganfall, können das Längenwachstum der Zungenpapillen begünstigen.

So wie die alte WC-Bürste mit den Jahren unfreiwillig Farbe annimmt, neigen auch die Papillen dazu, sich zu verfärben, wenn man Farbiges verspeist. Dies weiß nicht nur jedes Kind, das nach einer Portion Schlumpfeis stolz die blaue Zunge herumzeigt, sondern auch der Sommelier, der sich nach einer ausgiebigen Rotweinverkostung an einem vornehmen Zungenviolett erfreut. Ebenso können die Lebensmittelfarben in Spinat und Rote Bete, Curry, Beerenobst und Kräutertees die Zunge färben. Andere farbenfrohe Pigmente stammen aus Zigaretten, Kaffee oder Tee, Mundwassern oder einigen Medikamenten.

Auch ein trockener Mund kann die Zunge verfärben, weil die Papillen nicht ausreichend gespült werden. Ebenso steht Vitamin-B-Mangel im Verdacht der Zungenfärberei. Manche Menschen produzieren die Farben auch selbst. In Mündern von immungeschwächten Personen nisten Bakterien und Hefekulturen, die herrlichste Färbungen produzieren. Dass eine schlechte Mundhygiene zur Keimvermehrung beiträgt, versteht sich von selbst. Paradoxerweise kann aber selbst eine Antibiotikatherapie zu Wildwuchs im Mund führen, da die abgetöteten Keime nun den ortsansässigen Viren und Pilzen nicht mehr die Nahrung wegfuttern und sich die Konkurrenz frei vermehren kann.

Ich kaufe Mareike einen elfenbeinfarbenen Zungenschaber und verordne ihr täglich drei Liter Wasser. Die Mundspüllösungen wandern in den Müll, ebenso die nervositätsbedingten Gelegenheitszigaretten. Leider gibt es keine medikamentöse Therapie, deren Wirksamkeit eindeutig nachgewiesen ist. Um Mareike zu beruhigen, probieren wir alle möglichen Hausmittelchen aus: Backpulver, die Vitamine A, B und C sowie eine Harnstofflösung, von der ich das Etikett abgepult habe, um die Braut nicht zu verscheuchen. In Reserve halte ich Salicylsäure – und Thymol, ein Öl aus der Thymianpflanze. Das wirkt bestimmt super keimtötend. Immerhin hat man damit im alten Ägypten Mumien konserviert. Muss also auch bei Mareikes Zunge klappen. Wenn sonst nichts hilft, kann man die überlange Zungenborste auch vom Profi abscheren oder mit dem Kohlendioxidlaser abtragen lassen.

Eine Woche später befehle ich mit ärztlicher Strenge: »Zunge raus!«

Mareike gehorcht. Der Fleischlappen sieht schon etwas besser aus. Wie ein Maulwurf mit Haarausfall. Aber meine Freundin scheint sich nicht so richtig zu freuen.

In der Wohnung sieht es irgendwie anders aus. Die weltkleinste Hochzeitsmesse wurde durch einige brisante Gegenstände ergänzt, die Martha Stewart nicht einmal mit der silbernen Plätzchenzange anfassen würde. Vier nagelneue Basketbälle reihen sich auf der Fensterbank auf. Aus einem verbeulten Umzugskarton quellen Plastikschwerter, Spielzeuggewehre und Aufblasgitarren in Neonfarben. Auf dem zerknüllten Schleierhaufen thronen ein Cowboyhut und ein Wikingerhelm. Sind auch Kinder zu der Hochzeit eingeladen?

»Also«, sage ich und packe den Zungenschaber wieder ein. »Das sieht super aus. Bis zur Hochzeit hast du es geschafft. Jetzt freu dich doch mal!«

»Tue ich auch«, sagt Mareike. »Aber mit Jonas ist es gerade so komisch. Die letzte Woche habe ich kaum mit ihm geredet. Wegen der Zunge.«

»Und jetzt kriegt er kalte Füße?«

»Eben nicht! Das ist es ja. Zwei Tage hat er die Stille ausgehalten. Dann hat er angefangen zu reden. Erst so ganz langsam und später ohne Pause. Der blüht richtig auf, seit ich nicht mehr spreche. Macht Pläne. Sammelt Ideen. Für die Hochzeit. Weißt du, was er will?«

Ein Blick durch das Zimmer. Ich ahne es.

»Einen Basketballkorb auf der Terrasse. Damit die Männer mal ein paar Körbe werfen können, wenn es drinnen langweilig wird. *Langweilig!* Um Mitternacht soll eine mobile Currywurstbude vorbeikommen. Und dann sollen sich die Gäste mit diesem Zeug hier verkleiden und sich fotografieren lassen. Helme! Kunststoffschwerter!«

»Klingt doch eigentlich ganz lustig …« Aber weiter komme ich nicht.

»Aber weißt du, was er jetzt vorgeschlagen hat?« Mareike flüstert. »Dass wir alles sausen lassen und auf einem Leuchtturm auf Sylt heiraten. Ohne seine Eltern, ohne meine Eltern. Nur wir zwei.«

»Das ist ja …«

»Das ist das Süßeste, was er je zu mir gesagt hat! Und alles nur, weil ich drei Tage den Mund gehalten habe.«

Wir sehen uns an. Was soll ich sagen? Dann fangen wir beide an zu lachen.

Ob die Schwarze Haarzunge ein biblischer Fluch für Leute ist, die zu viel quasseln, wurde wissenschaftlich noch nicht untersucht. Auch der Zusammenhang mit schmutzigen Formulierungen ist uneindeutig. Klar ist: Die Schwarze Haarzunge kann enormen Einfluss auf das soziale Leben haben. Mit der Zunge befällt die fiese Erkrankung nämlich eines der wichtigsten Organe, das nicht nur zum Sprechen, Kauen, Schlucken und zur Zahnreinigung dient, sondern auch beim Liebesakt kaum wegzudenken ist. Umso schlimmer, wenn das Schleckorgan plötzlich zuwuchert.

Mareike kann sich – dem Zungenflokati zum Trotz – glücklich schätzen, dass man in unseren Breitengraden die Zunge (überwiegend) züchtig im Munde behält und nicht etwa zu einem »Grüß Gott!« herausstreckt. Genau das tut man bis heute in Tibet. Dieser neckische Brauch lässt sich auf die mongolische Fremdherrschaft im 18. Jahrhundert zurückführen. Die Mongolen glaubten offenbar, dass die Zunge durch das verbotene Sprechen magischer Mantras schwarz würde – deshalb mussten die unterjochten Tibeter aus Sicherheitsgründen Zunge zeigen. Der herrschende Mongolenstamm hieß seltsamerweise Zunghar.

Zwar ist die Zunge – wie Iris, Handfläche und Fußsohle – von alters her ein wichtiges Organ zur Diagnose unterschiedlichster Krankheiten. Jedoch hat sie ihre großen Zeiten als diagnostisches Wundermittel längst hinter sich. Heutzutage zeugen höchstens noch die »Lackzunge« (bei Lebererkrankungen) oder die »Erdbeerzunge« (beim infektiösen Scharlach) von der glanzvollen Vergangenheit als Diagnosesuperstar.

Noch drei Wochen bis zur Hochzeit. Mareike und Jonas sind nicht zusammen an die Nordsee abgehauen. Sie haben weder ihre Eltern noch mich sitzenlassen. Mit der Zunge ist sicher alles in Ordnung, denke ich, als ich mich die unverschämt vielen Altbautreppenstufen hochschleppe.

Die Braut sitzt mit untergeschlagenen Beinen auf dem Sofa und hält Jonas' Hand. Sie strahlt. Ebenso wie der Rest der Wohnung. Die Tüllschleifchen haben sich vermehrt. Sie schmücken jetzt sogar die Plastikhörner des Wikingerhelms. Feenstaub ziert die Basketbälle. Jonas' Oberlippe und halbe Wange bedeckt ein riesiges Pflaster. Wortlos winkt er mir zu.

»Der Jonas kann gerade nicht sprechen«, begrüßt mich Mareike. Unauffällig streckt sie mir die Zunge raus. Feucht und rosig, so soll es sein. Zumindest nach der Extraportion Salicylsäure, nach der sie am Wochenende verlangt hat. »Der hat einen Basketball auf die Lippe gekriegt.«

»Hat Mareike etwa geworfen?«, frage ich, bevor ich mir auf die Zunge beißen kann.

»Ich wusste ja nicht, dass er nicht fangen kann«, sagt Mareike und tänzelt zum Klo. Schwere Schuldgefühle sehen anders aus.

Ich sitze Jonas eine halbe Minute schweigend gegenüber, ehe er zu sprechen anfängt. Mit klarer, voller und zufriedener Stimme. Keine Spur von Schmerzen. »Das alles hier macht sie glücklich, das hab ich jetzt kapiert«, sagt er und lässt einen Basketball durch das raschelnde Glitzermeer rollen. »Das ist ihre Traumhochzeit, richtig?«

»Das wollen alle Mädchen, seit sie das so bei Barbie gesehen haben. Die meisten zumindest.«

»Auch wenn Mareike das Gegenteil behauptet: Sie möchte keine Currywurstbude, oder?«, fragt Jonas. »Und sie mag das Basketballzeug nicht besonders, kann das sein?«

Ehe ich antworten kann, kommt Mareike vom Klo zurück. Sie setzt sich in ihrer ganzen strahlenden Aura, die eine zukünftige Braut nun mal so umwabert, neben Jonas und sein zerschossenes Gesicht und greift nach seiner Hand.

Ihr Verlobter seufzt. Dann sagt er: »Kannst du mir bitte eine Farbprobe von dem Fuchsia mitgeben? Für den Herrenausstatter.«

Mareikes Strahlen wird noch ein bisschen heller, Jonas lächelt schief, und ich denke still und leise, was für ein süßes Paar sie eigentlich sind. Meine quasselwütige Freundin nimmt es in Kauf, tagelang zu schweigen, damit ihr Zukünftiger nichts von ihrem Zungenbefall mitbekommt und in aller Seelenruhe von seinen Currywurstbuden fantasieren kann. Und er lässt sich absichtlich einen Ball auf die Schnute werfen, um die Märchenzuckergusshochzeit nicht zu zerreden.

Aber das wissen die beiden längst, denke ich. Weil sie sich ohne Worte verstehen. Schweigen, um dem anderen besser zuhören zu können. Das muss Liebe sein.

DIE BRAUEREI IM UNTERGESCHOSS
Auto-Brewery-Syndrom

Kein Alkohol ist auch keine Lösung.

Die Toten Hosen

Herr Löt ist einer unserer Drehtürpatienten: Kaum ist er da, geht er auch schon wieder – um kurze Zeit später erneut bei mir in der Notaufnahme zu stehen. Löt ist knapp vierzig, ein breitschultriger, wildgelockter Kerl mit angegrautem Dreitagebart: der Matthew McConaughey unter den Wirtschaftsberatern.

Alle vier, spätestens alle sechs Wochen geht bei ihm richtig die Post ab. Dann kommt er sternhagelvoll in die Notaufnahme – entweder torkelt er selbst herein, oder er wird von der Feuerwehr begleitet, dem Notarzt oder der Polizei. Meistens hat er sportliche drei Promille. Ein exzellenter Alkoholpegel, um so richtig Alarm zu machen, sich den schicken Anzug zu versauen und sich auf die teuren Budapester zu kotzen. Im Laufe der letzten Jahre hat er dabei eine richtige Choreografie entwickelt: Zweimal nach links, dreimal nach rechts tänzeln, »Mensch Leute, lang nich' mehr gesehen!«, einmal bei den Schwestern grapschen, und dann geht es ab in die Fünf-Punkt-Fixierung. Das sind schwere gepolsterte Baumwollgurte um Bauch, Hände und Füße, die Löt auf der Krankenhausliege festhalten.

Auch heute wird er von zwei Polizisten eskortiert. Löts Sakko ist an der Schulter aufgeplatzt, die Krawatte hängt schief und weist bräunliche Flecken auf. Er blutet aus einer kleinen Rissquetschwunde an der Stirn, die Handschellen scheinen ihn nicht zu kümmern. Mit gefesselten Händen winkt er in die Runde, hinterlässt mit der blutigen

Stirn eine Schmierspur an der Wand und landet direkt auf der Fixierliege. Kein Tänzchen heute. Ohne großen Protest lässt er sich festschnallen und beißt spielerisch nach Schwester Sabine, die bei ihm Blut abnehmen möchte.

Ich setze meinen strengsten Doktor-Balbutis-Blick auf. »Tag, Herr Löt, ich hätte beinahe gesagt, ›Schön, Sie zu sehen‹, aber das kann ich als Ihre Ärztin ja schlecht sagen. Wie viel haben Sie heute gebechert?«

»Gebechert? Ich?« Löt guckt so vertrauenerweckend zu mir rauf, wie es einem besoffenen Wirtschaftsprüfer eben möglich ist. »Ein halbes Glas Bier, glaube ich.«

»Glauben Sie?«

»Ein ganzes vielleicht, fragen Sie meine Frau.« Löt legt die Stirn in Falten, als brüte er über einem problematischen Geschäftsbericht. »Und einen kleinen Jägermeister, gut, den hätte ich mir sparen können. Wenn Sie mich losschnallen und mir rasch mein Telefon geben, könnte ich sie fragen.«

Ich lasse Löt nichts fragen und schnalle ihn erst recht nicht los. Vor zwei Monaten hat er sich auf der Suche nach der Toilette von Pfleger Tristan bedrängt gefühlt und ihm eins mit einer Patientenakte übergezogen. Löt bleibt, wo er ist.

»Und drei Fanta!«, brüllt er über den Flur. »Aber davon läuft man keine Schlangenlinien, oder, Frau Doktor?«

Drei Fanta. Süß. Zu gerne würde ich Löt glauben. Aber sagt er wirklich die Wahrheit? Oder besser gesagt, erinnert er sich mit 3,5 Promille an die Wahrheit? Löt trinkt, schärfe ich mir ein, und Trinker lügen. Fertig.

Am nächsten Morgen hat Löt geduscht und sich die Haare in Form gestrubbelt. Es gibt Männer, denen stehen silbergraue Strähnen, und Löt ist einer von ihnen. Er rekelt sich im eng anliegenden Kaschmirpulli neben seiner eng anliegenden Frau auf dem Bett. 2,4 Promille Atemalkohol vor einer halben Stunde. Löt ist immer noch voll wie eine Haubitze, mehr als fünfzehn Stunden nach seinem Check-in.

»Es waren ein Jägermeister, ein kleines Bier und vier Fanta«, flötet Löt. Seine Frau nickt, lächelt und sieht aus, als würde sie das andauernd machen: nicken, lächeln und nebenbei noch ein bisschen Shampoowerbung.

»Klingt nicht nach einer großen Party.«

»Ich bin ja kein Säufer«, sagt Löt.

»Eigentlich trinkt er fast nur Fanta«, sagt die Colgate-Frau.

Nur Fanta, na klar. Und so schön und strahlend beide auch lächeln, ich glaube ihnen kein Wort. Eigentlich. Doch in Löts Augen sehe ich das völlige Fehlen von Schuldbewusstsein. Er zeigt nicht die Spur eines schlechten Gewissens, das die meisten Alkoholiker begleitet. Keine Scham, keine Suche nach Erklärungen, keine niederdrückende Erkenntnis, dass man nicht mehr Kapitän auf dem eigenen Schiff ist. Nichts davon. Sein Gewissen ist rein.

Löt drückt auf seinem Handy rum und sagt: »0,74 Promille hätte ich gestern Abend haben sollen. Sagt zumindest die Promille-App. Vielleicht ist Ihr Gerät kaputt, Frau Doktor.« Und dabei lallt er noch nicht mal.

Er hat eine Chance verdient, entscheide ich. Er hat bloß ein Gläschen Jägermeister getrunken, ein Bier und vier Fanta. Und ist trotzdem besoffen wie ein Trupp der Freiwilligen Feuerwehr nach dem Osterfeuer. Geht nicht? Klar geht das. Darüber habe ich gerade erst einen Vortrag gehört. Und zwar nicht auf der Internationalen Spirituosenmesse, sondern auf einem Kongress für Stoffwechselstörungen.

Es gibt tatsächlich Menschen, die keinen Tropfen Alkohol anrühren. Sie verschmähen Frühstückslikör und Feierabendbierchen, Kurze und Doppelte, Herrengedecke und sogar Omas Hustensaft. Die meisten von ihnen gehen vollkommen alkoholfrei durchs Leben, weil sie wissen, dass sie das Zeug nicht vertragen.

Allerdings gibt es auch Ausnahmen: rat- und ahnungslose Personen, die regelmäßig so hackedicht sind, als hätten sie just einen Kiosk geplündert, obwohl sie nur ein Viertelchen genossen haben. Sie benehmen sich auf Betriebsfeiern nach einem halben Glas Punsch daneben und leben permanent jenseits der Fahrtauglichkeit. Selbst wenn sie eigentlich stocknüchtern sind, haben sie bis zu drei oder vier Promille intus. Sie leiden am Auto-Brewery-Syndrom, das auf Deutsch mit »Autobrauerei« etwas irreführend übersetzt wird und an die hauseigene Weißbierherstellung der BMW-Kantine denken lässt. Aber nein, Auto-Brewery bedeutet schlicht: Der Herr braut selbst. Oder die Dame. Und zwar im Darm. Verblüffend, aber wahr.

Die Ursache dieses seltenen Syndroms liegt im Verdauungstrakt des Menschen. Hier hat sich die Bierhefe, ein mikroskopisch kleiner Organismus, verschanzt und verrichtet ihr perfides Werk: Sie braut Bier, pfeift auf das Reinheitsgebot und hat keine staatlich anerkannte Brauereilizenz. Auf schlau gesagt, sie fermentiert den Zucker der vorbeirauschenden Nahrung zu Ethanol.

Erstmals veröffentlichte ein Forscherteam aus Japan einen solchen Fallbericht. Weltweit finden sich in den medizinischen Datenbanken nur ein knappes Dutzend publizierter Fälle des Auto-Brewery-Syndroms. Darunter auch ein dreijähriges Mädchen, das man verdächtigte, sich an den Alkoholvorräten der Eltern bedient zu haben, dabei hatte das arme Ding bloß ein zuckerhaltiges Fruchtgetränk konsumiert. Manche Dauerbeschwipste hielt man jahrelang für heimliche Säufer, bis sie schließlich durch eine Stuhlanalyse rehabilitiert wurden.

Meinem Herrn Löt soll das nicht passieren. Wenn eine Hefe eine illegale Schnapsbrennerei in seinen Gedärmen betreibt, werde ich das herausfinden und die Bierhefe der Obrigkeit übergeben. Und alles publik machen, in einem Fachblatt, das solche kulinarischen Scherze der Natur zu schätzen weiß.

Die Bierhefe ist ein sehr kleiner Pilz, der nur aus einer einzigen Zelle besteht. Das hört sich nicht sehr beeindruckend an, doch man kann mit ihm ganz herrliche Sachen anstellen, zum Beispiel backen, gären oder eben brauen. Womit wir wieder bei der hauseigenen Brauerei wären. Saccharomyces cerevisiae füllt den Besitzer des Darms nicht absichtlich mit hausgemachtem Bölkstoff ab – Mutter Natur zwingt sie vielmehr dazu. Die Bierhefe bezieht ihren Energiestoffwechsel fast ausschließlich über Kohlenhydrate, also Zucker. Auch was sie von sich gibt, ist recht vornehm: reines Kohlenstoffdioxid – und Ethanol. Es gibt Organismen, die weitaus unangenehmere Stoffwechselprodukte ausscheiden. Zum Beispiel der Mensch.

Unter Laborbedingungen ist eine Menge über den verfressenen kleinen Pilz bekannt. Freudig wirkt er mit bei Forschungsprojekten zur Zellalterung, zu Prionenkrankheiten und zum Überleben im Weltraum. Das Verhalten der Hefe im menschlichen Körper gibt aber weiterhin Rätsel auf. Manche nehmen sie als »probiotisches Arzneimittel« ein, etwa gegen Haarausfall, zur Stärkung des Allgemeinbefindens oder zur Behandlung von Durchfallerkrankungen. Bei immungeschwächten Menschen hingegen verursacht sie grippeähnliche Symptome. Und hin und wieder treibt sie sich als juckender Pilz im Backstage-Bereich rum. Warum sie aber in ausgesuchten Fällen auch stocknüchternen Menschen ungefragt einen einschenkt, darüber weiß man nichts. Ich korrigiere: fast nüchtern. Herrn Löts Bierchen und den Jägermeister eingerechnet.

Ich habe richtiggelegen. Löt ist ein anständiger Kerl, er hat das Herz am rechten Fleck. Als nämlich am nächsten Tag die Ergebnisse seiner kostspieligen Stuhlprobe eintrudeln und meine Theorie und meine Veröffentlichungspläne in sich zusammenfallen wie ein Hefeteig, den man zu früh aus dem Backofen genommen hat, gibt Löt sofort alles zu. Er gesteht, ohne mit der Wimper zu zucken. Schuld an der Eskapade waren eine halbe Flasche Federweißer, gestreckt mit knapp einer Kiste trockenen Grauburgunders, abgelöscht mit Jägermeister und – als lustiges Katerfrühstück auf Station – einer Viertelflasche Desinfektionsmittel aus dem Spender am Patientenwaschbecken. Wie man das halt so macht, wenn man morgens Brand hat. Löt trinkt und lügt und guckt bei meiner anschließenden Gardinenpredigt so aufgesetzt schuldbewusst wie ein Grundschüler, den Mama beim Im-Stehen-Pinkeln erwischt hat.

»Aber er trinkt wirklich viel Fanta«, sagt seine Frau und lächelt zahngepflegt.

»Weiß ich. Wie soll es jetzt weitergehen, Herr Löt? Können Sie das irgendwie in den Griff kriegen? Oder same procedure in vier Wochen?«

Er checkt die Termine im Smartphone. »Da endet das Geschäftsjahr. Könnte also passieren.« Er lässt sich von seiner Frau ein neues, nicht vollgekotztes Paar Schuhe reichen, wahrscheinlich italienisch, drückt ein bisschen auf dem Telefon herum, bestätigt vielleicht einen Termin mit anschließendem Besäufnis und bedankt sich bei mir. Er entschuldigt sich nicht. Erfindet keine Ausreden. Er lässt alles, wie es ist. Löt hat kapiert, dass er nicht Kapitän seines eigenen Schiffes ist. Er hat sich damit abgefunden, hadert nicht, macht einfach weiter, vielleicht, weil er nicht anders kann.

Die Frage ist, ob ich mich auch damit abfinden kann. Dass es einfach so weitergeht. Dass sich die Drehtür immer weiterdreht und man nichts dagegen unternehmen kann. Dass ich Löt nicht einfach ein Anti-Pilz-Mittel schlucken lasse, das den inneren Zapfhahn ein für alle Mal abdreht. »Kennen Sie schon meine neueste ›Machen-Sie-eine-Therapie-Rede‹?«

»Die ist bestimmt ziemlich gut, Frau Doktor Balbutis. Bei Ihnen habe ich das Gefühl, Sie glauben an einen. Ist immer wie das allererste Mal, zu Ihnen in die Notaufnahme zu kommen.« Versonnen guckt Löt aus dem Fenster. Auf die Menschenmengen, die zum Haupteingang rein- und wieder rauswuseln. Auf das Heer von Weißgekleideten, die sie versorgen.

Ich versuche, mir vorzustellen, wie die Drehtürmedizin aus der anderen Richtung aussieht. Alle vierundzwanzig Stunden ein anderes ärztliches Gesicht. Visiten mit einem halben Dutzend Kittelträger, von denen sich niemand vorstellt. Die glauben, alles zu wissen und nichts mehr glauben zu können.

Löt schiebt seinen Trolley zur Tür. »Ich würde ja ›Bis zum nächsten Mal‹ sagen, aber das wäre jetzt etwas unverschämt.«

»Er ist ein Guter«, raunt mir seine Frau im Vorbeigehen zu. »Trotz allem.«

»Tristan überlegt, Sie wegen Körperverletzung anzuzei-

gen«, rufe ich Löt hinterher. »Vielleicht ist das der Arsch-
tritt, den Sie brauchen. Hey, Sie können doch nicht einfach so gehen!«

Ohne sich umzudrehen, hebt Löt die Hand und winkt.

Bis bald, Frau Balbutis, heißt das.

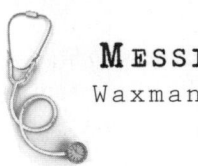

MESSIAS WIDER WILLEN
Waxman-Geschwind-Syndrom

Und es geschah, als sie so redeten und sich miteinander besprachen, da nahte sich Jesus selbst und ging mit ihnen. Aber ihre Augen wurden gehalten, dass sie ihn nicht erkannten.

Lukas 24,15–16

Endlich ein paar Tage frei nach fast sechs Monaten auf Station, gefüllt mit schokotortensüchtigen Diabetikern, die alle drei Wochen mit katastrophalen Blutwerten zu uns gekarrt werden, mit Managerinnen, die ihren Stress nicht gemanagt kriegen und ständig mit Angina Pectoris bei uns aufkreuzen, mit gichtfüßigen Grillfanatikern, die gleich nach Entlassung zur nächsten Gartenparty humpeln wollen. Ich kann predigen, so viel ich will, sie machen ja doch alle, was sie wollen. Dass die Bande sämtliche meiner Ratschläge in den Wind schießt? Geschenkt! Auch ich bin im Grunde meines Herzens ein Schokotortenjunkie, mein Stresslevel ist konstant im roten Bereich, und nach dem nächsten Grillgelage gelüstet es mich schon ewig – aber wenigstens schäme ich mich anständig.

Selbst an brütend heißen Tagen wie heute ist mein Gewissen so schlecht, dass es mich nach draußen treibt. Ich hechele den Fußgängerweg entlang, die Sonne knallt mir ins Gesicht, und ich denke an Steaks und Schokolade. Als ich im Stadtpark ankomme, ist der Durst unerträglich, auch wenn mein Joggen eher ein Dahinschleppen war. Ich lechze nach etwas Trinkbarem. Ganz in der Nähe, unter schattigen Buchen, lockt ein klappriger Stand mit Getränkekisten. Bestimmt ein Limonadenverkauf von Kindern oder ein Tisch von der Aktion Fischotterschutz. Egal, Hauptsache, die haben Wasser.

Während ich mich mit ausgedörrter Kehle über den ebenso trockenen Rasen schleppe, nehme ich ungewöhnliche Details am Fischotter-Stand wahr. Die wacklige Bude besteht aus einem alten Tapeziertisch, unter dem ein handbemaltes Plakat flattert: »INNEHALTEN – INNERE BALANCE – INNERE REINHEIT«. Na, das ist ja genau mein Motto. Auf der durchgebogenen Tischplatte liegen lilafarbene Broschüren aus, umrahmt von einigen Flaschen Harzer Grauhof. Ein seitengescheitelter Mann im schlecht sitzenden Anzug sortiert das Arrangement neu. Lächelnd drückt er mir eine Flasche in die Hand, als ich mit letzter Kraft bei ihm ankomme. Ich denke nicht lange nach. Durst! Die Flasche zischt herrlich beim Öffnen.

»Ich habe es für Sie gesegnet«, sagt der Mann nach meinem ersten Schluck.

Beinahe pruste ich ihm den Sprudel entgegen. »Das Zeug in meinem Mund?«

»Die Energien der Erde und des Himmels habe ich in meinen Händen gebündelt und in dieses Wasser gelenkt. Ich hoffe, es bekommt Ihnen.«

Ich betaste die Flasche. Das Sicherheitslabel am Flaschenhals war unbeschädigt, als ich in meiner wilden Gier den Deckel aufgedreht habe. Oder jemand hatte es wieder zugeklebt. »Ohne aufzumachen, ja?«

»Selbstverständlich.« Der Seitenscheitel schaut mich streng an. »Die Flaschen mitsamt Inhalt. Alles andere wäre ja unhygienisch. Denken Sie nicht lange nach, trinken Sie! Es wird Sie innerlich reinigen, junge Frau.«

Mit meiner inneren und äußeren Reinlichkeit bin ich zufrieden. Das Wasser, ob gesegnet oder nicht, hat gutgetan, außerdem ist es sowieso Zeit, weiterzulaufen. Doch ehe ich verschwinden kann, sackt der heilige Mann plötzlich hinter seinem Stand zusammen. Mit Mühe hält er auf seinem Drehschemel das Gleichgewicht. Er stützt den Kopf mit den Händen, reibt immer wieder über die linke Schläfe.

»Die Hitze?«, frage ich.

»Ist nichts Schlimmes«, presst er heraus. »Kopfschmerzen. Altbekannt. Von einem Unfall vor ein paar Jahren. Das interessiert Sie sicher nicht.«

Und ob es mich interessiert. Besonders, als ich unter dem mittlerweile nicht mehr ganz so akkurat gezogenen Seitenscheitel eine blassrosa Narbe ausmache, mehr noch: eine deutliche Delle im Schädelknochen. »Aber sicher«, erwidere ich. »Und ich bleibe so lange, bis Sie wieder stehen können.«

»Okay«, sagt der Seitenscheitel. Er heißt Dirk.

Ich hocke mich neben Dirk auf den Boden, ignoriere die Blicke der Passanten, die mich sicher auch für eine Wassersegnertante halten, und höre mir seine Geschichte an. Sie beginnt vor drei Jahren mit einem Fünfliterkanister Holzbeize Rustikal, der auf einem betagten Regal in der Garage stand und in der Zugluft wackelte. Bis er Dirk auf den Kopf donnerte. Ein halbes Jahr nach dem Unfall begannen die Anfälle, Furcht einflößende epileptische Attacken, die ihn bewusstlos zu Boden schleuderten. Später gingen die Krämpfe dann in sanfte, beinahe wundersame Epilepsien über, die Dirk mit ungekannten Farben und Geräuschen überraschten.

Während ich gesegnetes Harzer Grauhof trinke und mich tatsächlich ein klein wenig innerlich ausgekehrt fühle, erzählt er, wie er sich nach der Kopfverletzung verändert und zu Gott gefunden hat. Er ist ein Anderer geworden, nimmt die Menschen und die Natur intensiver wahr als früher. Man kennt die Geschichte: Leute, die nach einer Krankheit oder einem Unfall ihr Leben auf den Kopf stellen, alte Freunde wiederfinden, eine Weltumseglung machen.

Bei Dirk geht es weit darüber hinaus. Unablässig grübelt er über die Rettung der Menschheit. Schreibt nächtelang seine Ahnungen und Deutungen nieder. »Meine Exegese wird gelesen werden, irgendwann, hoffentlich.« Seinen Freundeskreis sieht er kaum noch, das Fernsehen interessiert sich nicht für ihn, nicht mal RTL2. Also kam er auf die Idee mit dem Wassersegnen. »Die Leute hören nicht zu, aber sie trinken. Manche zumindest.«

Ich bin mit der Flasche Grauhof noch nicht durch, als mir klar wird: Dirk ist nicht bloß ein frommer Mann, dem ein Kanister auf den Kopf gefallen ist. Da ist mehr. Die Narbe, die Epilepsie, die unerklärliche Kraft, die ihn seitdem antreibt. Er ist der perfekte Kandidat für das Geschwind-Syndrom, auch interiktale Persönlichkeitsstörung genannt. Der Begriff interiktal, in der Übersetzung »zwischen zwei epileptischen Anfällen«, verrät: Diese Störung erwischt vorrangig Epileptiker, genauer gesagt Menschen mit einer Epilepsie des Temporallappens.

Wer das Wort »Temporallappen« hört, denkt wahrscheinlich erst mal an ein gebrauchtes Taschentuch. Doch der lapidare Name trügt: Der »Lappen« ist ein nützliches Stück Gehirn, das beidseitig hinter Ohr und Schläfe sitzt. Wir benötigen ihn unter anderem zur Gesichtserkennung, zum Hören und zum Sprechen – und um uns zu merken, wen wir erkannt, was wir gehört oder welchen Unsinn wir gerade verzapft haben.

Das Geschwind-Syndrom trifft Menschen, in deren Temporallappen es epileptisch brummt, und tritt als schleichende Persönlichkeitsveränderung auf. Seltsame Vorlieben und Marotten unterwandern allmählich den alten Charakter. Starke religiöse Gefühle und ein ausgeprägtes philosophisches Interesse rücken in den Vordergrund, nicht selten gepaart mit starren moralischen Vorstellungen – und wachsendem Größenwahn. Betroffene werden mit der Zeit ernst, humorlos und umständlich, lieben plötzlich Rituale und Wiederholungen und schreiben fast zwanghaft Tagebuch oder ganze Romane. Angstattacken, Paranoia und Schuldgefühle setzen den Erkrankten zu. Bei ihren Lieblingsthemen dagegen laufen sie zu euphorischer Höchstform auf und das bei allerbester Laune.

Jeder zweite Temporallappen-Epileptiker zeigt einzelne Geschwind-Symptome. Das Komplettbild ist selten – allerdings im Verlauf der Religionsgeschichte immer wieder zu finden. Der alttestamentarische Prophet Ezechiel war für zwanghaftes Schreiben bekannt. Große Teile des Alten Testaments sind seiner Kritzelwut zu verdanken. Wenn er nicht gerade schrieb oder prophezeite, fiel er in Ohnmacht, phasenweise war er sogar unfähig zu sprechen – was wiederum eine prima Gelegenheit zum Schreiben war.

Die Temporallappen-Epilepsie ist der Popstar unter den Krampfleiden. Sie hat Sinnestäuschungen im Gepäck, Déjà-Vus und Jamais-Vus, optische und akustische Halluzinationen bis hin zu unveröffentlichten klassischen Symphonien im inneren Ohr. Den Temporallappen kann man sich als eine Art DJ-Mischpult vorstellen, das Gott seitlich ans Gehirn geschraubt hat. Allerdings werden nicht Bässe, Mitten und Höhen rauf- und runtergeregelt. An den Drehknöpfen des Temporallappens werden vielmehr Sinneswahrnehmung, Emotionen, Gedächtnis und vernunftmäßiges Denken gesteuert. Hier wird festgelegt, wie wir mit

Wahrnehmungen umgehen und auf sie reagieren – emotional und vernunftmäßig.

Das Geschwind-Syndrom verstärkt Emotionen und verleiht ihnen Bedeutungstiefe. Stinknormale Sonnenuntergänge und Tierdokumentationen auf ARTE können die irrwitzigsten Gefühle hervorrufen, von tiefer Ergriffenheit oder kosmischer Liebe bis zu Angst und Terror – alles ist drin, oft religiös, spirituell oder paranormal gefärbt. Spontane religiöse Bekehrungen sind keine Seltenheit. Mitunter fühlt sich ein und derselbe Betroffene veranlasst, immer wieder (tief ergriffen) die Religion zu wechseln.

Im gesunden Temporallappen läuft es in etwa so ab:

SINNESWAHRNEHMUNG: Hat da nicht eben ein Hund gebellt?

EMOTION: Ich finde, der klang echt fies. Hauen wir besser ab.

GEDÄCHTNIS: Keine Panik, Leute, das ist bloß Niewöhners Lumpi, der ist festgekettet, fast blind und hat übles Asthma.

KOGNITION: Alle Mann halten die Klappe, wir gehen einfach weiter und tun so, als hätten wir nichts gehört. Soll keiner denken, wir hätten Angst vor kranken Dackeln!

So weit zur Arbeit eines gesunden Temporallappens. Kommen wir nun zum spannenden Teil: Wie reagiert ein Temporallappen, der aufgrund von jahrelanger epileptischer Übererregung heißgelaufen ist? Richtig, er mischt alles durcheinander wie ein Turntablerocker auf Koks. Statt Sinneseindrücke und Gedanken maßvoll mit Verstand und Gefühlen zu verknüpfen, trägt der Lappen so richtig dick auf. Was dazu führt, dass Sinneseindrücke übertrieben interpretiert werden und plötzlich ungeahnte Empfindungen nach sich ziehen. Tief durchdrungen, im Innersten berührt, unglaublich ergriffen – Emotionen wie bei Verliebten können auftreten.

SINNESWAHRNEHMUNG: Ich sehe einen knallroten Sonnenuntergang vor einem ländlichen Panorama mit Apfelbäumen und ein paar wolligen Schafen.

EMOTION: Das zieht mir jetzt völlig den Stecker. Ich möchte schreien, weinen, beten. Die Schafe berühren. Das Gras schmecken. Mit der Sonne verschmelzen.

GEDÄCHTNIS: War bei Buddha nicht auch irgendwas mit Erleuchtung unter Bäumen? Und was ist mit Martin Luther? Der hat doch auch was zum Apfelbaum gesagt. Es könnte sich hier um ein religiöses Erweckungserlebnis handeln, gebe ich zu bedenken.

KOGNITION: Guter Einwand, Gedächtnis. Ich schlage vor, wir behalten die Sache im Auge. Wenn so etwas häufiger auftritt, sollten wir in Erwägung ziehen, dass Gott uns etwas sagen will. Aber erst einmal: weitermachen wie bisher.

EMOTION: Können wir wenigstens ein bisschen weinen?

KOGNITION: Okay, meinetwegen. Weinen ist in Ordnung. Und wenn einer komisch guckt, sagen wir einfach, es liegt am Heuschnupfen.

Auch Dirk weint, als er erzählt. Allerdings bloß, weil sein Augenlid seit dem Unfall nicht richtig schließt. Als wir uns verabschieden, beobachtet er die Spaziergänger, die an uns vorbeieilen, das üppige grüne Laub, das im Wind raschelt, und die treibenden Wolken über unseren Köpfen. »Die Welt steht am Abgrund«, sagt er gedankenverloren. »Die Menschheit hält nicht inne, denkt nicht an Umkehr. Sie hört nicht auf mich, macht einfach immer weiter.«

»Kenne ich. Aber ich habe mich irgendwie dran gewöhnt.«

Dirks Lächeln sitzt etwas schief, auch eine Folge des Kanistersturzes. Aber ich mag es. Ebenso wie den Wald, die Luft und den Himmel, die Großstadt, den dichten Verkehr und plötzlich sogar das proppenvolle Krankenhaus.

Üblicherweise macht mich Urlaub etwas nervös. Es gibt so viel zu erledigen, was im normalen Alltag liegenbleibt, und die Tage sind abgezählt. Doch in dieser Woche ist es anders. Ich bin ruhiger, gelassener und doch keine Spur gelangweilt. Alles erscheint intensiver als sonst. Die Sonne ist sonniger, der Wind ist windiger und der Urlaub urlaubiger. Selbst auf Balkonien. Ich verbringe die Nachmittage lesend unter dem Kastanienbaum, esse Schokoriegel und denke nicht einmal ans Joggen. Vielleicht sollte ich das Dirk erzählen, überlege ich. Nein, ich *muss* es ihm erzählen. Er hat mich irgendwie angesteckt mit seiner Hinter-allem-steht-ein-höherer-Sinn-Nummer. Meine innere Ruhe würde ihn freuen, da bin ich mir sicher. Und bei der Gelegenheit kann ich ihm gleich stecken, dass eine Temporallappen-Epilepsie nun wirklich keine Schande ist. Van Gogh, Poe, Dostojewski, Flaubert und Lewis Carroll litten auch an Temporallappen-Epilepsie. Vor dem inneren Auge sahen sie wilde Farben und Formen, sie schrieben und malten und gingen dabei nicht selten vor die Hunde. Dass Alkohol und Drogen, und erst recht der Entzug davon, die Epilepsiesymptome meist verstärken, kommt nämlich erschwerend hinzu.

Dirk ist kein Dostojewski, kein Van Gogh und erst recht kein Popstar. Und er wird wohl nie einer sein, das wird mir klar, als ich auf den Harzer-Grauhof-Stand zuschlendere. Beziehungsweise auf das, was vom Stand übrig ist:

ein paar symmetrische Macken im Rasen. Kein Tapeziertisch, keine Wasserkisten, kein Dirk. Mein Harzer-Grauhof-Prophet ist weg. Wahrscheinlich hat er seinen Stand woanders aufgebaut, beruhige ich mich. Oder er macht auch Urlaub.

Oder es geht ihm schlecht. Vielleicht hat er seine Antiepileptika abgesetzt, ist umgefallen, hat gekrampft. Ich zücke das Handy und stecke es wieder in die Tasche, ehe ich auf der Neuro anrufen und nach einem Seitenscheitel mit esoterischem Einschlag fragen kann. Höchstwahrscheinlich ist er einfach weitergezogen, abberufen von einer höheren Gewalt, hin zu einem anderen Ort, an dem es durstige Menschen gibt, die seine Botschaft der inneren Reinigung zu hören bekommen.

In den ersten Berufsjahren habe ich mich immer gefreut, wenn der Urlaub vorbei war. Wenn der letzte Ferientag kam und ich den Klinikrucksack packte, erfasste mich eine innere Unruhe. Es juckte mich in den Füßen, ich wollte zurück auf Station, mich überraschen lassen, welche Patienten noch da waren und welche neuen Fälle auf mich warteten. Dieses Gefühl ist mir nach einer Weile abhandengekommen. Und auch jetzt, nach vierzehn freien Tagen, bin ich mir nicht sicher, ob ich schon bereit bin für Schokotortenjunkies und Grill-Fundamentalisten, für Unbelehrbare und Unbeirrbare, für Drehtürpatienten, die man mehrmals pro Monat mit den gleichen Beschwerden aufnimmt.

Aber dann die Überraschung: Auf Station geht es anders zu als sonst. Die Schwesternschuhe klappern ruhiger, Patienten und Besucher gehen bedächtiger auf und ab. Sogar die Zimmerklingeln klingen weniger schrill.

»Seit wann gibt es hier Harzer Grauhof?«, frage ich

Bernd, den Stationsleiter, der sich mit zwei vollen Kisten abschleppt und sie auf das Tischchen im Gang wuchtet, von dem sich die Patienten kostenlos bedienen dürfen.

»Haben die umgestellt«, ächzt Bernd. »Wahrscheinlich wieder eine Entscheidung von ganz oben, die niemand versteht.«

»Von ganz oben«, murmele ich.

Als ich in den frisch gewaschenen und gestärkten Kittel schlüpfe, freue ich mich plötzlich darauf, im weißen Gewand zu predigen. Vor Grillern, Managern und Kettenrauchern und ihrem unerschöpflichen Vorrat an vortrefflichen Ausreden. Ich werde meine Weisheit verkünden, und vielleicht werde ich hin und wieder in vierhebigen Jamben und in Zungen sprechen, und um mich werden sich die Jünger scharen, die meine Lehre in die Welt hinaustragen. Vielleicht, nur vielleicht.

ANALE AUTOGRAMMSTUNDE
Analprolaps

Entscheidend ist, was hinten rauskommt.

Helmut Kohl

Mediziner dürfen Dinge tun, für die andere Leute ins Gefängnis wandern. Soweit ich weiß, ist es keiner anderen Berufsgruppe gestattet, den Klienten direkt nach den Begrüßungsformalitäten den Finger in den Hintern zu stecken. Ein namhaftes Medizinjournal hat einmal die These verbreitet, dass mehr Enddarmkrebsfälle im Frühstadium erkannt werden, wenn Ärzte in den Annalen jedes Patienten herumwühlen, der ihnen zwischen die Finger kommt. Seit dieser Veröffentlichung ist die rektale Untersuchung die Spezialität unseres Hauses.

Natürlich bleiben solche ehrenhaften Aufgaben an den Assistenzärzten hängen. Jeder Patient, der unsere Abteilung besucht, wird durch die Hintertür auf suspekte Knötchen abgetastet. Egal ob Privat oder Kasse, Herzinfarkt, Gallensteine oder kaputte Niere – bei uns werden alle gleich behandelt. »Guten Tag, Balbutis mein Name. Darf ich mal nach Ihrer Rosette sehen?« Und seit Händeschütteln dank der zunehmenden Verbreitung von antibiotikaresistenten Keimen verpönt ist, geht es gleich zur Sache. Finger rein, Finger wieder raus. Mit doppelt latexbehandschuhtem Finger, versteht sich.

Seit der Chef neulich eine Brandrede auf die flächendeckende Finger-in-Po-Maßnahme gehalten hat, weiß ich: Beim Thema Krebsvorsorge versteht er keinen Spaß. Zur Meuterei aufzurufen oder in den Tast-Streik zu treten kommt daher nicht in Betracht. Also halte ich nach wehrlosen Medizinstudenten Ausschau, die für mich dorthin vordringen, wo die Sonne niemals hinscheint. Aber ausgerechnet heute, wo vor dem Feierabend fünf Rosetten auf mich warten, haben sämtliche PJler und Blockpraktikanten irgendwelche Kurse und Klausuren. Biomathematik, Medizingeschichte und seltsames Zeug, das im klinischen Alltag kaum weiterhilft.

Herr Döring ist ein Ü70-Patient und wartet im Einzelzimmer auf das Anamnesegespräch. Bei Kunden dieser Altersklasse besteht nicht selten eine merkwürdige Faszination für alles, was es in Zäpfchenform gibt. Wozu Paracetamol schlucken, wenn man es auch anal einführen kann? Die Schwelle, medizinisches Personal zur Backstageparty einzuladen, ist oft erschreckend niedrig. Herr Döring ist Privatpatient, der Chef hat ihn höchstpersönlich über den besonderen Service unserer Station unterrichtet. Und Döring will die große Hafenrundfahrt, das macht er schon beim Kennenlernen deutlich.

»Glauben Sie mir«, sage ich. »Ich bin Ihnen überhaupt nicht böse, wenn Sie die Untersuchung ablehnen. Die ist ja vielen Leuten zu intim.«

»Papperlapapp«, sagt Herr Döring, der plötzlich nur noch in Socken, Unterhemd und Cordhose vor mir steht. »Frau Doktor, ich finde das sogar ausgesprochen gut. Da unten hat schon lange niemand mehr nachgesehen, und manchmal ist der Hahn nicht ganz dicht, wenn Sie verstehen.«

»Manche Patienten finden die Untersuchung unangenehm, gerade in ungewohnter Umgebung«, beeile ich mich zu sagen. »Falls Sie das lieber beim Hausarzt oder Proktolo...«

»Nö«, sagt der Patient. Die Hose wandert säuberlich gefaltet auf die Liege. »Mein alter Doktor Seggenkorn kommt da mit seinen Pranken gar nicht rein. Sie dagegen haben so schöne schlanke Finger.« Herr Döring legt sich im Feinripp-Slip mit Eingriff auf die Untersuchungsliege, rollt sich auf die Seite und zeigt mir seine Schokoladenseite. »Vielleicht fühlen Sie sich wohler, wenn das ein männlicher Arzt …«, beginne ich.

»Für eine Ärztin reden Sie ganz schön viel«, brummt Döring. »Legen Sie los, Frau Doktor, am Südpol zieht's schon.«

Der Anus ist der dunkelste Ort, den der menschliche Körper zu bieten hat. Ein Platz, an dem es keine Fragen mehr gibt – und oft auch keine Antworten. Denn selbst unter Ärzten ist die rektale Untersuchung ein Tabu. Dabei ist die Prozedur wirklich einfach – jeder Schimpanse könnte das (und tut es vermutlich auch bei seinen Artgenossen). Man braucht nicht einmal einen opponierbaren Daumen dazu: Den Finger, den man am wenigsten gern hat, schiebt man rein ins Dunkel. Denklappen ausschalten, Nase in Urlaub schicken und einfach mal nur den Tastsinn sprechen lassen: Sind Knötchen da, Erhebungen, sonstige Auffälligkeiten? Ehe ich die Handschuhe überstreifen und meinen linken Zeigefinger in Herrn Dörings kalte Küche bugsieren kann, starre ich auf seinen Anus. Beziehungsweise auf die zentimeterlange Schnute aus rosigem Bindegewebe, die zu mir herausschaut und mir einen Kussmund zuwirft.

Für unseren Hinterausgang ist Tiefenentspannung ein absolutes No-Go. Kommt dort auch nur ein bisschen Lockerheit auf, riecht es umgehend nach Ärger. Während Nacken, Schultern und Augenmuskeln in Gesundheitsratgebern zum Relaxen aufgefordert werden, fristet der Afterschließmuskel ein verkrampftes Dasein – er gilt nicht umsonst als zugeknöpft und sehr verschlossen.

Doch nicht alle After sind gleich. Einige wenige tanzen aus der Reihe und wagen sich dorthin, wo noch nie ein Schließmuskel gewesen ist. Sie folgen dem Licht am Ende des Tunnels und werfen einen Blick ins Freie. Was für einen verklemmten Schließmuskel nach einem chilligen Ausflug in die Natur klingt, kann für die betroffenen Patienten wortwörtlich beschissen enden und geht nicht selten in die Hose. Beim Analprolaps rutschen der After und mit ihm manchmal Teile des Darms am hinteren Ende des Körpers heraus. Inklusive einiger Körperausscheidungen, die man besser bei sich behalten hätte.

Wer das Thema Stuhlinkontinenz wirklich verstehen möchte, muss sich der Sache verständlicherweise von hinten nähern. Wichtigster Mitspieler bei der Sache ist der äußere anale Schließmuskel. Er umklammert und umschließt den After und sorgt dafür, dass die Zufahrt zum Anale Grande verschlossen bleibt. Das funktioniert spätestens beim Schulkind im Normalfall so gut, dass ein ungeplanter Ausreißer jahrelang im Gedächtnis bleibt.

Ein geschädigter Schließmuskel kann zu echten Problemen führen. Er entlässt die körpereigenen Endprodukte wahllos nach draußen. Dies führt zu Kotschmieren, einem analen Autogramm in der Unterwäsche. Später kommen Nässe und Jucken hinzu, Abgänge von Schleim und Wind und schließlich Stuhlinkontinenz. Geht die Entspannung des Backdoor-Türstehers noch weiter, können sich Teile der Analschleimhaut mutig vorwölben und beim Stuhlpressen den Kopf ins Freie stecken. Dies ist im Volksmund auch als Hämorrhoide vierten Grades bekannt und ein äußerst unangenehmes Unterfangen. Wenn sogar ein Teil des Rektums hinterherrutscht und sein rosa Näschen in den Wind hängt, spricht man von einem Rektumprolaps. Zwar zieht sich das neugierige Organ im Anfangsstadium nach der Stippvisite unter freiem Himmel zurück in die dunkle Höhle. Irgendwann jedoch kriegt es nicht genug von der frischen Luft und besteht auf einen Dauerplatz in der Unterhose. Dies sieht nicht nur recht unangenehm aus, sondern fühlt sich auch so an.

Die meisten Menschen können sich mit dem analen Gezottel nicht recht anfreunden und versuchen den Darm kurzerhand eigenhändig zurückzuschieben. Ein bisschen wie Stopfleber, bloß ohne Gans – und ohne Leber. Ist die eigenhändige Retourkutsche nicht möglich, kann sich das Paket schmerzhaft einklemmen und sogar gefährlich einreißen.

Wie man sich vorstellen kann, schränkt ein Analprolaps das Sitzvergnügen deutlich ein. Betroffene bieten anderen plötzlich nicht nur ständig ihren Sitzplatz an, sondern möchten gern ganze Meetings im Stehen oder Liegen abhalten. Auch Husten und Niesen kann zu rektalen Zwischenfällen führen. Insofern kann es durchaus sein, dass manchen Betroffenen bei einem Heuschnupfenanfall nicht nur das Herz in die Hose rutscht.

Die Physiologie des Darms ist ungefähr so kompliziert wie die Funktionsweise eines iPhones – und für Erwachsene ebenso intuitiv in der Handhabung. Drücken, Pupsen und Arschbacken zusammenkneifen ist dem Menschen in Fleisch und Blut übergegangen, er hat sich mit dem einzigen Ort seines Körpers, den er vermutlich wirklich nie zu Gesicht bekommt, sozusagen blind angefreundet.

Die Entstehung des Analprolaps hat oft etwas mit Druck zu tun – Druck kommt von Drücken. Und wer Verstopfung hat, drückt eben etwas mehr. Bei chronischer Verstopfung ist dieser Druck in der Lage, mit der Zeit die Darmwand auszuleiern. Das kennen wir auch von außerkörperlichen

Vorgängen: Wer je mitten im Sprint eine Vollbremsung im schlechten Hallenschuh aufs Parkett gelegt hat, weiß, dass sich die Einlegesohle bei ausreichend Reibung irgendwann von der Brandsohle löst, verrutscht und vorne im Zehenbereich blöde Falten wirft. So geht es auch der Darmschleimhaut. Bei chronischer Verstopfung und ständigem Pressen wird sie allmählich in Richtung Ausgang gedrängt. Besonders alte Menschen sind hiervon betroffen, das wusste schon Hippokrates: »Die Därme werden im Alter träge.« In seltenen Fällen kann auch ein Tumor, nämlich ein Rektumkarzinom, dahinterstecken, der den Enddarm langsam nach außen schiebt.

Der Analprolaps bevorzugt Frauen, falls man hier von einer echten Bevorzugung sprechen kann. Zwar können auch Männer erkranken, jedoch sind Frauen über fünfzig bis zu sechsmal häufiger betroffen als Männer im gleichen Alter. Als Risikofaktoren gelten Beckenbodenschwächung nach Schwangerschaften, Nervenschädigungen nach Operationen im Beckenbereich sowie neurologische Erkrankungen. Auch bei chronischem Husten findet sich gehäuft ein Prolaps.

Wie oft sich Därme an die frische Luft wagen, kann man nur schätzen – zu wenige Patienten sprechen darüber. Eines ist aber klar: Ein zeigefreudiger Senior wie Herr Döring wird in einem kleinen Krankenhaus schnell zum Star.

Wenn es darauf ankommt, sind die Informationswege in der Klinik wirklich kurz. Vor Feierabend habe ich am Computer die Diagnose »Analprolaps« eingegeben, ein chirurgisches Konsil angefordert und in der Cafeteria drei, vier Leuten diskret vom bestaunenswerten Riesenprolaps erzählt. Am nächsten Morgen wimmelt es auf meiner Station von weiß bekittelten Menschen.

Die Studenten haben heute angeblich keine Kurse, sie wollen lieber Herrn Dörings Hinteransicht studieren. Lobenswert. Ein pensionierter Oberarzt, der eigentlich nur noch zum Kaffeetrinken ins Haus kommt, wirft sich einen herrenlosen Kittel über und möchte auch mal tasten. Die Kontinenzberaterin mit den grell geschminkten Apfelbäckchen schneit mit zwei Auszubildenden rein, der Darm ist ja quasi ihre Homezone, alles kein Problem. Und Piet, der Physiotherapeut, will mit Herrn Döring Beckenbodenübungen machen, obwohl der nicht einmal weiß, dass er einen Beckenboden hat. Ein PJler aus der Bauchchirurgie macht mir ein an den Haaren herbeigezogenes Kompliment zu meiner Frisur. Ich freue mich trotzdem. In meiner Kitteltasche finde ich ein neues EKG-Lineal, keine Ahnung, von wem es kommt. Von ukrainischen Austauschstudenten bekomme ich vier Stück Kuchen, damit sie das Lehrstück fotografieren dürfen. Dürfen sie nicht, dafür lasse ich sie sämtliche noch offenen rektalen Untersuchungen durchführen. Der Kuchen schmeckt sehr ukrainisch.

Inzwischen habe ich mich mit Herrn Dörings Analprolaps ein bisschen ausgesöhnt. Während die Meute sein Zimmer umlagert und sich neue Nettigkeiten ausdenkt, damit ich Herrn Döring nicht verlege, lasse ich endlich mal die Seele baumeln. Ich schließe mich ins Mitarbeiterklo ein und komme dazu, zwei Artikel einer Fachzeitschrift zu lesen, die ich schon vor Tagen entdeckt habe. Schon Jean-Jacques Rousseau wusste: »Glück besteht aus einem soliden Bankkonto, einer guten Köchin und einer tadellosen Verdauung.«

Auch wenn viele Prolapse in den Unterhosen versteckt bleiben: Für den Hausarzt ist die Sache oft auf den ersten Blick klar. Anhand des hübschen analen Faltenwurfs kann ein fachkundiger Proktologe sogar erkennen, ob ihm nur Analschleimhaut oder gleich ein Stück des tiefer drinnen gelegenen Rektums Guten Tag sagen möchte.

Ein Problem bei der Diagnosestellung ist jedoch die Scham der Patienten. Nicht vergessen: Schon über Hämorrhoiden spricht man nur hinter vorgehaltener Hand. Kein Wunder, dass sich Betroffene mit Analprolaps ziemlich verschlossen geben.

Den behandelnden Ärzten spielt jedoch die Tatsache in die Hände, dass der Stuhlgang – ähnlich wie das Golfspiel – mit zunehmendem Alter eine immer größere Bedeutung bekommt. Aktuelle Studien weisen darauf hin, dass drei von vier Altersheimbewohnern unter chronischer Verstopfung leiden. Vielleicht erklärt dies die manchmal etwas bedrückende Stimmung in Seniorenresidenzen. Da kann eine proktologische Rundumbehandlung mitunter für ausgelassene Stimmung sorgen.

Ist der Darm erst mal so weit ausgeleiert, dass er genug Spielraum für einen Ausflug in die Unterwäsche hat, hilft meist nur ein chirurgischer Eingriff – ein inneres Lifting, wenn man so will. Ähnlich wie bei labberigen Oberarmen oder schlaffen Augenlidern können Bauchchirurgen von innen quasi ein komplett neues Po-Gefühl zurechtschneidern. Wer es so weit nicht kommen lassen möchte, hält seine Körperendprodukte am besten geschmeidig wie fabrikneue Knete: Vollkornprodukte, Pflaumensaft, Joghurt oder schlimmstenfalls ein medizinischer Weichmacher können hierbei helfen. Mit ballaststoffreicher Ernährung beginnt die Prävention tatsächlich schon in jungen Jahren. Wer als Mittzwanziger über solche Ratschläge lacht, dem bleibt das Lachen dreißig Jahre später möglicherweise im Halse (oder eben anderswo) stecken.

Als ich zwanzig Minuten später aus der Toilette komme, wuselt der Chef schon vor der Tür herum. Sein Schnauzbart ist chefig gesträubt. Der Chef möchte etwas. »Ich habe hier sieben Austauschstudenten aus Dänemark stehen, die müssen jetzt dringend was lernen«, raunt er mir zu. »Sie haben hier, wie ich höre, einen schönen Analprolaps rumliegen, Frau Balbutis.«

Der Chef sieht bedürftig aus. Er hat den Termin mit den wissbegierigen Studenten verschlafen, so viel ist klar, und ist jetzt auf den letzten Drücker auf der Suche nach einem Fall, mit dem er Eindruck schinden kann.

Ich beschreibe ihm den Weg zum Analprolaps, und schont trollt sich der weiß bekittelte Rattenschwanz. Die Sache habe ich gründlich vergeigt. Zumindest, wenn es nach Johann geht.

»Da hättest du mehr rausholen können«, zischt er mir im Arztzimmer zu. »So schaffst du es nie bis ganz nach oben, Betti!«

»Was will ich da oben?«

»Oben sein«, sagt Johann. »Raus aus der Mühle. Wenn ich mal Oberarzt bin, wirst du verstehen, was ich meine.«

Vielleicht werde ich das. Kann gut sein. Vielleicht wird Johann aber auch feststellen, dass es an der Spitze sehr einsam ist. Und dass ein Hamsterrad von innen wie eine Karriereleiter aussieht. Er denkt, dort oben würde er Frischluft schnuppern, während Leute wie ich in ihrem eigenen Saft schmoren. Immerhin glaubt auch der Analprolaps, es endlich nach draußen geschafft zu haben. Nur um dann festzustellen, dass er zwischen Mächten eingeklemmt ist, die größer sind als er selbst.

Pasta und Parasiten
Loa Loa

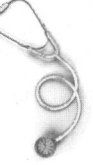

Es gibt sie noch, die guten Dinge.
Werbeslogan von Manufactum

Es gibt sie noch, die guten Menschen. Nils, mein alter Freund aus Studientagen, ist einer davon. Das war schon immer so. Damals, als wir uns mit zwei anderen Studenten eine WG teilten, lag er uns damit in den Ohren, dass man die zehn Tage alte Tomatensoße noch prima essen könne. Dass man Stechmücken nicht an der Wand zerklatschen, sondern freundlich nach draußen geleiten solle. Und dass wir uns, statt für das Examen zu büffeln, gegen die Überzüchtung der Pute einsetzen sollten. Während wir nach dem Studium bürgerliche Jobs in Unikrankenhäusern annahmen und in der Bürokratie versumpften, rettete Nils bei »Ärzte ohne Grenzen« die halbe Welt. Weg war er. Und jetzt ist er wieder da. Seit er vor sechs Wochen aus dem Sudan zurückgekehrt ist, arbeitet er halbtags in einer Reha-Einrichtung am Stadtrand und hat genug Zeit, um weiter bei Greenpeace, PETA und dem Krötenwander-Verein mitzuwirken.

Nach meinem Nachtdienst fahre ich raus in die Pampa und besuche ihn auf seiner neuen Station. Die Zeit im Ausland hat Nils verändert. Er sieht nicht mehr aus wie ein spätpubertärer Student, der Nudeln aus dem WG-Mülleimer isst und in der Dämmerung hinter Supermärkten containern geht, um abgelaufene Lebensmittel vor der Vernichtung zu retten. Sondern zurückhaltender, reifer. Traurig und etwas verloren. Ein kleines bisschen wie Mark Ruffalo. Seine Augen sind haselnussbraun. Statt ungewaschener Zotteln trägt er dezent verwuscheltes Haar und Dreitagebart.

»Hi«, sage ich, und der hauseigene Barkeeper meines Körpers stellt einen frisch geschüttelten Endorphincocktail mit Zitronenscheibe und Schirmchen auf den Tresen.

»Gut siehst du aus«, sagt er.

Das ist neu, denke ich, dass er Komplimente macht.

In der Mittagspause schlendern wir zu einem etwas heruntergekommenen italienischen Bistro. Wir sind die einzigen Gäste. Nils lächelt mich über zwei Teller Spaghetti Alfredo an – seine Portion ist natürlich ohne Schinken, ohne Sahne und ohne Parmesan. Also ohne alles, was schmeckt.

»Du sagst ja gar nichts«, sagt er zwischen zwei Gabeln.

Was sollte ich auch zu erzählen haben? Während er wie Albert Schweitzer überall auf der Welt Minenopfer rettete, Waisenkinder vor dem Hungertod bewahrte und selbst in einer Notunterkunft hauste, habe ich Diabetespatienten Schonkost verordnet, nach Feierabend »Grey's Anatomy« geguckt und meine Fingernägel lackiert.

Dann fängt Nils plötzlich an zu reden und hört gar nicht mehr damit auf. Er erzählt davon, wie er mit einfachsten Mitteln unter freiem Himmel operiert hat. Von im Dschungel entbundenen Babys. Von rituellen Geisteraustreibungen. Und von den Bildern von amputierten Gliedmaßen, die ihm monatelang nachts den Schlaf raubten. Davon, dass irgendwann die Angst in ihm aufkeimte, er könnte sich nie mit derselben Leidenschaft um rheumakranke Neunzigjährige kümmern.

Eigentlich ist er noch gar nicht hier, merke ich. Und seine Augen zieren kleine grüne Sprenkel. Wie Smaragdsplitter. Das ist mir früher nie aufgefallen.

»Ich war fast fünf Jahre weg. Erzähl mal, wie ist es dir

seitdem ergangen?« Er legt seine Hand dicht neben meine, und mein Puls beschleunigt sich.

Ich möchte, aber ich kann nicht. Nicht etwa, weil ich nichts erlebt habe. Sondern weil da was ist. In seinem Auge. Weißlich und dünn, wie eine Nudel. Es sieht aus, als wäre Nils eine zu kurz geratene Spaghetti ins Auge geflutscht, allerdings kann sich Pasta nicht selbständig fortbewegen. Jedenfalls nicht in den ersten paar Wochen nach dem Abkochen. Dieses Etwas schon: Es ist ein Wurm.

Nils blinzelt, reibt sich mit dem Handrücken übers Lid. Doch der Wurm bleibt. Er sitzt nicht auf dem Auge, sondern *darin*. Und winkt mir freundlich zu.

»So lange haben wir uns noch nie in die Augen geguckt«, sagt Nils leise.

»Das ... äh, kann gut sein«, erwidere ich mit belegter Stimme.

»Vergiss es, Schätzchen«, mischt sich der Wurm ein. »Die grünen Sprenkel gehören mir.«

Loa Loa. So heißt der Augenwurm. Ein Augenwurm, der eigentlich im fernen Ostafrika oder in Indien beheimatet ist, jetzt aber in unschuldigem Weiß aus Nils' linkem Auge herausguckt, als ob er auf dem Balkon des Buckingham Palace stünde und dem Volk eine wichtige Mitteilung zu machen hätte. Hat er aber nicht. Der ungebetene Gast würde mit seinem redundanten Namen auf einer Gästeliste zwischen Duran Duran, Boutros Boutros-Ghali und Zsa Zsa Gabor vielleicht nicht weiter auffallen, aber in Nils' Bindehaut schon.

Im Gegensatz zum landläufigen Ohrwurm, der zwar lästig ist, aber wenigstens unsichtbar bleibt, liebt der Augenwurm das Rampenlicht. Besonders Augenblicke, in denen man seinen ehemaligen WG-Mitbewohner von einer neuen Seite kennenlernt, kann er mit seinem royalen Gewinke zunichtemachen. Die kleine Rampensau findet es nämlich direkt unter der dünnen Bindehaut des menschlichen Auges besonders schön und zappelt dort in all ihrer parasitären Pracht. Zugegeben, der Wurm bewegt sich in Slow Motion – nur einen Zentimeter kriecht er pro Minute. Doch Krimi-Liebhaber wissen: Wer wirklich Gänsehaut verursachen möchte, schleicht sich langsam an.

Man sollte meinen, selbst für einen Wurm ist es nicht besonders klug, sein Quartier in derart beengten anatomischen Verhältnissen aufzuschlagen. Tatsächlich steht dem weißen Winzling im menschlichen Körper eine gigantische Spielwiese zur Verfügung – und die weiß er, der aus bescheidenen Verhältnissen kommt, zu schätzen. Seine Kindheit (besser gesagt: sein Larvendasein) fristet er in Darm und Brustmuskulatur der afrikanischen Chrysops-Bremse, und dort ist beileibe wenig Platz zum Toben. Das ändert sich, wenn der ungebetene Gast per Insektenstich auf den Menschen übertragen wird. Dann hat er freie Wahl: Will er nach dem Rechten sehen oder etwas Sonne tanken, kriecht er ins Auge. Möchte er kuscheln, krabbelt er ins Unterhautfettgewebe. Dort verursacht Loa Loa juckende Schwellungen. Die sogenannten Kamerunbeulen oder Kabalarschwellungen sind faszinierende Verwandlungskünstler. Sie treten plötzlich auf und verschwinden nach zwei, drei Tagen wieder. Bis sie erneut auftauchen. Und wieder verschwinden.

Was macht Loa Loa, wenn er nicht gerade königlich winkt oder im Fettgewebe abchillt? Das, was Parasiten gerne tun: Er pflanzt sich fort. Seine kleinen Larven setzt er täglich – so zwischen zehn und fünfzehn Uhr – über die Lymphflüssigkeit in die Blutbahn aus. Das macht den

Nachweis per Blutprobe nahezu unmöglich, denn welcher Arzt arbeitet heutzutage noch in der Mittagspause? Eben.

Der menschliche Körper bietet dem Wurm so viel Abwechslung, dass er sich mit Vergnügen häuslich niederlässt – wenn man ihn nicht daran hindert, für sehr lange Zeit. Er kann nämlich zwanzig Jahre alt werden. Und sieben Zentimeter lang. Man kann sich vor einer Infektion schützen, wenn man die dafür notwendigen Zutaten besitzt, etwa Insektenschutzmittel, lange Kleidung und Moskitonetze. Die Maßnahmen wirken aber nur dann protektiv, wenn man sie auch tatsächlich nutzt. Nils würde zwar vermutlich selbst mit umgehängtem Moskitonetz sexy aussehen, aber die halbe Welt kann man im Superhelden-Cape aus Gaze eben nur schwer retten.

Eine Woche ist seit den Spaghetti Alfredo mit Beilage vergangen. Eine Woche, die ich damit zugebracht habe, an Nils' Smaragdsplitter zu denken und meine Phobie vor Kriechtieren zu vertiefen. Und zu recherchieren, ob eine Mensch-zu-Mensch-Übertragung von Loa Loa auch wirklich ganz sicher ausgeschlossen ist. Immerhin: Der Wurm beherrscht zwar Slow Motion und royales Gehabe aus dem Effeff, aber von Bindehaut zu Bindehaut springen gehört nicht zu seinem Repertoire. Also fasse ich mir ein Herz und besuche Nils erneut.

Es riecht komisch in seinem Arztzimmer. Ungelüftet, nach komischen Gewürzen und Verdauungsproblemen. Nils wirkt etwas verschnupft. Liegt es daran, dass ich nicht zurückgerufen habe, oder schlängelt Loa Loa jetzt in seiner Nasenschleimhaut herum? Gut möglich. Denn Nils hat nicht, wie ich ihm dringend ans Herz gelegt hatte, einen Spezialisten aufgesucht, sondern angefangen, sich selbst zu behandeln. Und zwar mit traditioneller Medizin.

Ich bin fassungslos. Wir leben im 21. Jahrhundert, und Nils riskiert bleibende Verwurmung. »Mit Kräutern und Echsenblut und so was?«

»Unsinn. Ein Sud aus Mahonieblüten, kanadischem Gelbwurz und Cayennepfeffer«, sagt er würdevoll.

»Ah ja. Das klingt, als wolltest du den Wurm mit einem erlesenen Menü verführen. Warum versuchst du es nicht mal mit echter Medizin?«

»Nur, wenn die sanfte Methode nicht wirkt«, knurrt er.

Aber wie ich Nils kenne, bringt die Einnahme seines Kräuterbreis irgendwas. Dass der Wurm ein schlechtes Gewissen kriegt oder so. Wegen der Atmosphäre. Oder dem Waldsterben. Besser wäre natürlich eine ordentliche chemische Keule, wie sie die Schulmedizin parat hält: Diethylcarbamazin bringt die Untermieter in null Komma nix zur Strecke. Und da der Körper auf die Wurmleichen im Haus, wie wir bereits gelernt haben, mitunter recht allergisch reagiert, spült man mit etwas Kortison nach. Fertig.

Wer es lieber blutiger mag, sucht sich jemanden, der die Bindehaut des Augapfels aufschnippelt und den Wurm auf die einzig angemessene Art entfernt: mit der Kneifzange. Aber auch davon will Nils nichts hören. Es folgt eine knapp zehnminütige Diskussion, die uns über Schulmedizin, Homöopathie und Afrika gespendeten abgelaufenen Medikamenten bis hin zu den ganz alten Themen führt. Nein, ich habe seit Jahren keine Pute mehr angerührt. Ja, ich achte penibel darauf, dass meine Wimperntusche nicht an Chihuahuas getestet wurde. Beeindruckt ihn natürlich alles kein bisschen.

»Du hast damals schon diesen ganzen Schulmedizin-

Kram gebüffelt«, schimpft er, »ohne das kritisch zu hinter-fragen. Während andere Leute die Puten und Otter ...«

»Den Ottern geht es gut«, herrsche ich ihn an. »Du bist der, dem es dreckig geht.«

»Die halbe Welt leidet!« Nils brüllt nicht, er spricht professionell betroffen. »Nur wir in Nordeuropa ...«

Ich schlage mit der flachen Hand auf den Aktenstapel, der vor ihm liegt. Seine Patienten in der Reha-Einrichtung. Es scheppert so laut, dass ich selbst erschrecke. »Die hier sind auch alle krank. Guck mal hin! Alt und krank! Ist dir nicht weltrettermäßig genug, stimmt's?«

Er antwortet nicht, sondern schichtet mit grimmiger Miene Akten von einem Stapel auf den nächsten.

Mist. Ich möchte nicht mit dem alten WG-Nils streiten. Und mit dem Smaragdsplitter-Nils erst recht nicht. Mein charmantes Augenzwinkern scheint ihn aber kein Stück zu interessieren. »Soll ich gehen?«, frage ich.

»Weiß nicht.«

»Bekommt dir deine Medizin?«

Statt einer Antwort lässt Nils einen Rülpser entweichen.

Also mache ich ihm ein unmoralisches Angebot: Wenn er nicht endlich nachgibt, buche ich einen Wochenendtrip nach Neuseeland, nur um mir dort ein nagelneues Smart-phone zu kaufen, für dessen Akku afrikanische Waisenkin-der in Minen schuften mussten. Die Bilanz wird ihn ra-send machen.

Matchball. Nils rollt genervt mit den Augen. Das fühlt sich für Loa Loa bestimmt wie eine Runde Hula-Hoop an. Dann knickt er endlich ein. Nils, nicht der Wurm.

Gut, dass er nachgegeben hat. Denn der Augenwurm ist zu mehr fähig als ein bisschen sonnen und kuscheln, wenn er sich langweilt. Und das kann in so öden Orten wie Bindehaut oder Unterhautfettgewebe durchaus passieren. Dann macht sich der Wirbellose, frustriert vom drögen Dasein, auf den Weg in den Gaumen, was zu Erstickungsanfällen führen kann. Oder aber er verursacht als Spätkomplikationen Hirnhautentzündungen, Herzklappenschäden und Nierenleiden.

Zwei Wochen sind vergangen. Ich fahre wieder in die Pampa hinaus. Als ich durch die Arztzimmertür schlüpfe, ist Nils hoch konzentriert in die Schreibtischarbeit vertieft. Die Aktenstapel sind kleiner geworden. Er trägt eine Augenklappe. Sieht verwegen aus. Sexy, irgendwie.

»Und, nimmst du jetzt richtige Medikamente?«

»Jupp.« Er sieht nur flüchtig auf. »Ist die Reise nach Neuseeland schon gebucht?«

»Das habe ich nur so gesagt«, sage ich kleinlaut. »Um dich aufzurütteln, sozusagen.«

Nils nickt. »Den Termin beim Arzt hatte ich eh schon gemacht. Die Kräutermedizin wollte ich eben mal ausprobieren, übergangsweise. Und mal gucken, was du dazu sagst.«

»Wo hast du solche miesen Tricks gelernt?«, frage ich, ehrlich erstaunt.

»Du bist auch nicht mehr so arglos wie früher.«

Schweigen. Da ist sie wieder, die alte WG-Beklommenheit. Sie hält ein paar Sekunden, bis Nils aufsteht und mich zur Tür bugsiert. »Ich zeig dir mal was«, flüstert er. »Die alten Leute hier, die haben unglaublich viel zu erzählen. Die sind überall rumgekommen, haben den Krieg erlebt und so weiter. Die haben bloß keinen, der ihnen zuhört. Der sich Zeit nimmt …«

»O mein Gott«, platzt es aus mir heraus. »Das sollten wir unbedingt der Ärztekammer mitteilen und dem Gesundheitsministerium, ach was, am besten der WHO.«

Nils mustert mich einäugig. »Du hast dich wirklich verändert seit dem Studium.«

»Nö«, sage ich. »Ich war schon immer so.«

Als ich auf dem Parkplatz zu meinem Spritfresser haste, sehe ich Nils hinter der Glasfront im ersten Stock stehen. Ein grimmiger einäugiger Pirat im harten Neonlicht, der auf dem geriatrischen Dreimaster das Kommando übernommen hat.

Schade, dass das mit uns wohl nichts wird. Irgendwie ist da der Wurm drin. Aber ich freue mich, dass Nils wieder hier ist und sich mit leidenschaftlicher Energie um neunzigjährige Rheumakranke kümmert. Da musste nicht erst Loa Loa daherkommen und ihm die Augen öffnen. Er war schon immer so.

Es gibt sie noch, die guten Ärzte.

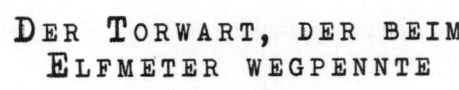

DER TORWART, DER BEIM ELFMETER WEGPENNTE
Narkolepsie

Krisen gibt es im Krankenhaus, auf der Intensivstation oder im Nahen Osten, aber nicht im Fußball.

Oliver Kahn

Jeden Samstagvormittag füllt sich die Notaufnahme wie durch Zauberhand mit Husten, Schnupfen, Heiserkeit. Heute ist es besonders voll. Sportliche Männer Anfang zwanzig in tintenblauen Trainingsanzügen und verschwitzten Frisuren lehnen vor Zimmer 3. Ungeduldig scharren sie mit den Stollenschuhen.

»Haben die alle Husten, oder machen die eine Besichtigung?«, raune ich Schwester Sabine zu, die heute ungewöhnlich gute Laune hat.

»Nein, die wollen uns ihre strammen Waden zeigen, Schätzchen!«

»Ist ja toll, aber ist auch was für mich dabei?«

»Auf welche Sorte Waden stehst du denn?« Sabine kichert verhalten. »Nee, im Ernst, die warten alle bloß auf ihren Torwart. Ist aber was Neurologisches. Tut mir leid, Süße.«

»Hmm. Heute hat der Fischmeister Dienst bei den Neuros, oder?«, frage ich. Fischmeister, muss man wissen, ist der langsamste und pedantischste Neurologe der Welt. Bis der aufkreuzt, ist die Saison vorbei.

Sabine sieht im Plan nach und nickt.

»Komm schon, gib mir die Akte«, bitte ich.

»Du weißt, dass ich das nicht darf«, sagt sie und versteckt die Akte hinter ihrem Rücken.

»Sag mir wenigstens, was er hat«, quengele ich. Ich liebe Neuro. Ehrlich.

»Ist umgekippt. Mitten im Spiel. Epileptiker, schätze ich. Wahrscheinlich die Nacht durchgefeiert, nichts getrunken, Medis nicht genommen. Das Übliche eben.« Sie zuckt mit den Schultern und nimmt einen großen Schluck Kaffee aus der Sissi-Tasse mit dem angelaufenen Goldrand.

»Und da kommt die ganze Mannschaft mit?« Ich runzle die Stirn. »Nee, dahinter steckt mehr. Jemanden mit so schönen Waden willst du doch nicht im Warteraum versauern lassen?«

Sie droht mit dem Zeigefinger. »Nicht deine Baustelle, Betti!«

»Ich bring dir nachher einen Fleischsalat aus der Kantine mit«, flüstere ich, beuge mich vor und reiße ihr mit einem beherzten Griff die Kladde aus der Hand. Im Weggehen rufe ich: »Bis Fischmeister hier ist, bin ich längst fertig.«

»Sag später nicht, ich hätte dich nicht gewarnt«, ruft sie mir hinterher.

In Zimmer 3 müffelt es heftig nach Umkleideraum. Die zwei anwesenden Herren unterbrechen ihre hitzige Diskussion so plötzlich, als hätte ich sie mit Playboyheftchen erwischt. »Sind Sie Doktor Fischmeister?« Der Ältere der beiden mustert mich mit wässrigem Blick. Er erinnert mich an einen Seelöwen, der sich in einen zu engen Jogi-Löw-Gedächtnis-Pullover mit kleinem Stehkragen gezwängt hat.

»Ich hab mir schon mal Ihre Akte angeschaut«, weiche ich aus, »und wollte mal nach dem Rechten sehen.«

Der Jüngere, er trägt ein Trikot, das wohl mal blau war, jetzt aber vorwiegend aus Schlammspritzern besteht, nickt mir freundlich zu. Besonders dolle scheint er sich beim Sturz nicht verletzt zu haben. Entspannt sitzt er auf der

Liege, lässt die Beine baumeln und freut sich offenbar über den Anblick seiner pinkfarbenen Stollenschuhe.

»Sind Sie der Vater?«, frage ich den Seelöwen.

»Der Trainer«, knurrt er. »Das ist 'ne Sache von außerordentlicher Wichtigkeit. Wir spielen vielleicht nächste Saison Bezirksliga, wenn Sie den Mirco wieder fit machen. Ich hoffe, Sie verstehen was von Fußball.«

Nicht die Bohne. Das Abseits lasse ich mir pünktlich vor jeder WM oder EM erklären, vergesse es aber sofort wieder, wenn unsere Jungs ohne Titel abreisen. »Erklären Sie es doch so, dass sogar ich es verstehe.«

Auf Mirco ruhen die Hoffnungen des Vereins. Er ist zweiundzwanzig und das Herz der Mannschaft. Wehrt knallharte Bälle von links, rechts, oben und unten, vorne und sogar von hinten ab. Kreisliga. Bezirksliga. Rotierender Sechser. Fliegender Torwart. »Und dann isser einfach so umgefallen?«, unterbreche ich den Vortrag des Seelöwen, als der auch noch mit der Abseitsfalle anfängt.

»Nein, nein, er ist *im Tor* umgefallen, zwei Minuten vor Schluss! Nicht *einfach so*«, ruft der Trainer und ringt die Hände, als stünde ich auf dem Platz und hätte den Ball gerade im eigenen Tor versenkt.

»Na ja, im Fünfmeterraum«, wirft Mirco betreten ein. »Der Ball ist direkt auf mich zugeflogen.«

»Den kriegt er locker, denke ich«, sagt der Trainer. »Aber dann sackt er so in sich zusammen und liegt da, der Junge, und der Ball kullert in Zeitlupe ins Tor. Alle schreien, und dann steht er wieder auf und tut so, als wär nix gewesen.«

»Das wäre mein siebtes Spiel zu null gewesen«, sagt Mirco leise. »Hintereinander.«

Der Trainer tritt dicht an mich heran. Er riecht wie ein

Sportlehrer der ganz alten Schule. »Der Junge ist immer müde, Frau Doktor. Vom Feiern oder was weiß ich. Neulich hab ich ihm in der Kabine noch ein paar Takte sagen wollen, da ist der Bursche einfach eingenickt. Im Stehen! So etwas habe ich noch nie erlebt.«

»Sie sind *im Stehen* eingeschlafen?« Ich glaube, wir kommen der Sache langsam näher.

»Geht schon ein paar Monate so«, gesteht Mirco.

»Der treibt sich rum!«, mault der Trainer. »Mit anderen aus seiner Clique. In Clubs oder was weiß ich. Vielleicht nehmen die sogar Drogen. So ein Leistungstief ist doch nicht gut. Stimmt's, Frau Doktor?«

In der Tat. Ich hoffe, dass Dr. Fischmeister bei der Entdeckung der Langsamkeit heute Sonderschichten schiebt.

Schlafstörungen kennt eigentlich fast jeder. Nicht-einschlafen-Können, frühzeitiges Erwachen, Pupsen, Schnarchen, Wasserlassen, Nicht-wieder-einschlafen-Können – das sind Allerweltsbeschwerden. Die Narkolepsie ist es nicht. Bei der sogenannten Schlummerkrankheit kommt im menschlichen Körper alles durcheinander, was mit Schlaf zu tun hat.

Beim Gesunden klappt der Wechsel zwischen REM- und Tiefschlaf, zwischen Träumen und unbemerkten kurzen Wachphasen reibungslos. Bei der Narkolepsie hingegen gerät der Schlaf völlig aus dem Ruder. Was man zunächst daran merkt, dass der Nachtschlaf kein bisschen erholsam ist und der Patient tagsüber mit bleierner Müdigkeit herumrennt und schon bei der ersten sich bietenden (und oft auch unangebrachten) Gelegenheit einpennt. Was für frischgebackene Eltern nur für ein paar Monate ein Ausnahmezustand ist, ist für die Narkolepsie-Betroffenen dauerhafte Realität. Nacht für Nacht, Tag für Tag.

Die Ursache der Narkolepsie ist in vielen Punkten ungeklärt. Normalerweise wird der Schlafrhythmus durch Orexin gesteuert, das im Hypothalamus gebildet wird. Bei Narkoleptikern gibt es zu wenig von dem Hormon, das sich leider nicht einfach spritzen oder schlucken lässt. Doch das Problem bei der Narkolepsie ist nicht nur, dass der Schlaf den Patienten jederzeit heimsuchen kann, unter der Dusche, beim Schwimmtraining, am Steuer eines Vierzigtonners. Ebenso kann es passieren, dass die Körpermuskulatur wie bei allen Schlafenden entspannt, also »gelähmt« ist, der Patient aber längst erwacht und bewegungsunfähig. Als wäre das nicht genug, neigen viele Narkoleptiker auch zu sogenannten Lachschlägen: In besonders emotionalen Situationen versagen die Muskeln, die für die Körperhaltung wichtig sind. Die Betroffenen stürzen zu Boden und bleiben liegen, meist bei vollem Bewusstsein. Das kann dem Torwart in seiner Vorfreude (»Den Ball krieg ich auf jeden Fall!«) genauso passieren wie dem Autofahrer, der sich über den Drängler hinter ihm aufregt. Oder dem Schnorchler, der beim Anblick kleiner Nemos aus dem Häuschen gerät.

Viele Betroffene können solche Symptome nicht einordnen und versuchen, ihre »Marotten« vor anderen zu verbergen oder als neuen Spleen zu tarnen (»Ich hab mich weggeschmissen vor Lachen«). Besonders bei Kindern ist die Diagnose schwierig zu stellen. Kein Wunder also, dass es oft ewig dauert, bis die richtige Diagnose gestellt wird – durchschnittlich neun Jahre. Neun Jahre voll bleierner Müdigkeit und lebensgefährlicher Powernaps. Bei Mirco ist die Sache einfach. Lachschlag im Tor ist fast schon ein Klassiker. Fischmeister wird sich bestimmt freuen, dass ich ihm ein bisschen Arbeit abgenommen habe.

Schwer wie ein Weihnachtskarpfen liegt die Hand Fischmeisters auf meiner Schulter. »Von dir bin ich einiges gewohnt, Balbutis«, flüstert er mir heiser zu. »Aber dass du mir meine Patienten klaust, ist echt die Höhe!« Mit einem Schlenker pflückt er mir die Akte aus der Hand. »Fleischsalat also. Aus der Kantine. Das nennt man Bestechung.«

Er ist wirklich unheimlich. Ein Berg von einem Neurologen und schleicht sich trotzdem unbemerkt ins Zimmer. Gerade habe ich versucht, Mirco und seinem Trainer die Verdachtsdiagnose mit Begriffen aus der Fußballwelt zu erläutern. Transfersumme, zentrales Mittelfeld, Hackentrick. Und ausgerechnet jetzt platzt der Dicke in seinem ausgeleierten Kittel rein und macht alles kaputt.

»Raus hier«, knurrt Fischmeister.

»Da liegt wohl ein Missverständnis vor«, sagt der Trainer. »Die Frau Doktor hat uns das gerade so schön erklärt. Mit der Schlafkrankheit, die der Mirco vermutlich hat. Da würde ich jetzt gern weiter…«

»Sind Sie der Vater?« Fischmeister knirscht gefährlich.

»Der Trainer«, sagt der Seelöwe und klingt, als sei das irgendwie besser.

»Faszinierend.« Fischmeister macht einen großen Schritt auf ihn zu. »Ich sage Ihnen was. Sie nehmen jetzt die Frau Doktor Balbutis und verschwinden. Dann kann ich endlich ungestört arbeiten.«

»Können wir uns mal kurz ante portas unterhalten?«, schlage ich Fischmeister vor. Vielleicht lässt sich das Missverständnis mit dem Schokoriegel aus der Welt schaffen, den ich seit gestern Mittag in meiner Kitteltasche herumtrage.

»Was du über mich denkst, kannst du mir ruhig vor dem Patienten sagen«, sagt Fischmeister und reckt mir streitlustig das Doppelkinn entgegen.

Also hole ich tief Luft und sage es ihm. Kriegt er eben keinen Schokoriegel.

Ein epischer Kampf zwischen Ärzten unterschiedlicher Disziplinen sieht für Außenstehende bestimmt nicht besonders episch aus. Zum Beispiel surren keine Lichtschwerter durch die Luft, sondern bloß abgestandene Fachausdrücke. Trotzdem geht es richtig zur Sache. Bang-bang! Nimm das, Elender!

Als wir ein Time-out nehmen, krampfen meine Hände um mein Stethoskop. Fischmeister knetet am spitzen Griff seines Reflexhammers herum. Die Sache würde bis weit nach Dienstschluss so weitergehen, wenn sich nicht plötzlich der Trainer aufrichten und die Sportjacke bis zum Kinn hochziehen würde.

»Jetzt ist Feierabend, meine Herrschaften«, sagt er im Tonfall eines Mannes, der in der Lage ist, eine Kabine mit zwanzig testosterongedopten Fußballern niederzuschreien. »Ich hab mir das alles von der Seitenlinie aus mit angeguckt. Hab auch Verständnis, ist ja nicht leicht hier mit all die Dienste und Hustenpatienten und so. Aber hier ist ein Patient, der hat die verdammte Schlafkrankheit, und Sie werden jetzt die alberne Doktorkabbeleien beiseitelassen und sich um ihn kümmern und ihm was spritzen und Röntgen machen und Blut abnehmen und meinetwegen operieren, dat macht der alles mit. Aber hier steht die Bezirksliga auf dem Spiel, das ist Ihnen wohl nicht klar, und ich sach Ihnen, wenn der Knabe nicht in drei Tagen wieder auf Platz steht und die verdammten Bälle hält, dann mache ich Ihnen beiden Beine, ist das klar?«

Fischmeister schweigt. Ich auch.

»IST DAS JETZT KLAR?«, schreit der Trainer.

96

»Glasklar«, sagt Fischmeister.
»Zweifellos«, murmele ich kleinlaut.

In Deutschland leben geschätzt einige Zehntausend Menschen mit der Diagnose Narkolepsie. Viele »Schlafsüchtige« bleiben unerkannt und werden oft von ihren Mitmenschen für drogenabhängig, alkoholkrank oder schlichtweg faul gehalten oder als Epileptiker abgestempelt. Manche trinken exzessiv Kaffee, andere greifen zu aufputschenden Mitteln, aus Angst, den Job zu verlieren oder in der Familie als Drückeberger zu gelten, der in unpassenden Momenten wegnickt.

Auch Mirco trinkt eimerweise Kaffee, wirft Vitaminpillen ein, futtert Globuli und chinesische Kräuter. Er hat im Prinzip alles richtig gemacht. Die Therapie der Wahl heißt im Falle der Narkolepsie tatsächlich: aufputschende Mittel, mit denen jeder Leistungssportler eine lebenslange Dopingsperre kassieren würde. Das können Medikamente sein, die sonst gegen ADHS verschrieben werden. Oder Modafinil, das auch unter lernwütigen Studenten und eifrigen Managern als Hirndoping missbraucht wird. Mit Antidepressiva rückt man den Lachschlägen und Schlafhähmungen zu Leibe. Unter ärztlicher Aufsicht und nach gründlicher Diagnostik, versteht sich. Besonders wichtig bei Narkolepsie ist, sich sein Leben so einzurichten, dass es Möglichkeiten für Schlafpausen bietet und man riskante Situationen, besonders Momente mit hohen emotionalen Stressfaktoren, möglichst meidet. Klingt eindeutig einfacher, als es ist.

»Wie friedlich er schläft«, sage ich zu Fischmeister, als ich ihn zur Mittagszeit aufsuche. Mit einem Schokoriegel lässt er sich prima besänftigen, wie ich feststelle. Wir beobachten Mirco durch die halboffen stehende Tür. Regelmäßig hebt und senkt sich seine Brust. Es ist zwölf Uhr. Das unangetastete Klinikessen steht auf dem Klapptisch.

»Vielleicht hat er auch 'ne Schlaflähmung«, sagt Fischmeister mit Schokolade im Mund, »und glaubt, du quasselst ihn voll, und er kann nicht weg. Der absolute Albtraum.«

»Ist das Neurologen- oder Fischmeisterhumor?«, frage ich.

»Beides. Leider.« Seine Mundwinkel zucken.

Wir setzen uns raus auf den Balkon hinter dem Patientenzimmer. Fischmeister sieht irgendwie müde aus. »Weißt du eigentlich, was ein hängender Stürmer ist?«

Er weiß es und erklärt es mir, aber ich verstehe kein Wort. Es muss schlimm sein, denke ich, wenn man Neurologe ist: alles wissen und nichts erklären können.

SIE SIND MITTEN UNTER UNS
Dermatozoenwahn

You'll never walk alone
Gerry & the Pacemakers

Es ist Sonntag, kurz nach acht, als ich von meinem Nachbarn durch schrilles Dauerklingeln aus dem Bett gerissen werde. Es ist das siebte Mal in vier Wochen. Schlaftrunken öffne ich die Tür. »Guten Morgen, Herr Böhm«, gähne ich und schäme mich nur ein bisschen für den rosa Flanellpyjama mit den Cupcakes. »Haben Sie gut geschlafen?«

»Psst, reden Sie bitte nicht so laut!«, tadelt mich Herr Böhm. Er ist Ende sechzig, seit zwei Jahren verwitwet und trägt einen gelb-orange gestreiften Morgenmantel. In den Händen hält er ein in braunes Packpapier eingewickeltes Päckchen. »Hier, ich bin heute extra früh aufgestanden und habe das hier für Sie gefangen.«

Aufgeregt drückt er mir das Paket in die Hände. Es fühlt sich leicht an und sieht geheim aus. So wie all die Tüten, Kästchen, Schachteln und Kuverts, die er mir in den letzten Wochen in eindringlichem Flüsterton anvertraut hat.

»Was ist es diesmal?«, frage ich müde.

»Die Antwort würde Sie nur verstören, junge Frau. Fragen Sie nicht, bringen Sie es einfach ins Labor. Sie sitzen doch direkt an der Quelle. Und klingeln Sie, sobald das Ergebnis da ist.«

Meine »Quelle« heißt Jörn, hat ein niedliches Grübchen am Kinn und hält mich, seit ich sechs mysteriöse Päckchen und Tüten in der Mikrobiologie zur Analyse eingereicht habe, offensichtlich für einen Freak. Besten Dank, Herr Nachbar!

»Ich hab Sie wirklich gern, Herr Böhm, aber ich bin kein Kurierdienst. Sie sagen mir jetzt, was da drin ist, oder Sie können Ihr Päckchen wieder mitnehmen. Ganz wie Sie wollen.«

Er setzt seinen traurigsten Witwerblick auf, sieht sich um, ob auch ja niemand zuhört, dann krächzt er mir leise ins Ohr: »Halten Sie sich fest: In dem Päckchen befindet sich … eine *Made*.«

»Was? Eine Made?« Igitt. Fast lasse ich das Päckchen fallen. »Na, dann spülen Sie das Ding doch die Toilette runter!« Man sollte Ungeziefer nicht übermäßig verhätscheln. Aber das ist nur meine Meinung.

»Sind Sie verrückt geworden? Das ist Beweismaterial. Mein Hausarzt, der alte Querkopf, will die mühsam gefangenen Schädlinge nicht ins Labor schicken. Aber ich bin mir hundertprozentig sicher: Das ist eine Made.«

Laut Jörn hat sich Herr Böhm die letzten sechs Mal mit seiner Einschätzung geirrt. Zumindest stand in den formlosen Schreiben in meinem Fach stets: »Befund negativ«.

»Na, das geht doch auch ohne mikrobiologische Feinuntersuchung. Einfach reingucken, fertig.« Ich mache mich an dem Päckchen zu schaffen.

»Nein, nein, nein! Sie könnte entwischen.«

»Ja und?«

»Frau Balbutis, Sie verstehen das nicht.« Böhm prüft erneut, ob wir ungestört sind. Selbstverständlich sind wir das, die anderen Nachbarn schlafen tief und fest. Dann sieht er mich bedeutungsvoll an. »Diese Made habe ich nicht irgendwo in der Wohnung gefunden, sondern auf meinem Arm. Frau Balbutis, in meinem Körper nisten Maden! *Sie bauen ihre Nester in meiner Achselhöhle*.« Auf dieses Stichwort hin reißt er den Morgenmantel auseinander und entblößt einen erstaunlich haarlosen Oberarm.

»Sehen Sie! Da krabbelt eine! Holen Sie eine Pinzette!«
Ich starre und starre – aber da ist nichts.

Langsam schüttele ich den Kopf. »Da ist keine Made.«

»Himmel noch mal, haben Sie keine Augen im Kopf?«
Aus der Morgenmanteltasche fischt Böhm eine angelaufene Lupe. »Sie müssen ganz genau hinsehen. Ich sehe sie,
Frau Balbutis, und ich spüre sie auch. Wie sie auf meiner
Haut entlangkriecht, wie sie sich ernährt und wie sie sich
fortpflanzt ...«

Bei Parasiten sollte man als Arzt nicht vorschnell urteilen. Ich habe mich da schon einmal vertan. Das war im
letzten Winter. Zwei Sanitäter lieferten einen Patienten
im übelsten Alkoholdelirium ein. Der Typ fabulierte Geschichten von Tieren auf seinen Unterschenkeln zusammen. Alles klar, dachte ich, bei derartigen Patienten sind
imaginäre Viecher bekanntlich ein Klassiker, ich sage nur:
weiße Mäuse. Auf den reichlich behaarten und ungewaschenen Beinchen konnte ich keine Tierchen finden, aber
da der Patient darauf beharrte, rief ich, Delirium hin oder
her, den Dermatologen zu Hilfe. Der diagnostizierte atypisch lokalisierte Filzläuse. Also auf Deutsch: Sackläuse,
die ihr angestammtes Domizil – das Schamhaar – verlassen und sich zum Überwintern in Richtung Süden aufgemacht hatten. Touché.

Genau genommen sind wir Menschen niemals wirklich allein, selbst wenn wir das glauben wollen. Man kann
unserer Spezies einiges nachsagen, aber fehlende Gastfreundschaft bestimmt nicht. Der Lebensraum Mensch bietet knapp hundert Millionen von Bakterien eine behagliche Heimat. Selbst wenn wir schlafen, tobt und krabbelt
der ganz normale Wahnsinn in Achselhöhlen, Pofalten
und Bauchnabeln weiter. Für die Haarbalgmilbe zum Bei-

spiel gibt es nichts Schöneres, als sich einmal quer durch unsere fettigen Talgdrüsen zu mampfen. Staphylokokken möchten ihr trautes Heim, unsere feuchten, dunklen Nasenhöhlen, am liebsten nie wieder verlassen. Und ein paar Mikroorganismen arbeiten uns sogar zu: Ohne Darmbakterien hätten wir innerhalb kürzester Zeit ein handfestes Vitamin-K-Problem.

Die durchschnittliche Mensch-Schmarotzer-Beziehung hält in der Regel deutlich länger als eine handelsübliche Ehe. Nicht einmal der Tod scheidet Wirt und Parasiten voneinander. Beißt der Wirt nämlich ins Gras, hält die Bande oft noch mehrere Wochen durch – der Leichenschmaus beginnt. Wir Menschen sind einfach gut zu unserer Umwelt, könnte man (fast) sagen. Sogar mausetot bieten wir unseren Gästen noch jede Menge Komfort inklusive Fünf-Sterne-Verpflegung.

Mit dem Wissen um die unsichtbaren Gäste geht jeder Mensch anders um. Der eine verdrängt, dass er ein wandelndes Feuchtbiotop ist. Der Nächste kann sich vor gruseliger Faszination kaum auf dem Stuhl halten und zieht sich bei YouTube in Endloswiederholung rein, wie Loa Loa durch die Bindehaut zuckelt. Andere entwickeln waschechte Kontaminierungsängste und Reinigungszwänge – im ewigen Kampf mit der verkeimten Gästeschar, die uns doch immer einen Schritt voraus ist. Und einige wenige legen sich einen sogenannten Dermatozoenwahn zu. Wie Herr Böhm.

»Zerbrechen Sie sich nicht den hübschen Kopf, Frau Balbutis, mir geht es eigentlich ganz ausgezeichnet. Bis auf die Sache mit den … Sie-wissen-schon.« Herr Böhm beugt sich weit über seinen Käsekuchen und flüstert zu mir rüber, als sei die Kellnerin im »Café Lieschen« CIA-Agentin und auf Maden in Achselhöhlen spezialisiert. Dabei ist die selbst im Rentenalter und poliert in Zeitlupe einen Tisch am Fenster.

»Ich mache mir trotzdem Sorgen«, sage ich. »Weil Sie so wenig unter Leuten sind seit so langer Zeit.«

Böhm nickt und kratzt sich herzhaft unter der Achsel. Seit seine Frau tot ist, hat er sich verändert. Vorher konnte ich ihn mal eben rüberholen, wenn eine haarige Riesenspinne die Klobrille belagerte. Jetzt verschanzt er sich selbst vor Kleinsttieren und kriegt die Viecher nicht einmal in ihrer Abwesenheit gar nicht mehr aus dem Kopf. Dabei fällt Herr Böhm auf den ersten Blick gar nicht auf. Zum Beispiel trägt er keinen Hut aus Alufolie, damit Außerirdische vom Planeten Z nicht seine Gedanken lesen. Der studierte Politikwissenschaftler kann die Vielvölkerstruktur des Balkans in zwei Sätzen erklären und Maultaschen kochen wie eine schlesische Hausfrau. Ich bin sicher, dass seine Kollegen am Institut für Internationale politische Beziehungen aus allen Wolken fallen würden, wenn er sie in seine Theorie der feindlichen Übernahme durch eine nicht-menschliche Spezies einweihen würde.

»Sehen Sie mal«, raunt Böhm mir zu. Misstrauisch weist er auf ein paar schwarze Punkte auf der Tischdecke.

»Das sind bloß Mohnkrümel. Vom Mohnkuchen, schauen Sie, da hinten in der Kühlvitrine gibt's den.«

»Um die jugendliche Naivität beneide ich Sie«, seufzt er. »Aber wenn sich die tückische Brut in Ihrer Leistengegend niedergelassen hätte, wären Sie nicht so gutgläubig.«

Ich stippe zwei Mohnsamen mit der Fingerkuppe auf. »Die kann man essen, sehen Sie …«

»Unterstehen Sie sich, Frau Balbutis!« Böhm greift unsanft nach meinem Handgelenk. »Wenn ich auch noch Sie an die Parasiten verliere, wer kümmert sich dann um meine Proben?«

Eine Wahnstörung ist eine krankhaft entstandene Fehlbeurteilung der Wirklichkeit. So einfach sich das in der Theorie auch anhört, in der Praxis ist es das keineswegs. Wahnerkrankungen gibt es in allen Farben und Formen. Doch sämtliche Spielarten haben eines gemein: Die Betroffenen sind von etwas überzeugt, das sonst niemand glaubt. Bis auf andere Leute mit einer Wahnstörung.

Der Parasitenwahn befällt vor allem Senioren. Besonders verwitwete Menschen wie Herr Böhm sind anfällig dafür, aber auch Geschiedene und Singles. Zum Kreis der vielbeinigen Verdächtigen gehören Käfer, Würmer, Milben, Läuse, Wanzen, Fliegen, Maden und Spinnen. Und am häufigsten wähnen die Betroffenen die Tierchen auf, in oder unter der Haut. Etwas seltener verorten sie sie im Verdauungstrakt (vor allem im Magen und Darm), in Körperöffnungen (Mund, Ohren, Nase, Nabel, Hintertürchen) oder in den Augäpfeln.

Die Betroffenen finden das natürlich verstörend. Besonders, weil der Hausarzt in himmelschreiender Inkompetenz die Schädlinge übersieht oder sich weigert, Insektenvernichtungsmittel zu verschreiben. Stattdessen besteht er darauf, den Patienten auf Herz und Nieren zu prüfen, denn der Wahn wird in rund der Hälfte der Fälle durch körperliche Krankheiten verursacht. Viele Erkrankte werden aber lieber selbst aktiv: Sie waschen und schrubben sich, sprühen sich Desinfektionsmittel in die Achselhöhle und stellen selbstgebastelte Fallen auf, sie kleben zum Beispiel doppelseitiges Klebeband um das Bettgestell (nicht sehr effektiv, hält laut Herrn Böhm nur zwei Tage). Das ganze Rumwaschen hinterlässt natürlich Spuren, meist in Form von Ekzemen. Und diese geröteten, entzündeten Hautareale beweisen dann erst recht den Befall von parasitären Mietnomaden.

Schließlich muss auch das Wohnumfeld dran glauben. Teppiche und Gardinen werden entsorgt, Tapeten von der Wand gekratzt. Die Viecher könnten überall sein. Doch der Kampf gegen die Dauerbelagerung ist zermürbend. Besonders, wenn der Kammerjäger nach der Inspektion nur den Kopf schüttelt und das Gesundheitsamt lieber über die seelische Gesundheit reden möchte, bloß weil man denen handgefangene Exemplare per Einschreiben zugesandt hat.

Die Therapie gestaltet sich oft schwierig. Denn wie bei vielen Wahnerkrankungen reicht es nicht, dem Betroffenen ein geduldiges Ohr zu bieten, damit er sich einfach mal ausquatschen kann. In der Regel führt kein Weg an einer gründlichen Diagnostik und der Einnahme von antipsychotischen Medikamenten vorbei. Ohne Hilfe ist gegen die eingebildeten Krabbler meistens kein Kraut gewachsen. Wobei die Hilfe manchmal auch von unerwarteter Seite kommen kann.

Als ich Herrn Böhm das nächste Mal sehe, sitzt er an einem der begehrten Fensterplätze des »Café Lieschen«. Er starrt auf die Tischdecke und scheint dort etwas zu untersuchen. Seine Lippen bewegen sich. Zählt er wieder Krümel? Oder fleht er den Herrn der Fliegen um ein Ende seines Martyriums an?

»Sie haben recht, Frau Balbutis«, sagt er nach langem Schweigen. »Man kann das essen, das ist Mohn.«

Auf der Tischdecke steht ein fast aufgegessener Kuchenteller, darum verstreut ein Sternenhimmel aus Mohnsaat. Böhm klaubt ein paar Körner auf und bietet sie mir an. Ich lehne freundlich ab. »Schön, dass wir uns darauf einigen können«, sage ich lächelnd.

Verschwörerisch blinzelt er mir zu. »Das haben Sie sofort erkannt, alle Achtung. Dabei kann man sie kaum von den Maden unterscheiden. Die sind eher so leicht gekrümmt. Dafür braucht man einen Expertenblick.«

»Dann … sind die Maden also noch da?«, frage ich besorgt.

»Selbstverständlich«, sagt Böhm. Er wirkt irgendwie zufrieden. »Die stecken in der Wohnsubstanz, glaube ich. Aber seit ich jeden Tag hier zu Mittag esse«, er senkt die Stimme, »und Frau Kirschner meine Wäsche wäscht, seitdem geht es schon etwas besser.«

Ehe ich antworten kann, werde ich zur Seite gedrängt. Die Wirtin hat sich rangeschlichen, räumt den Teller weg und bürstet die Tischdecke mit einem kleinen Handfeger sauber. Und fegt einmal kokett über Herrn Böhms Hosenbeine. »Det is 'n Einzeltisch«, knarzt sie mich an. »Außerdem hab ich die Kaffeemaschine schon aus, da müssen Se morgen wiederkommen, junge Frau.«

Herr Böhm winkt mir schüchtern zu, als ich verdutzt aufstehe und gehe. Auch die Wirtin winkt. Mit dem Handfeger. Vielleicht droht sie mir aber auch, das ist schwer zu sagen.

Genau genommen sind wir Menschen niemals wirklich allein. Selbst wenn wir das glauben.

MIT KIM JONG UN IM WOCHENBETT
Couvade-Syndrom

*Wir werden vielleicht nie das Wunder der Geburt selbst erleben,
dafür können wir aber Dosen selbst öffnen.*

Bruce Willis

Jonas' Bauch füllt das AC/DC-Shirt komplett aus – eine
pralle Schwangerenkugel, bei der man von Herzen gern
nach Kindsbewegungen tasten möchte. Doch sosehr sich
Jonas auf das Baby freut: In seiner Wampe wohnt niemand. Außer vielleicht ein Frühstück, mit dem man einen
Bauwagen voller Handwerker sattkriegen könnte.

Das zuständige Baby residiert einen halben Meter weiter, in Mareikes Bauch. An solchen biologischen Neben-
sächlichkeiten scheint sich aber keiner der beiden zu stören. Die durch Hochzeitsvorbereitungen vollgeglitzerte
Wohnung hat sich kurz nach den Flitterwochen in ein plü-
schiges Schwangerenparadies verwandelt. Zwei Dutzend
Kissen mit Spitzenbesatz verschönern schon seit Monaten
das Wohnzimmer und ein Regalbrett, das mit Chipstüten
lockt. Schokoriegelhüllen knistern auf dem Boden, es duftet nach Babyöl. Auf der Couch fläzen zwei dralle Bäuche
im sechsten Monat.

»Du musst unbedingt schwanger werden, Betti«, sagt
Mareike und wackelt mit der Kugel. »Es ist sooo schön!«

Vorschläge, über die sich jede alleinstehende Frau über
dreißig freut. »Was für eine tolle Idee«, sage ich. »Aber
selbst wenn ich gleich heute Abend loslege, seid ihr mit
der Schwangerschaft schon durch, ehe ich so einen tollen
Bauch kriege. Ich hab auch beim Zugucken Spaß.«

Das reicht den beiden vollkommen. Sie wollen, dass

ich mich zu ihnen auf die Zweipersonencouch quetsche und Babyölflecken aufs Oberteil kriege.

»Die Schwangerschaft ist genau dein Ding, oder?«, sage ich zu Jonas, als Mareike zum vierten Mal pinkeln geht. »Hätte ich nie gedacht. Früher waren AC/DC und Basketbälle deine Welt.«

»Man kann sich auch selbst noch überraschen«, sagt Jonas und pflückt eine Tüte Chips aus dem Regal. Als er sich wieder hinfläzt, streift seine Kugel meinen Ellenbogen. Fühlt sich mehr nach Sofakissen als nach Medizinball an. Zufrieden blickt er sich im Babytempel um. »Meine Jungs wollten am Wochenende zum Rock am Ring. Aber ich hab abgesagt. Ist so chillig hier.«

Hm. Soll ich ihm gratulieren? Ihn bemitleiden? Oder beides gleichzeitig?

»Du musst unbedingt zum Abendbrot bleiben«, flötet Mareike in die Stille. Bepackt mit Kochbüchern, lässt sie sich wieder auf die Couch fallen. »Wir machen Tagliolini mit Zitronengras und Obstsalat mit Hüttenkäse und gucken den *Bachelor*.«

Ein rascher Blick auf die Gastgeber: Ihre Gesichter glühen. Die sind auf Droge. »Ist heute nicht auch Champions League?«

»Guck ich vielleicht morgen im Stream, wenn Mareike beim Schwangeren-Yoga ist«, sagt Jonas.

Mit Männern, die so entspannt über Champions League reden, stimmt was nicht. Ich könnte jetzt ein paar kritische Fragen stellen. Oder die Situation einfach so genießen, wie sie ist.

»Den Bauch muss ich mir jetzt nicht eincremen, oder?«

»Das ist so schön, machen wir fünfmal täglich«, schwärmt Jonas. »Danach fühlst du dich sowas von neugeboren.«

Nicht alle Männer sind wie Jonas. Aber es werden immer mehr. Fast täglich liest man es irgendwo: Die Emanzipationswelle reißt sie alle mit sich. Das fängt schon im Kindergartenalter an. Sozialverträglich bedeutet weiblich und gut, laut und aggressiv ist männlich und daher abzulehnen. Früher wurden Schulhofrangeleien mit einem Anschnauzer und ein paar Heftpflastern geregelt, heute muss es schon der runde Tisch sein. Glaubt man der Forschung, geht auch in puncto Schwangerschaft der Trend in diese Richtung. Engagierte Männer wollen die Höhen und Tiefen der Gravidität hautnah miterleben. Geburtsvorbereitungskurs? Für die meisten Kerle eine Selbstverständlichkeit. Händchenhalten und Synchronhecheln im Kreißsaal? Aber klar. Nachts aufstehen, wenn das Baby geschunkelt werden möchte? Nichts lieber als das!

Es gibt Männer, für die sind Schwangerschaft und Geburt eine genauso große Herausforderung wie für die Frau. Sie fühlen intensiv mit und leiden auch fast genauso. Sie sind nicht nur emotional ergriffen, sondern zeigen auch körperliche Veränderungen, die man sonst nur an werdenden Müttern beobachtet. Rund ein Viertel der zukünftigen Väter ist Forschern zufolge von einzelnen Symptomen einer männlichen Scheinschwangerschaft betroffen: dem Couvade-Syndrom. Das leitet sich vom französischen »couver« ab, was übersetzt so viel wie »brüten« oder auch »liebevoll pflegen« bedeutet.

Die Symptome des Couvade-Syndroms kennt jede schwangere Frau: Stimmungsschwankungen, Reizbarkeit, Schlafstörungen und Verdauungsprobleme. Sehr solidarisch, dass viele Männer über Morgenübelkeit klagen und synchron mit der Liebsten an Gewicht zulegen. Auch Rückenschmerzen hat das Syndrom im Programm – kein Wunder, bei der spontanen Kugelbildung an der Vorderseite. Selbst vor der gestählten Brust macht das Couvade-Syndrom nicht halt: Brustwarzen verhärten sich, das Gewebe schwillt an. Und ähnlich wie bei den echten Schwangerschaftsbeschwerden ist das erste Trimenon besonders beschwerlich. Glücklicherweise lassen die Probleme oft im mittleren »goldenen« Schwangerschaftsdrittel nach – um kurz vor der Geburt dramatisch verschärft wiederzukehren.

Der Muttermund ist vollständig geöffnet, als ich den Kreißsaal betrete. Nicht als Ärztin, versteht sich, sondern in Zivil, bewaffnet mit einer Riesenpackung Schokocookies. Die werdende Mutter hat Hunger, und der werdende Vater braucht dringend Bachblüten-Notfalldrops, die ich, wie angewiesen, aus der Apotheke geholt habe. Beim Kreißsaaldienst bei der besten Freundin stellt man keine Fragen zur medizinischen Wirksamkeit. Und verkneift sich jeden Kommentar, wenn der werdende Papa seine Babykugel in den zweiten Stock schleppt und kaum das Babyköfferchen tragen kann.

Mareike hängt schweißüberströmt auf dem Gebärhocker. Sie starrt das Ding an, als wollte sie es jeden Moment durch die Fensterscheibe schmettern. »Die Eröffnungswehen sind durch«, presst sie durch die Zähne. »Ab jetzt soll es eigentlich besser werden. Wird es aber nicht.«

Schon vom Zusehen kriege ich Unterleibsschmerzen. »Du siehst aus wie eine Göttin«, flunkere ich. Eine äußerst grimmige Göttin der Fruchtbarkeit. Aber immerhin.

»Komplimente brauche ich nicht«, stöhnt sie, ehe die nächste Wehe über sie hinwegrollt. »Kümmere dich … um den da!«

Der da sitzt in Hockstellung in einer Zimmerecke, die Arme um den Bauch geschlungen. Seine Schweißflecken reichen bis zu den Hüften. »Ich brauche nichts«, stöhnt Jonas, »mir geht es prächtig, ich pack gleich mit an, hab's gleich – einen Augenblick noch.«

»Schaffen Sie ihn einfach raus!«, raunt mir die Hebamme zu, die sich leise wie ein Kaufhausdetektiv an mich rangeschlichen hat. »Sobald es hier richtig zur Sache geht, kippt der uns aus den Latschen.« Sie pflückt mir die Notfalldrops aus der Hand, klopft sich einige davon in die hohle Handfläche und schiebt Jonas die ganze Ladung zwischen die Lippen. Einfach so. Hebamme eben.

Dann geht es zur Sache. Mit allen Schikanen, von denen ich schon vom Hingucken Beckenbodenkrämpfe kriege. Jonas scheint es kaum besser zu gehen, doch er hält sich wacker in seiner Zimmerecke, ohne umzukippen. Zumindest eine Viertelstunde, bis die Hebamme sagt: »Die Wehen sind nicht stark genug, wir müssen noch 'ne Schippe drauflegen.«

Wie aufs Stichwort betritt eine Frau im blauen Schwesterndress das Zimmer, zwei Köpfe größer als Mareike und mindestens doppelt so schwer, den Babybauch mit eingerechnet. »Das wird jetzt etwas brutal aussehen«, sagt sie. Ihr Bariton ist beängstigend. Noch beängstigender ist die Tatsache, dass sie Anlauf nimmt – und sich aus vollem Lauf auf Mareikes Rippen schmeißt.

Dann geht alles ganz schnell. Die Rippen knacken, Mareike schreit schrill und wird noch lauter, als die Dame in Blau ein weiteres Mal zupackt, um das Baby aus ihr rauszuquetschen. Jonas versucht, sich aufzurappeln und die Riesin davon abzuhalten. Doch er schafft es nicht. Ihn verlassen die Kräfte, er geht zu Boden und haut mit dem Kopf den Mülleimer um. Seine Fruchtblase platzt. Zumindest sieht es so aus. Die Riesin presst weiter, Mareike schreit aus Leibeskräften, im Nebenzimmer brüllt ein

Baby, und ich nehme rasch zwei Notfalldrops. Man stellt keine Fragen zur medizinischen Wirksamkeit, wenn man dabei zusehen muss, wie die beste Freundin kaputtgedrückt wird.

Eine halbe Stunde und drei gebrochene Rippen später ist der kleine Friedrich da. Er wiegt 3640 Gramm, wie Jonas erfährt, als er zwei Stunden später wieder aufwacht.

Dass Männer bei der Geburt in die Knie gehen, ist übrigens kein Phänomen der Neuzeit. Mehr noch: In der Antike wurde der Zusammenbruch dringend gewünscht. Der griechische Geschichtsschreiber Diodorus Siculus berichtete im 1. Jahrhundert vor Christus: »Wenn eine Frau auf der Insel Cyrnos (Korsika) ein Kind bekam, schenkte man ihr keine Aufmerksamkeit. Stattdessen legte sich der Mann nieder, als sei er krank, und verbrachte eine Reihe von Tagen im Kindbett.«

Ähnliche Bräuche gab es im alten Ägypten und bis ins 20. Jahrhundert im Baskenland. Man geht davon aus, dass der Vater sich deshalb im Wehenschmerz hin und her wälzte, um die Aufmerksamkeit böser Mächte auf sich zu lenken, denen sich die Frau während der Geburt ausgesetzt sah. Auch heute dauert die Scheinschwangerschaft oft, bis die Partnerin niederkommt. Aber nur wenige Männer erzählen, während der Geburt ebenfalls wehenartige Schmerzen verspürt zu haben – noch schlimmer als die dazugehörige Frau.

Die Ursachen des Couvade-Syndroms werden von Wissenschaftlern heftig diskutiert. Manche vermuten eine psychosomatische Ursache: Während die Frau durch die Schwangerschaft jede Menge Aufmerksamkeit erhält, fühlt sich der Mann überflüssig. Durch die Parallelschwangerschaft signalisiert er: »Hey, ich bin auch noch da!« Oder kurz gesagt: Das Männchen nimmt die Beschwerden aus purem Neid auf sich. Der männliche Schwangerschaftsbauch zumindest lässt sich oft ganz simpel erklären: Der fürsorgende Gatte kriegt angesichts der weiblichen Heißhungerattacken ebenfalls Appetit auf Schweinerippchen mit Marshmallows.

Besonders oft betroffen sind ängstliche und gutinformierte werdende Väter. Auch eine besonders innige Beziehung zur werdenden Mama und eine hohe Empathiefähigkeit gelten als Risikofaktoren. Immerhin ist das Ganze nicht umsonst: Eine schwedische Studie zeigte, dass Couvade-Väter nach der Geburt mehr Selbstbewusstsein im Umgang mit dem Kind haben und ihnen der Übergang in die Vaterrolle leichter gelingt.

»Einundvierzigzwei!« Mareike fuchtelt mit dem Fieberthermometer vor meiner Nase herum. »So geht das nicht weiter. Das ist doch nicht gesund, Betti.«

Jonas liegt unter drei Schichten Federbett auf der Zweipersonencouch und zittert, wie es sonst nur Leute tun, die von Rettungsbernhardinern aus Lawinen geborgen werden. Die Geburt hat ihm zugesetzt. Beim ersten Stillen in der Klinik hat er noch zugeguckt, dann hat ihn das Fieber gepackt. Ich konnte ihn gerade noch nach Hause fahren und ihm eine Paracetamol einflößen, ehe er anfing zu glühen und von Kim Jong Un zu fantasieren.

»Kim sagt, wenn ich auf der Seite liege, fließt das Chi nicht richtig ab«, nuschelt Jonas in die Kissen. Er hat einen komischen Akzent – irgendwie exotisch.

Friedrich ist ein ganz bezauberndes Kind. Noch am Abend nach der frühmorgendlichen Geburt durften wir ihn mit nach Hause nehmen. Wir, das heißt Jonas, Mareike und ich. Denn leider kann Mareike den Kleinen nicht richtig tragen, wegen der gebrochenen Rippen. Und Jonas scheidet fieberbedingt auch aus, um das zauberhafte Bündel Mensch durch die Wohnung zu chauffieren. Also darf ich. Hach! Vielleicht ist Jonas auch vom Babygeruch so fiebrig geworden. Der haut nämlich jeden um. Friedrich riecht besser als alles andere. Noch besser als ganz frisches Nutella zum Beispiel, von dem man gerade die Folie abgepult hat. Auch abgeduschte Männer riechen sehr gut. Aber der Duft eines nagelneuen Babys, davon kann man auch mal über einundvierzig Fieber kriegen. Na ja, fast.

»Kannst du mal weniger besoffen grinsen?«, fragt Mareike. »Der Jonas, der geht bald kaputt. Da kann man Eier drauf braten. Vielleicht muss er ins Krankenhaus.«

»Und? Will er?«

»Er antwortet auf Koreanisch.«

»Die würden ihn im Krankenhaus wahrscheinlich eh nicht verstehen«, gebe ich zu bedenken. »Und bis man dort einen Dolmetscher aufgetrieben hat …«

»Betti!« Mareike nimmt mir das Baby weg. Das ist gemein, ich hatte es gerade erst eine halbe Stunde und bin geruchsmäßig maximal halbvoll getankt. Baby wegnehmen, das ist wie Bettdecke wegziehen, wo es doch gerade so warm und kuschelig war.

»Einundvierzigzwei«, sagt Mareike. Für eine frischgebackene Mama guckt sie recht finster. »So geht das echt nicht weiter.«

»Hmmm … Fieber«, brumme ich. »Ganz schön hoch.« Das müsste bei mir eigentlich etwas professioneller klingen. Aber ich bin noch etwas beschwipst vom Baby. Erst als Mareike droht, ihren Augenarzt-Cousin anzurufen und den um Rat zu fragen, und Jonas in gebrochenem Deutsch versucht, bei mir ein *Kimchi-Bogung* zu bestellen, komme ich zur Vernunft. Ich trete ans offene Fenster, hechele mir den Babydunst aus den Lungen, sprinte zur Apotheke um die Ecke und mache Jonas einen schönen Fiebertropf. Und alles ist gut.

Alles, bis auf eins: An diesem Abend liege ich allein auf meiner Dreipersonencouch. Egal, wie viele Kissen ich neben mich quetsche, die Polster sind irgendwie zu groß für mich. Und auch der erste Löffel aus dem nagelneuen Nutellaglas riecht nicht wie sonst. Ich schlafe tief und traumlos. Niemand weckt mich zwischenzeitlich und will kuscheln oder Milch. Und am nächsten Morgen ist die Wohnung kühl und leer.

Alles in allem scheint das Couvade-Syndrom durchaus gute Seiten zu haben. Es erleichtert den jungen Vätern den Übergang in die neue Zeit. Ein Übergangsritual, das sie auf das vorbereitet, was kommt. Eigentlich nett vom Syndrom, dass es sich so um die Väter kümmert.

Ob es auch ein Übergangssyndrom für die beste Freundin gibt? Wahrscheinlich nicht. Statt zu googeln, mache ich mir ein paar Zitronengras-Tagliolini und Obstsalat mit Hüttenkäse und gucke eine halbe Staffel *Grey's Anatomy*. Mit Frauen, die sich heimlich und grundlos Babyöl auf den Bauch schmieren, stimmt was nicht, das kann schon sein. Ich könnte mir jetzt ein paar kritische Fragen stellen und mir den Spaß verderben. Oder die Situation einfach so genießen, wie sie ist.

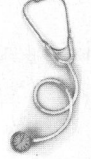

DAS SIMPSONS-SYNDROM
Morbus Gilbert-Meulengracht

Arthur Dent besah sich im Kleiderschrankspiegel.
Er streckte die Zunge heraus. »Gelb«, dachte er.
Douglas Adams, »Per Anhalter durch die Galaxis«

Es ist Samstagabend, 23:30 Uhr, als ich Homer Simpson stationär aufnehme. Er kommt mit Verdacht auf Herzinfarkt in die Klinik und leuchtet still und gelb vor sich hin wie ein Wahlplakat der FDP. Er sieht genauso aus, wie Matt Groening ihn geschaffen hat: sehr dick, sehr gelb und ein ganz kleines bisschen doof. Ich schmelze dahin.

Nach einer halben Stunde steht fest: Er hat keinen Herzinfarkt, er hat bloß langweilige Probleme mit den Rippen. Homer ist erleichtert, will nach Hause zu Marge. Aber so schnell gebe ich ihn nicht her. »Sie sind irgendwie gelb«, platze ich heraus.

»Meine Frau sagt das auch.« Homer spricht langsam und bedächtig und kratzt sich unauffällig am Hintern. »Mal kommt es, dann geht es wieder. Sie sagt, ich sehe aus wie ein Maiskolben. Sie macht das froh.«

Das kann ich gut verstehen. Laut einer Untersuchung zur psychologischen Wirkung von Farben soll Gelb ein Gefühl von Schwerelosigkeit und Heiterkeit erzeugen. Und Homer leuchtet so schön, dass ich ihn auch bei Stromausfall in der stockdunklen Notaufnahme finden würde. Ich bin hingerissen. Das kommt mir nach sechzehn Stunden Dienst gerade recht.

»Haben Sie das schon mal abklären lassen?«

Hat er natürlich nicht. Ein wahrer Simpson lässt sich doch von einem bisschen Gelbsein nicht aus der Ruhe bringen. »Ich hab das doch schon ewig. Es kommt und geht. Kann das nicht der Hausarzt machen?«

»Bei uns kriegen Sie die beste Diagnostik, da draußen dauert das ewig«, raune ich ihm zu, als ich ihn sanft auf die Station bugsiere. Dem Hausarzt gönne ich so einen tollen gelben Patienten nicht. Der weiß das gar nicht zu schätzen.

Ich mag bunte Patienten. Sie bringen Farbe in den grauen Klinikalltag. Eine frische Kohlenmonoxidvergiftung lässt die Haut im gesündesten Rot erstrahlen. Ein blau angelaufener Lungenpatient sieht gleich viel vitaler aus, wenn man ihn sich ganz avatarmäßig im Dschungel von Pandora vorstellt. Und bei Gelb denke ich an die verrückten Springfield-Bewohner. Im biologischen Angebot des Körpers findet sich eine ganze Palette verschiedener Gelbtöne, die das Antlitz zum Leuchten bringen wie eine 60-Watt-Birne. Das Spektrum reicht von zartem Vanillepudding bis hin zu fröhlicher Sonnenblume. Doch wer wird eigentlich gelb? Sie ahnen es: Menschen mit Gelbsucht.

»Ich habe *Gelbsucht?*«, fragt Homer, nachdem ich ihn ins Bett gesteckt habe.

»Nur ein bisschen«, sage ich, denn ich möchte ihn nicht erschrecken. Schlimm genug, dass Schwester Berta ihn ansieht, als hätte ich ihn aus einem Gelbfieberlazarett auf Station geschleppt. Schwester Sabine hingegen hält ihn für einen Schluckspecht, der das Krankenhaus als kostenlose Ausnüchterungszelle missbraucht. Sie will ihn hier weghaben. Dabei ist mein Sonnenschein stocknüchtern, hat noch nicht mal ein Duff Beer in der Hand.

Eigentlich hätte ich Homer gleich in der Notaufnahme nach Hause schicken müssen, aber ich kann nicht, ich will nicht, ich weigere mich! Er erfüllt Zimmer 7 mit einem herrlichen goldenen Glanz. Also schraube ich bei der Eingabe seiner Daten ein bisschen an der Diagnose rum. Das verschafft ihm mindestens einen Tag. So kann ich ihm in aller Ruhe erklären, was er höchstwahrscheinlich hat: Morbus Gilbert-Meulengracht.

Wo fiese Blut- und Leberkrankheiten die Patienten dauerhaft gelb werden lassen, lässt Morbus Gilbert-Meulengracht die Betroffenen nur gelegentlich in der Prunkfarbe der thailändischen Könige erstrahlen. Die Verfärbung ruft unheilvolle Assoziationen hervor: das Wappen des Vatikans, die Yellow Press, der Neid. Dabei ist das Gilbert-Meulengracht-Syndrom eine der harmlosesten Optionen für Gelbsucht. Leberkrebs oder -zirrhose, Gallensteine, Hepatitis, Malaria sowie Blutkörperchenzerfall nach dem Biss durch giftige Spinnen schneiden deutlich schlechter ab.

Gilbert-Meulengracht ist eine recht freundliche Krankheit. Man stirbt nicht dran, sie ist nicht ansteckend, gerüchteweise soll sie sogar das Leben verlängern. Und im Gegensatz zum ähnlichen Summerskill-Walshe-Tygstrup-Syndrom ist sogar die Aussprache des Syndroms weitgehend schmerzfrei.

»Was soll das heißen, morgen gibt es nichts zu essen?«

Auch wenn es nach Mitternacht ist, habe ich Homer extralange zugehört, um ihm am Ende die schlechte Nachricht unterzujubeln: Morgen gibt es nur sechshundert Kilokalorien.

»Die zaubern in der Küche was Feines.« Eine Schande, dass man als Ärztin das professionelle Lügen lernt. »Magerquark mit so, äh … Gurkenzeugs. Übermorgen übrigens auch.« Und noch einen Tag länger, aber das braucht er noch nicht zu wissen.

Für die Gilbert-Meulengracht-Diagnose ist ein sogenannter Fastentest der Standard. Was für *Germany's-Next-Topmodel*-Kandidatinnen normal ist, ist in der Medizin pure Provokation (der Test heißt treffenderweise auch Provokationstest): Der Patient wird zu einer »Friss das Viertel«-Hungerkur mit sechshundert Kilokalorien pro Tag verdonnert. Drei Tage lang. Wie sagte schon Kate Moss: »Nichts schmeckt so gut, wie sich dünn sein anfühlt!«

Homer aber schaut mich an, als hätte ich den Verstand verloren. »Aber Frau Doktor, die Diät hat mich doch überhaupt erst krankgemacht. Ich wollte meiner Frau eine Freude machen, wissen Sie? Gejoggt bin ich auch, zweimal.«

Süß. Sein Alter Ego, der König der Couch Potatoes, käme gar nicht erst auf so eine abwegige Idee.

»Ein paar Studien deuten darauf hin, dass Menschen mit leichtem Übergewicht länger leben als dünne. Und Diäten und Joggen können auch sehr gefährlich sein«, beschwichtige ich ihn. »Aber wir brauchen eine Diagnose. Darum das Grünzeugs.«

»Ich weiß nicht.« Homer sieht mich an, als hätte ich ihm indirekte Sterbehilfe vorgeschlagen.

»Die anderen Testmethoden werden Ihnen noch viel weniger gefallen.« Da gäbe es die intravenöse Gabe von Nikotinsäure, möglich wäre auch eine Testdosis Phenobarbital, das in Deutschland bevorzugt bei Epilepsie von Haustieren eingesetzt wird. Vor zwanzig Jahren hätte ich ihm wohl einfach eine Nadel in den Bauch gerammt. Damals war für die Diagnose dieser Krankheit nämlich eine Leberpunktion erforderlich, zu der man vereinfacht gesagt einen menschlichen Bauch, eine sehr lange und scharfe Nadel und einen zu allem entschlossenen Mediziner brauchte.

Wir einigen uns schließlich auf den nicht ganz billigen DNA-Test, ich decke Homer zu und düse endlich nach Hause. Seltsamerweise habe ich Hunger auf Grünzeug mit Magerquark. Schon merkwürdig, was das Krankenhaus so mit einem macht.

Am Montagmorgen sieht Homer eine Spur gelber aus. Steht ihm. Aber er scheint sich nicht wohl damit zu fühlen. Schon für Menschen, die unter Stress erröten, ist das eine Qual. Manche entwickeln Phobien oder Depressionen und ziehen sich aus dem sozialen Umfeld zurück. Andere tragen mehrere Schichten Make-up auf, um das farbliche Fiasko zu kaschieren. Im Gegensatz zum Tomatengesicht ist das simpsonhafte Ergelben aber nicht an peinliche Situationen gekoppelt. Es schlägt bei Stress zu, Erschöpfung, Fastenkuren oder im Rahmen von Infekten. Auch eine Runde Fußballspielen oder Zumba-Training wird gelegentlich mit gelben Äuglein quittiert. Dazu gibt es unbequeme Begleitsymptome, die blöderweise höchst unspezifisch sind. Manche Patienten leiden seit der Jugend an Müdigkeit, Kopfschmerzen, Verdauungsproblemen, Juckreiz und seelischen Verstimmungen.

»Migräne hab ich auch.« Homer wirkt geknickt, als ich am frühen Abend noch mal bei ihm reinschaue. »Seit ich zwölf bin. Aber ich wusste nicht, dass man davon gelb wird.«

»Ist auch umgekehrt«, tröste ich ihn. »Die Migräne kann bei Meulengracht vorkommen. Genau wie Ihre Bauchschmerzen.«

Homers Augen beginnen zu leuchten. Ich kenne diesen Gesichtsausdruck. Patienten, die über psychosomatische Probleme reden wollen und sich bis nach Dienstschluss am Kittelärmel festbeißen. Allerdings: Homer schimmert so freundlich, und morgen könnte er schon wieder entlassen oder – schlimmer noch – verblasst sein.

Also reden wir. Darüber, dass ihm schon seine Lehrer nur wenig zutrauten. Dass er auch von Zigaretten gelb wird und keinen Alkohol verträgt, passt gut ins Bild. Leute mit dem Meulengracht-Syndrom werden ständig unter den Tisch gesoffen und führen sich schon nach einem Gläschen Prosecco auf wie Lindsay Lohan.

Homer ist mit seinem Gelegenheitsgelb nicht allein. Gilbert-Meulengracht betrifft einen breiten Teil der Bevölkerung. Dabei verwandeln sich deutlich mehr Männer als Frauen regelmäßig in eine Biozitrone. Viele Menschen wissen allerdings gar nicht, dass sie zur Zunft der Gelbhäutigen gehören – eben weil das Syndrom selten Beschwerden verursacht und der gelbe Anstrich oft nur dezent ist.

Doch was ist die Ursache? Bei den Simpsons ist die Sache klar: Der Legende nach hatte Matt Groening, als er sich im Vorzimmer seines Vorgesetzten seine verrückte Springfield-Familie ausdachte, lediglich einen Gelbstift zur Hand. Ob Gott bei der Erschaffung der Krankheit auch nur einen gelben Farbtopf vor Ort hatte, weiß man natürlich nicht.

Was hingegen klar ist: Verursacht wird das Gelb von dem melodiös klingenden Farbstoff Bilirubin. Dabei handelt es sich um nichts weiter als exquisiten Sondermüll, der sich jeden Tag im Körper ansammelt. Wenn ein rotes Blutkörperchen den Geist aufgibt – normalerweise nach knapp hundertzwanzig Tagen –, wird es komplett zerlegt. Ein Bestandteil ist Hämoglobin, der knallrote Blutfarbstoff. Aus ihm wird – mit einem Umweg über das grüne Verdoglobin – das gelbe Bilirubin recycled. Diese Umfärbeaktion können Sie übrigens selbst beobachten, wenn Sie sich das nächste Mal den Arm im Garagentor einklemmen und dabei einen üblen blauen Fleck zuziehen.

Wer denkt, die Reise durch den inneren Regenbogen wäre hier zu Ende, irrt. Die finalen Abbauprodukte des Hämoglobins heißen Urobilin und Stercobilin, sind herrlich gelb beziehungsweise braun und verleihen (Überraschung!) Urin und Stuhlgang ihre unverwechselbare Siebzigerjahre-Färbung. Bei Gesunden steht der Verwandlung des gelben Bilirubins in die Färbestoffe von Urin und Stuhl nichts im Wege. Bei Menschen mit Gilbert-Meulengracht staut sich der Sondermüll eine Zeit lang an und färbt dann zunächst die Bindehaut des Auges, dann die gesamte Haut und im Härtefall sogar Schleimhäute (zum Beispiel die Mundschleimhaut und innere Organe) sonnenblumengelb.

Der Dienstagmorgen macht alles kaputt. Ich habe die ganze Nacht von knallgelben Lebern und Milzen geträumt, muss das Joggen ausfallen lassen und frühstücke bloß eine halbe Tasse sauren Stationskaffee. Das Labor bestätigt die Meulengracht-Diagnose endgültig. Dagegen sollte ich eigentlich nichts haben. Aber es bedeutet: Homer muss gehen, und Zimmer 7 wird ohne seinen herrlichen Glanz wieder nur ein ganz normales Patientenzimmer sein.

Als ich in den Raum eile, erlebe ich eine Überraschung: Homer ist nicht mehr da. Beziehungsweise: Er ist gegangen und hat Herrn Kügler, wie mein Liebling mit bürgerlichem Namen heißt, dagelassen. Aber der ist nicht mehr gelb. Neben ihm sitzt eine hagere Dame, deren Alter von einer Schicht karottenfarbenen Make-ups kaschiert wird. Sie lächelt ihn verliebt an und scheint sich nicht daran zu stören, dass er bloß noch blässlich rosa ist wie jeder x-beliebige Mann in seinem Alter.

Einen Moment lang stehe ich in der Tür. Dann räuspere ich mich und störe das Idyll. Jetzt muss ich Homer nur noch aufklären, dann werde ich ihn entlassen. Die schlechte Nachricht zuerst: Für Gilbert-Meulengracht bietet die Schulmedizin keine praktikable Therapie. Die gute Nachricht: Wenn man weiß, wodurch das Gelbsein und die anderen Symptome ausgelöst werden, ist eine Therapie nicht mehr so dringend nötig.

»Verstehe ich Sie richtig?«, fragt Homers Frau. »Diäten und Stress lösen das aus?« Sie wirkt kein Stück entsetzt.

»Und Joggen auch?«, fragt der entfärbte Homer.

»Im Prinzip ja. Das ist bei jedem Patienten ein bisschen anders. Das müssen Sie im Zweifelsfall ausprobieren.«

Homer grinst zufrieden vor sich hin, seine Frau knetet ihm die fleischigen Hände. Mist, Homer wird seine Diagnose doch nicht als Freifahrtschein für ein Leben als Stubenhocker begreifen? Ich kann das nicht zulassen. Eigentlich.

»Sobald ich also Sport treibe, werde ich wieder gelb und kriege Kopfschmerzen, oder?«

»Und wenn er doch mal meinen Sonntagsbraten verschmäht, darf ich schimpfen, gell?«, fragt seine Frau und streichelt Homers Bauchansatz.

Ich erzähle ihm irgendwas von individueller Belastungsgrenze, dem Risiko des unkontrollierten Couchings, Waist-Hip-Ratio und Gefäßverstopfung durch mangelnde Bewegung. Aber das interessiert die beiden nicht mehr. Sie halten sich an den Händen und strahlen vor sich hin. Vermutlich haben sie verstanden: Arbeiten Sie nicht zu viel, entspannen Sie sich, essen Sie gut und lecker, hetzen Sie sich nicht, vor allem nicht beim Sport, legen Sie die Füße hoch. Vielleicht kein ganz schlechter Ratschlag. Damit kann man mit etwas Glück hundert Jahre alt werden.

Ich blicke Homer und Marge vom Stationsfenster aus nach. Ganz langsam schlurfen die beiden über den Parkplatz zum Auto, so langsam, dass ich davon ganz hibbelig werde. Zu Homers Gelassenheit könnte man ihm eigentlich gratulieren.

Und nicht nur das: Einige Forscher würden ihn sogar zu seiner Diagnose beglückwünschen. Kürzlich hat man nämlich herausgefunden, dass ein Quäntchen zu viel Bilirubin in unseren Adern vor Top-Killern wie Herzinfarkten, Lungen- und Darmkrebs schützt. Meulengracht kann das Leben verlängern – zumindest ein bisschen.

Gelbe Haut und ewige Jugend: Wer das konsequent zu Ende denkt, landet zwangsläufig bei den Simpsons. Die Bewohner Springfields sind gelber als Genschers Pullunder und nach über fünfhundert Episoden nicht einen Tag gealtert. Ob das wirklich am gelben Teint liegt? Oder doch eher an einem Lebensstil, bei dem es völlig okay ist, auf Diäten zu pfeifen, die Schule zu schwänzen und bei der Arbeit ein gepflegtes Nickerchen einzulegen? Die Wissenschaft wird es herausfinden.

WENN DAS ERSTE EHEJAHR ZUM KOTZEN IST
Hyperemesis gravidarum

Ich weiß nicht, warum, weiß nicht, wieso.
Mein Kopf, der hängt hier überm Klo.
The Skatoons, »Kotzen«

Dass ich meine Schulfreundin Eva mit einem Apotheken-vorrat Ingwerbonbons auf der Station besuche, hat nicht nur mit Mitleid zu tun. Sondern vor allem mit schlechtem Gewissen. Denn an Evas Schwangerschaft bin ich nicht ganz unschuldig. Den angehenden Vater kenne ich ziemlich gut. Nicht nur, dass ich Steffen vor zwei Jahren in die Wüste geschickt habe, weil ich sein immer gleiches »Da-kann-ich-jetzt-nichts-dran-ändern«-Gesicht nicht mehr ertrug. Nein, ich habe ihn einige Monate später auch Eva vorgestellt, so ganz nebenbei. Hörte sich nach einer klasse Paarung an, ein emotionaler Analphabet und eine Sonder-pädagogin, daraus musste ja was werden.

Allerdings nicht unbedingt gleich ein Baby.

Eva kauert mit angezogenen Beinen auf dem Bett am Fensterplatz der Gynäkologie, ein verkrampftes Häuflein Mensch mit einem Spucknapf unterm Kinn. Steffen liegt auf einem Besuchersessel an der Bettkante und schnüffelt an einem Erfrischungstuch herum. Es riecht durchdringend nach saurem Apfel. Und nach deftigen Beziehungsprob-lemen.

»Deine Mutter kann sich die ›fehlende vorgeburtliche Mutterliebe‹ in den Hintern stecken«, krächzt Eva aus der Tiefe des Spucknapfes.

»Versteh sie doch«, antwortet Steffen, »die sagt einfach solche Sachen. Hat sie halt irgendwo aufgeschnappt, dass das Erbrechen psychologische Gründe haben kann. Wahrscheinlich von einer ihrer Patientinnen oder aus der *Brigitte*.«

»Überraschung!«, sage ich.

Beide schauen auf, Ärger im Blick. Hier kommt Betti, verkünden ihre Augen, die hat Schuld an allem.

»Ich kann auch wieder gehen.« Rasch verteile ich den Ingwer auf dem Nachttisch und atme vorwiegend durch den Mund.

»Du bleibst. Sag Eva doch mal, dass Erbrechen manchmal auch psychisch …«, setzt Steffen an.

»Deine Mutter macht medizinische Fußpflege, die hat null Ahnung!« Eva schreit exakt so laut, wie eine Schwangere schreien darf, die sich vorwiegend von Elektrolytinfusionen ernährt und in der zweiundzwanzigsten Woche immer noch kotzt wie ein Zehntklässler nach dem Schulball.

»Immerhin weiß meine Mutter, was eine psychosomatische Abwehrreaktion ist!« Jetzt ist Steffen wütend – er schnauzt sogar rum. Premiere. Hätte er damals im Streit mit mir auch mal so eine emotionale Reaktion gezeigt, wären wir sicher eine Woche länger zusammengeblieben. Länger allerdings nicht. Schwangere anschnauzen geht nämlich *gar nicht*. Ist schlimmer als Welpen kneifen oder Kleinkindern den Zwieback wegnehmen.

Statt einer Antwort reihert Eva in die Schale.

»Übertriebene Ängste vor dem Geburtsschmerz können dran schuld sein«, flüstert Steffen, allerdings so laut, dass Eva es hören kann. »Unterbewusstsein. Erschwerte Anpassung an die neue Lebenssituation. Sagt meine Mutter.«

»Wenn ich nicht als Ärztin hier wäre, würde ich dich mit Ingwerbonbons beschmeißen«, erwidere ich.

»Tu ihm nicht weh«, röchelt Eva aus der Schale. »Er meint's gut. Aber er ist ein emotionaler Analphabet.«

»Hab ich das damals dazugesagt, als ich ihn dir vorgestellt habe? Oder hast du das selbst herausgefunden?«

»Dazugesagt«, brummt Steffen.

»Und selbst herausgefunden«, würgt Eva hervor.

Es ist wunderbar, einen Partner fürs Leben gefunden zu haben. Wenn man sich trunken vor Glück ewige Treue schwört und dann auch noch der ersehnte rosa Balken auf dem Schwangerschaftstest erscheint, ist alles perfekt. Doch das Idyll währt nicht ewig. Mitunter wird der werdende Vater schon einige Tage später von Spritzgeräuschen geweckt. Am Morgen erwacht er mutterseelenallein, die Angebetete hat sich im Badezimmer verschanzt. Statt köstlichen Kaffeedufts weht ihm ein säuerlicher Geruch entgegen, und auf dem Bettvorleger findet er ein Arrangement, das an die Pizza arrabiata vom Vorabend erinnert.

Vielleicht hatte Mutti doch recht. Kaum steckt man einer Frau einen Ring an den Finger, lässt sie sich gehen. Gut, Mutti hat noch nie ein gutes Wort über die Dame des Herzens verloren, aber dennoch kann man nicht leugnen: Die sportliche Frau, in die man sich verliebt hat, trägt jetzt fettige Strähnchen statt trendiger Flechtfrisur. Und statt Spinning und Freeclimbing zieht sie es vor, auf dem Badezimmervorleger herumzukriechen. In den kommenden Monaten wird sie sich eimerweise durch Erbrochenes wühlen. Die ganze Angelegenheit ist keineswegs ein Zipperlein, das fast alle Schwangere auf dem Weg zum kleinen Windelpupser durchlaufen. Hyperemesis gravidarum, übermäßiges Schwangerschaftserbrechen, ist eine schwere Krankheit und potenziell lebensgefährlich für Mutter und Kind.

Ein bisschen Unwohlsein in der Schwangerschaft ist vollkommen normal. Ungefähr drei von vier Schwangeren ist in den ersten Wochen ein bisschen schlecht. Die Lieblingsspeise schmeckt nicht mehr, der Geruch nach Gebratenem löst Ekel aus. Die Hälfte von ihnen erbricht einmal, maximal fünfmal am Tag. Mit Hausmitteln wie Ingwer und Zwieback auf nüchternen Magen kriegt man den Zustand in der Regel gut in den Griff. Nach kurzer Zeit, allerspätestens nach zwölf Wochen, ist diese Phase vorbei, und das zweite Trimenon beginnt.

Nicht so bei Patientinnen mit Hyperemesis gravidarum. Diese Extremform des Schwangerschaftserbrechens endet manchmal erst mit der Geburt. Bis zu drei von tausend Schwangeren sind davon betroffen, sie ist der häufigste Grund für eine Krankenhausbehandlung in der Frühschwangerschaft. Wissenschaftler vermuten, dass viele Hyperemesis-Schwangere gar nicht als solche erkannt werden und sich nur selten in die Klinik begeben – der Großteil hält sich daheim über Wasser, in der verzweifelten Hoffnung auf ein Wunder.

Die Symptome von Hyperemesis beginnen früh, oft sogar vor dem Einnisten der befruchteten Eizelle in der Gebärmutter. Die Schwangerschaft lässt sich zu diesem Zeitpunkt weder im Test noch im Ultraschall nachweisen, trotzdem hängt die Schwangere über dem Donnerbalken. Da die Schwangerschaftshormone naturgemäß in den ersten zwölf Wochen Tag für Tag ansteigen, wird die Übelkeit jeden Tag schrecklicher. Von der Zungenspitze bis zum Magenausgang brennt es, als hätte man an einem Kanister Batteriesäure genippt. Im Gegensatz zur »normalen« Morgenübelkeit wird Hyperemesis-Betroffenen nicht nur von bestimmten Gerüchen wie Gänsebraten oder Kohlrouladen schlecht. Der Geschmack von Zahnpasta, ja selbst ein Schluck Wasser reichen vollkommen aus. Auch Alltagsreize wie Lagewechsel (Aufstehen), Temperaturwechsel (die Wohnung verlassen) oder sogar der bloße Gedanke daran können zu nicht enden wollendem Erbrechen führen. Obst und Gemüse werden in hohem Bogen hinausgeschleudert. Oft sind das Einzige, bei dem der Magen keine Revolte anzettelt, pürierte Nudeln oder labberiger Toast. Nur Schwiegermama darf das nicht erfahren: »Was denkst du dir bloß dabei, dem armen Baby wichtige Vitamine vorzuenthalten, Kindchen!«

Gegen die Übelkeit hilft, wenn überhaupt, am besten Kotzen, fünf- bis fünfzigmal am Tag. Und zwar in geruchsneutralen Räumen bei gedimmtem Licht. Dabei werden erstaunliche Mengen produziert. Innerhalb einer Schwangerschaft kann eine knappe Kofferraumladung zusammenkommen.

Normalerweise stellt Erbrechen für den menschlichen Körper einen Schutzreflex dar: raus mit Schnaps, Gift oder Salmonelle. Bei Hyperemesis ist die Kübelei dagegen völlig unsinnig. Die Speikrämpfe können so stark sein, dass Organe dabei zerreißen. Durch den plötzlichen Druck kann zum Beispiel die Speiseröhrenwand bersten. Das Boerhaave-Syndrom ist erkennbar am unerträglichen Schmerz und dem explosionsartigen Erbrechen und ist ein absoluter Notfall. Auch der Übergang von Speiseröhre zum Magen kann durch das Würgen kaputtgehen, was sich durch blutiges Erbrechen bemerkbar macht.

Weitere Risiken der Hyperemesis sind Austrocknung bis hin zum Delirium, aber auch Zahnschäden durch die Magensäure sowie Stoffwechselentgleisungen bis hin zu Herzrhythmusstörungen. Und selbst dem Ungeborenen droht Gefahr, wie etwa Frühgeburtlichkeit, Plazentaablösung, niedriges Geburtsgewicht oder – wenn vergessen wird, die täglich ausgekotzte Folsäure-Tablette durch eine Spritze zu ersetzen – schwere Behinderungen wie ein offener Rücken.

Dass Hyperemesis auch Einfluss auf werdende Väter hat, versteht sich von selbst. Viele Männer entdecken ihre plötzliche Liebe zu Mutter Natur, sobald die Partnerin das Reihern anfängt. Sie jäten Unkraut, fahren jede Strecke mit dem Fahrrad und freuen sich, den kompletten Hinterhof hochdruckreinigen zu dürfen. Hauptsache, weit weg vom Kotzeeimer.

Die Hartgesottenen allerdings hocken in den kommenden Monaten tagein, tagaus mit einem Spucknapf bewaffnet neben Frauchen in einer Wolke Pfefferminzaroma und gucken eine schwangerentaugliche Sendung, in der es weder um Essen (riecht) oder gar ein Baby (stinkt) geht, nicht um Autos (schnelle Bewegungen), Boote oder Flugzeuge (Reisekrankheit) und schon gar nicht um Sex (die Ursache all des Übels). Und hin und wieder darf man etwas Essen zubereiten, das die Angebetete dann erbricht, während man ihr die Haare aus dem Gesicht hält. Nicht lustig.

Ich erwische Steffen vor dem Nebeneingang der Frauenklinik. Doch statt zu rauchen, futtert er Pfefferminzpastillen im Zweisekundentakt.

»Dein Glück, dass die Ingwerbonbons oben sind«, sage ich. »Sonst hättest du längst eine Handvoll an den Kopf gekriegt.«

Er zuckt die Schultern. »Würde jetzt auch keinen Unterschied machen. Schießen sie halt alle auf mich.«

»Vielleicht solltest du deine Mutter anrufen. Die kennt sich mit der Psyche ja prima aus.«

»Du kennst sie ja.«

»Oh ja.« Dass ich das sonntägliche Schweinebratenessen mit Steffens Mutti damals mitentsorgen durfte, war ein wunderbarer Nebeneffekt der Trennung. Kein Grund, jetzt ein Blatt vor den Mund zu nehmen. »Sie ist nicht gerade ein Hauptgewinn.«

»Ich weiß«, sagt er. »Die meckert nur rum. An Eva. An der Schwangerschaft. Und ich mache sowieso alles falsch.«

»Erbrechen aufgrund fehlender vorgeburtlicher Mutterliebe? Muss ich dazu noch was sagen? Psychosomatische Abwehrreaktion?«

»Ich dachte, wenn ich sie ein bisschen in Schutz nehme, kann sich Eva besser in sie reindenken. Wie so ein Mediator, verstehste? Der gibt auch keinem direkt recht.«

O mein Gott. Ein emotionaler Analphabet, der auch noch vermitteln will.

Übrigens finden nicht nur Schwiegermütter, dass speiende Schwangere sich nur ein bisschen zusammenreißen bräuchten. Auch medizinisches Personal kann oft kaum glauben, dass für einige Mamas in spe schon Aufstehen und Duschen unmöglich sind – alles wegen »ein bisschen Würgereiz«. Tatsächlich sind sogar manche Frauenärzte geneigt, lieber eine Schwangerschaftsdepression zu diagnostizieren, als den Schilderungen der Betroffenen zu glauben.

Der Witz ist: Hyperemesis *kann* aus lebensfrohen, kontaktfreudigen Frauen einsame Wesen machen. Nicht wenige werden durch die Grenzerfahrung tatsächlich depressiv oder haben im Verlauf ihrer Schwangerschaft Abtreibungs- oder Suizidgedanken. Also muss die Frage gestattet sein: Ist Hyperemesis wirklich eine psychosomatische Abwehrreaktion auf das unterbewusst ungewollte Kind? Ist sie ein Indikator für fehlende vorgeburtliche Mutterliebe? Vielleicht sind es übertriebene Ängste, die der Schwangeren auf den Magen schlagen? Natürlich nicht. Studien an Tausenden von Frauen haben ergeben, dass sich Hyperemesis-Patientinnen genauso auf ihren Bauchzwerg freuen wie andere Schwangere. Zudem setzt die Übelkeit meist schon ein, bevor ein Schwangerschaftsfrühtest anschlägt – und hört spätestens schlagartig mit der Geburt des Babys auf. Das passt schlecht zur Theorie einer psychosomatischen Krankheit.

Jüngere Forschungsarbeiten belegen, dass psychische Faktoren bei der Entstehung der Übelkeit nur eine minimale Rolle spielen. Umgekehrt wird eher ein Schuh draus: Der Betroffenen geht es seelisch nicht gut, und zwar weil sie ununterbrochen kotzt. Die seelische Not verschlimmert sich, wenn man mit Ratschlägen und Ermahnungen auf Trab gehalten wird.

Doch warum reihert die eine Frau nur morgens und die andere nonstop? So ganz genau weiß man es nicht. Einigkeit besteht darüber, dass das im Hirnstamm angesiedelte Brechzentrum im Zusammenspiel mit Hormonen und neuronalen Schaltkreisen den Rückwärtsgang in der Verdauung einschaltet. Von Schwangeren, die in ihrem Bauch Zwillinge oder eine sogenannte Blasenmole (einen mitunter bösartigen Tumor, der sich aus einer befruchteten Eizelle entwickelt) beherbergen, weiß man, dass ein erhöhter ß-hCG-Spiegel häufig mit Hyperemesis verbunden ist. Auch wenn die Schwangere ein Mädchen erwartet, ist sie gefährdet, an extremer Übelkeit zu leiden. Ob auch Leute mit ungebetenen Ratschlägen, die man zum Kotzen findet, einen Einfluss auf Hyperemesis gravidarum haben, wurde bislang nicht in Studien erforscht. Zu diesem Thema liegen nur Einzelfallberichte vor.

Dass ich Eva und Steffen mit Ingwerbonbons und einer Großfamilienpackung Mentos auf der Wochenbettstation besuche, hat nicht nur was mit schlechtem Gewissen zu tun. Sondern vor allem mit Mitleid. Die beiden machen eine schwere Zeit durch. Vielleicht habe ich mich bei Steffen ein ganz klein bisschen im Ton vergriffen. Und ihn kein Stück dafür gelobt, dass er für Eva und den Fötus mit dem Rauchen aufgehört hat.

Meine Freundin hockt mit angezogenen Beinen auf der Bettkante und lackiert sich die Fußnägel. Sie lächelt und sieht ausgeschlafen aus. Einen halben Meter über ihrem Kopf baumelt ein kleiner Tropf.

Steffen liegt auf dem Besuchersessel, den Kopf zur Seite gekippt, die Brille hängt schief im Hemdkragen. Leblos starrt er ins Nichts, als hätte ihn ein Heckenschütze niedergestreckt.

»Das geht schon den ganzen Vormittag so«, sagt Eva. Mit dem Infusionsschlauch schaukelt sie an der Tropfflasche herum, die Flüssigkeit darin schwappt lustig hin und her. »Seit sie mir das tolle Zeug da drangehängt haben und seine Mutter angerufen hat.«

»Contergan«, röchelt Steffen.

»Er hat seiner Mutter gesagt, dass ich jetzt Medikamente kriege«, erklärt Eva. »Hat sonst alles nichts geholfen, Ingwer, Vitamin B, Akupressur, komplett nutzlos. Aber das Zeug in der Flasche ist himmlisch.«

»Contergan«, krächzt Steffen erneut.

»Im Tropf ist bloß Vomex drin«, sagt sie. »Das weiß er auch. Nur seine Mutter hat uns die Hölle heißgemacht. Dass unser Kind jetzt vielleicht ohne Arme geboren wird und so. Und ich *sofort* zum Psychologen soll.«

Contergan. Der Klassiker unter den Schwangerschaftsängsten – und das Knallerthema beim Kaffeeklatsch mit schlecht informierten Onkeln und Tanten. Wie kann man als böse Schwangere im Notfall auf Medikamente zurückgreifen? Vielleicht liegt die Hysterie ja tatsächlich an Contergan. Das wurde nämlich ausgerechnet als Mittel gegen Schwangerschaftsübelkeit entwickelt.

Steffen rappelt sich hoch und schiebt sich die Brille auf die Nase. Er sieht Eva an. »Habe ich einfach aufgelegt?«

»Nein, Schatz«, sagt Eva. Diesen milden Sonderpädagoginnentonfall muss ich mir unbedingt merken. »Vorher hast du der werdenden Oma noch ein paar interessante Sachen über psychosomatische Abwehrreaktionen gesagt. Anpassung an die neue Lebenssituation. Unterbewusste Ängste. Und dass ihr Braten so richtig widerlich schmeckt.«

Steffen sinkt in den Sessel zurück. »Oje.«

»Und dabei fand ich den Braten eigentlich gar nicht schlecht.«

»Er schmeckt widerlich«, sage ich.

»Okay, er schmeckt widerlich«, sagt Eva und lächelt. Dann klopft sie sanft auf das freie Kissen neben ihr. Als sich Steffen ins Bett legt, nimmt sie ihm die Brille ab und deckt ihn zu. Es dauert keine halbe Minute, bis er einschläft, mit offenem Mund und einem kaum sichtbaren Lächeln. Er wirkt irgendwie glücklich.

»Wie friedlich er aussieht«, sagt Eva.

»Eigentlich kann er auch ganz nett sein. Habe ich das damals dazugesagt?«

»Das habe ich selbst herausgefunden«, sagt sie und strahlt.

DAS DOPPELTE LOTTCHEN
Capgras-Syndrom

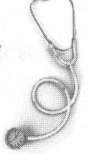

You don't look different, but you have changed.
I'm looking through you, you're not the same.
The Beatles, »I'm Looking Through You«

Als Patrick Lindner eingeliefert wird, feuert er aus allen Rohren. Er hat eine Lebensmittelvergiftung, möglicherweise auch einen fiesen, hochansteckenden Darmkeim, die hängen ja in Altersheimen unter jeder Türklinke. Und professionelle Schlagersänger treiben sich da ja berufsmäßig rum. Auf jeden Fall liegt Herr Lindner in Raum 2 der Notaufnahme und gibt unschöne Geräusche und Flüssigkeiten von sich. Weitere Details möchte ich wegen der Prominenz des Patienten an dieser Stelle nicht preisgeben. Zumal ich mir nicht sicher bin, ob er wirklich Patrick Lindner ist.

»Klar ist das der Lindner! Ich sach's dir, Betti.« Schwester Sabine drückt mir die Akte auf die Brust und starrt den Patienten durch das fleckige Fensterchen an, das den Untersuchungsraum vom Stationszimmer trennt.

»Auf der Krankenkassenkarte steht aber Michael Rampendahl«, gebe ich zu bedenken.

Doch Sabine hat keinen Bock auf störende Fakten. »Guck doch mal, Betti, die Augen sind total Lindner«, flüstert sie. »So ein bisschen zugeschwollen. Ich hab ihn gerade in so 'ner Kochshow gesehen, da waren die auch so ein bisschen dick. Steht ihm aber. Der ist süß.«

»Und schwul.«

»Das ist doch bloß ein Gerücht.«

»Das ist sowas von offiziell!«

»Interessiert mich nicht.« Sabine drückt sich gegen das Fensterglas. Sie scheint auf Schlager zu stehen oder auf Prominente oder auf Gesichtskontakt zu Glasflächen, von denen ich keinen mikrobiologischen Abstrich sehen möchte.

Ob nun Lindner oder Rampendahl, der kotzende Mann in der Trachtenjacke unterbricht sein feuchtes Geschäft und schaut zu uns hoch. Er wischt sich über das Gesicht, zwinkert, lächelt – und legt einen absolut ZDF-tauglichen Augenaufschlag hin. Es sieht aus, als flirte er mit uns.

»Mein Gott, er ist es wirklich«, haucht Sabine.

Nun gut, er *könnte* es sein. Vielleicht. Auf jeden Fall hat er was. Das gewisse Etwas, mit dem man es in den ZDF-Fernsehgarten schafft. Ein kleines Detail passt allerdings nicht. »Dieser Mann ist nie im Leben schwul«, sage ich.

»Ist doch ausgezeichnet.« Sabine hechtet zum Spiegel, zieht sich die Lippen nach und düst los, um dem rätselhaften Mann Blut abzunehmen. Ohne Mundschutz.

Für Prominente gehört es zum guten Ton, nicht nur Personal Trainer und PR-Berater anzuheuern, sondern gelegentlich auch einen Doppelgänger. Zu unbeliebten Pflichtterminen (Frühstücksfernsehen, Autogrammstunde bei Media Markt, »Wetten, dass …?«) schickt man den bezahlten Klon, während man selbst zu Hause drei Lexotanil einschmeißt und im Jacuzzi ein gepflegtes Mittagsschläfchen einlegt.

Allerdings handeln manche Doppelgänger auch auf eigene Faust, was oft jede Menge Verwirrung stiftet. Der Franzose Denis Carré verschaffte sich, getarnt als der südkoreanische Rapper Psy, Zugang zu den Filmfestspielen in Cannes und narrte Security, Presse und anwesende Promis. Der wahre Psy nahm es mit Humor und grüßte den Klon über Twitter. Doch nicht immer läuft es so harmlos.

Das wissen Fußballfans seit dem Champions-League-Debakel zwischen Real Madrid und FC Barcelona aus dem Jahr 2011. Im Anschluss an die Partie wurde der britische Fernsehreporter Andy Townsend von Real-Fans bepöbelt und bedroht. Hintergrund: Er wurde mit dem Schiedsrichter verwechselt, der Pepe (Real Madrid) die Rote Karte gezeigt und Trainer Jose Mourinho auf die Tribüne verwiesen hatte. Und natürlich gibt es auch die ganz bösen Doppelgänger. Zum Beispiel Patricia Highsmiths talentierten Mr Ripley oder die Außerirdischen in Menschengestalt in »Invasion der Körperfresser«.

Schon immer hatte der Mensch Angst vor Doppelgängern. Die Sage von Wesen, die die Gestalt eines anderen annehmen, gedieh nicht nur in Afrika, Ostasien und Indien, sondern auch in beinahe allen europäischen Ländern. Sie erzählt, wie Säuglinge in der Wiege gegen übersinnliche Wesen ausgetauscht werden. Auch Luther warnte mit markigen Worten vor Doppelgängern: »Wechselbälger« und »Kielkröpfe« solle man ersäufen oder auf den Misthaufen werfen.

Doppelgänger sind irgendwie unheimlich. Besonders, wenn sie in Raum 2 der Notaufnahme sitzen und nichts dagegen haben, mit drei Krankenschwestern »Ich hätt' dich sowieso geküsst« zum Besten zu geben.

Ich bin nicht Dr. House und kläre nebenberuflich auch so gut wie nie Verbrechen auf. Deswegen gebe ich es nach ein paar Versuchen auf, die Belegschaft der Notaufnahme davon zu überzeugen, dass der echte Patrick Lindner im wahren Leben Friedrich Günther Raab heißt und keineswegs Michael Rampendahl. Interessiert keine Sau. Weil Promis ja bekanntlich unter falscher Flagge in Krankenhäusern einchecken.

Der Typ in Raum 2 ist allerdings kein echter Promi, sondern ein verdammt gutes Double, der sich in der Aufmerksamkeit der Schwestern sonnt und der zu allem Überfluss auch noch hetero bis zum Anschlag ist. Leider bin ich mit dieser Einschätzung vollkommen allein. Alle feiern. Es gibt Leberwurstschnittchen. Und vielleicht sogar Sekt in Pappbechern, das ist durch die dreckige Glasscheibe schwer zu erkennen. Es ist, als sei ich die einzige Person, die in Rampendahl nur einen verdammt charismatischen Patrick-Lindner-Darsteller sieht. Wenn ich ganz ehrlich bin, habe ich sogar ein wenig Angst. Was, wenn der Typ wirklich echt ist? Und ich ihn als Einzige für einen Doppelgänger halte? Mit so einem Doppelgängerwahn wäre ich nicht allein. Denn es gibt nicht wenige Leute, die am Capgras-Syndrom leiden, einer seltenen Wahnerkrankung, die ihnen vorgaukelt, von Doppelgängern umgeben zu sein.

Capgras ist keine Erkrankung, die fürs Frühstücksfernsehen taugt. Und nichts, woran ich erkranken möchte. Den Betroffenen kommt es nämlich vor, als sei eine vertraute Person (der eigene Ehemann, die Kinder, der freundliche Nachbar) durch einen Doppelgänger ausgetauscht worden. Hiervon merkt jedoch keiner was ... abgesehen natürlich vom Erkrankten.

Die Wahnerkrankung erfindet die sonderbarsten Erklärungen für die Existenz des Doppelgängers: Die echte Person wurde durch Außerirdische oder eine geheime Regierungsabteilung entführt. An der Stelle des Vermissten steht nun ein Double, das dank operativer Eingriffe, kosmetischer Kniffe oder Magie die Identität des Verschwundenen angenommen hat. Der Fremdling nistet sich in der eroberten Wohnung ein und tut so, als ob nichts gewesen wäre. Fragt sonntags nach Hackbraten mit Speckbohnen. Und legt einem beim Fernsehen wie selbstverständlich die Hand aufs Knie. An wen soll man sich da wenden? An die Familie? Die Polizei? Den Geheimdienst? Niemand wird einem glauben: das Capgras-Dilemma.

»Du hast was gegen den Herrn Lindner«, sagt Schwester Sabine. Stolz zeigt sie mir ein Porträt von ihm, ausgedruckt auf dem Stationsdrucker und signiert von Rampendahl. »Eigentlich mag doch jeder Schlager, Betti. Da kann man prima zu tanzen.«

»Ich nicht«, sage ich.

Sabine murmelt irgendwas von Ärzten, Musikgeschmack und Tschaikowsky und geht noch schnell etwas ausdrucken.

Ich habe keine Angst vor Michael Rampendahl. Okay, er spaltet die Belegschaft der Notaufnahme in Believer und Skeptiker, zu denen außer mir inzwischen immerhin der Neurologe Dr. Fischmeister gehört, der Patrick Lindner nicht einmal kennt, aber, wie er behauptet, »zu viel weiß und gar nichts mehr glauben kann«.

Rampendahl macht das sehr gut. Er signiert Shirts, CDs und Unterarme und wirft mir auf dem Flur einen Blick zu, wie ihn nur Schlagerfans im Backstagebereich verdient haben. Natürlich habe ich keine Beweise. Seine Tarnung ist verflucht gut.

Capgras-Patienten fürchten sich vor den Klonen. Die Betroffenen ziehen sich sozial zurück, schmieden Fluchtpläne und verschanzen sich im Schlafzimmer. Umso mehr wundern sich die »Doppelgänger« (der echte Ehemann, die eigenen Kinder, der tatsächlich freundliche Nachbar) über das bizarre Verhalten, das Misstrauen, die plötzliche Feindseligkeit. Doch ein offenes Gespräch ist selten möglich. Wie in einem echten Agentenfilm vertrauen sich die

Patienten den Doppelgängern nicht an – das wäre ja lebensgefährlich.

Manchmal wird auch der kritische Punkt erreicht, an dem sich das vermeintliche Opfer gegen den Doppelgänger auflehnt. So wie James Bond in »Diamantenfieber« die chirurgisch erzeugten Doppelgänger seines Erzfeindes Blofeld bekämpft, gibt es immer wieder Berichte von Capgras-Patienten, die in ihrer Verzweiflung gegen ihre engsten Angehörigen vorgehen. Wenn man nichts mehr zu verlieren hat, weil der Doppelgänger einem schon alles nahm, ist gewaltsamer Widerstand offensichtlich der letzte verzweifelte Ausweg. Capgras-Patienten sind von Natur aus zunächst nicht gewalttätiger als der Rest der Menschheit, werden durch ihre Erkrankung aber in eine erhebliche seelische Notlage gedrängt.

Ich bin vielleicht mit meiner Meinung allein, aber deswegen werde ich Rampendahl nicht angreifen. Ehrlich gesagt finde ich das Verwechslungsspiel mindestens so unterhaltsam wie die Geschichte aus dem letzten Sommer, als ich dachte, meine Leber-Patientin sei Hape Kerkeling in einer seiner Frauenverkleidungen.

»Du musst einfach mal mit ihm sprechen, dann merkste sofort, der ist ein Star«, sagt Susanne, eine schmalschultrige Chirurgin, die erst gestern aus dem Mutterschutz zurückgekehrt ist, aber bereits bei Rampendahl vorgesprochen hat.

Das werde ich nicht. Ich tue so, als sei alles ganz normal. Als sei ich nicht die letzte Person in der Abteilung, die vom Patrick-Lindner-Fieber verschont bleibt.

Das Capgras-Syndrom ist eine eigentümliche Krankheit. Um zu verstehen, wie sie zustande kommt, greifen wir zu einem prominenten Beispiel: Brad Pitt hat ein Problem.

Es heißt nicht Angelina Jolie, hat aber einen fast ebenso klangvollen Namen (und reimt sich darauf). Die Rede ist von Prosopagnosie, dem Unvermögen, sich die Visagen von Personen zu merken. Ausgerechnet der Mann mit dem schönen Gesicht hat Schwierigkeiten, sich andere zu merken: »Viele Leute hassen mich, weil sie denken, ich habe keinen Respekt vor ihnen«, gab er in einem Interview preis.

Neurobiologisch gesehen ist es in der Tat ein verflucht komplizierter Vorgang, einen Menschen überhaupt wiederzuerkennen – am Gesicht, an der Gestalt oder an der Stimme. Zum Erkennen ist nicht nur der Sinnesreiz notwendig (Schmollmund, Katzenaugen, hohe Stirn), sondern auch die dazugehörige Erinnerung (»Das ist Angelina!«) und ein Gefühl (»Die mag ich«). Im Hirn liegen die Bereiche für Sinnesreize, Gedächtnis und Emotion ein Stück weit voneinander entfernt und werden vernetzt durch hochkomplizierte Verschaltungen von Nervenbahnen. Sind diese Bahnen intakt, läuft alles wie von selbst (»Angelina darf herkommen und mich küssen«). Ist die Verschaltung aber gestört, kann beim Erkennen von Mitmenschen eine Menge schiefgehen. Dann wird dem Sinnesreiz »Gesicht« kein Gedächtnisinhalt zugeordnet – wohl aber ein Gefühl. Prosopagnostiker fühlen nämlich eine »blinde Vertrautheit« in Gegenwart von Menschen, deren Namen ihnen partout nicht mehr einfallen. Die emotionale Verbindung ist da, aber die Erinnerung fehlt. (Ähnliches sieht man übrigens auch bei der Alzheimer-Demenz: Vertraute Menschen, zum Beispiel die eigene Tochter, werden zwar nicht mehr erkannt, ihnen wird aber intuitiv eine wichtige Rolle zugeschrieben, sie werden beispielsweise als »Mutti« *ver*kannt.)

Beinahe spiegelbildlich verhält sich das Capgras-Syndrom. Betroffene erkennen Gesichter problemlos wieder

(»Die sieht aus wie Angelina«), nur fehlt leider die emotionale Reaktion (»Die sieht zwar aus wie Angelina, aber das Gefühl ist ganz anders«). Die emotionale Verbindung ist futsch, auch wenn das Gedächtnis exzellent funktioniert.

Die bloße Beeinträchtigung der Gesichtserkennung genügt zur Ausbildung eines Capgras-Syndroms jedoch nicht. Um zum Doppelgänger-Dilemma zu kommen, benötigt es vermutlich eine Veranlagung zu Wahnerkrankungen. Dies erklärt, warum Menschen mit beispielsweise Schizophrenie häufiger an Capgras erkranken – weil sie dazu »neigen«, sich seltsame (wahnhafte) Erklärungen für ungewöhnliche Vorgänge zuzulegen.

Wer mit Neurobiologie nichts anfangen kann und auf romantische Erklärungen oder psychologische Modelle steht, kann sich das Syndrom in etwa so vorstellen: Einerseits finden Sie Ihren Gisbert entzückend, andererseits treibt er Sie jeden Morgen mit seinem lieblosen Umgang mit der Zahnpastatube in den Wahnsinn. Um Ihnen den inneren Konflikt zu ersparen, spaltet das Capgras-Syndrom Ihren Liebsten in zwei Personen auf, in den guten Menschen (leider ermordet) und in den bösen (ein Doppelgänger, der mit Colgate rumsaut). Eigentlich eine hochromantische Lösung: Statt sich im Laufe der Beziehung in zunehmendem Maße über herumliegende Socken und andere Macken zu ärgern, einfach die rosarote Brille aufbehalten, den Partner idealisieren und ihm hinterhertrauern. So sieht wahre Liebe aus.

Dass auch ganze Bevölkerungsgruppen an Capgras-Symptomen erkranken können, zeigt die »Paul-is-dead«-Legende: Demnach starb Paul McCartney 1966 bei einem Autounfall und wurde durch den Doppelgänger William Campbell ersetzt, um den kommerziellen Erfolg der Band nicht zu gefährden. Eingeschworene Fans haben kuriose

Hinweise zusammengestellt, die das komplette Werk der Beatles durchziehen: verdächtige Textzeilen, rückwärtsgesprochene Botschaften auf Schallplatten, Bildsymbole auf Plattencovern und Fotovergleiche, die sich auf zahlreichen Fanpages finden. Nicht dass Paul McCartney sehr viel mit Patrick Lindner zu tun hat. Aber so möchte ich nicht enden: verstört, allein und von Doppelgängertheorien besessen.

Diese ganze Doppelgänger-Sache ist nichts für mich. Ganz anders als Svenja, Assistenzärztin, Mitte vierzig, die hat schon alles gesehen. Alles, außer Patrick Lindner. Den will sie behalten, oh ja, der gefällt ihr, er gefällt allen an Bord außer mir. Soll ich aufgeben? Ihn um eine Audienz bitten oder gleich um ein Autogramm? Oder vielleicht den psychiatrischen Kollegen anhauen, der jeden zweiten Mittwoch reinschneit? Vielleicht hat er ja einen Ratschlag für mich, der es mir erleichtert, damit klarzukommen, als Einziger einen Doppelgänger zu sehen. Nicht dass die Sache weiter gedeiht und ich demnächst den netten Bäcker von der anderen Straßenseite für einen Agenten des MI5 halte.

Unbehandelt neigt Capgras nämlich dazu, sich auf andere Personen auszubreiten. Jean Marie Joseph Capgras und Jean Reboul-Lachaux beschrieben 1923 erstmals einen Fall des Doppelgänger-Wahns: Ihre Patientin »Madame M.« meinte, ihre Kinder seien innerhalb von fünf Jahren knapp zweitausendmal durch Doppelgänger ausgetauscht, ihr Ehemann sei mindestens achtzigmal ersetzt worden. Auch bei Polizei, Ärzten und Behörden wähnte sie ein immer größeres Netz aus Doppelgängern, das sie verfolge.

In seltenen Fällen wird sogar der Betroffene selbst ausgetauscht: Das Reverse-Capgras schafft die Illusion, man selbst befinde sich in einem fremden Körper. Auch Tiere, Gegenstände, Städte oder sogar das Gefüge der Zeit können von einer bösartigen Auswechslung betroffen sein. Darauf habe ich wirklich keine Lust. Besonders, wenn man bedenkt, welche hässlichen Ursachen dem Syndrom zugrunde liegen können. Am häufigsten beobachtet man das Syndrom bei Schizophrenien, Depressionen und Manien sowie neurologischen Erkrankungen wie der Alzheimer-Demenz. In Einzelfällen kann auch eine Migräne oder eine schwere Epilepsieerkrankung dahinterstecken. Inzwischen weiß man, dass das Syndrom – extrem selten – auch infolge von Drogenmissbrauch, Medikamentennebenwirkungen, intensivmedizinischen Behandlungen und bei Folteropfern in Erscheinung treten kann.

Er oder ich – es kann nur einen geben! Mit der Miene einer zu allem Entschlossenen stürme ich die Station. Vor seinem Zimmer steht ein Tischchen mit Vasen, in einigen stecken schmucke Sträußchen. Ich klopfe, warte nicht auf Antwort und platze rein. »Sie sind nicht Patrick Lindner!«

Rampendahl sitzt mit angezogenen Beinen auf der Fensterbank, eine *Gala* in den Händen. »Machen S' die Tür zu, nehmen S' sich eine Praline«, sagt er und winkt mich heran. »Sie können auch einen Kaffee bekommen, ich sag den Schwestern rasch Bescheid.«

Er sagt »Kaffeee«, als würde er in einem Wiener Kaffeehaus bestellen. In Krankenhäusern gibt's sowas nicht. Hier trinkt man schwarz, stark und abgestanden.

»Keine Süßigkeiten«, stelle ich klar. »Keine faulen Ausreden. Sie sind nicht Lindner! Sie spielen allen was vor.«

»So ein bisserl ärgerlich sind Sie schon«, sagt Rampendahl belustigt, »und sauer, weil ich etwas Leben in die Stube gebracht habe. Macht mir nix, bin ich gewohnt.«

»In die Bude«, korrigiere ich zickig. »In Norddeutschland gibt's keine Stuben.«

»Die Schwestern sind ganz reizend«, fährt Rampendahl unbeeindruckt fort. »Zu Ihnen auch?«

»Jetzt spucken Sie es schon aus!« Ich bin vielleicht zu laut, okay. Aber wenigstens grinse ich nicht, als würde ich von einem Teleprompter ablesen.

»Reden wir darüber, dass Sie mich, pardon, für einen Hochstapler halten?« Rampendahl nestelt sich ein Ferrero-Küsschen in den Mund. »Oder darüber, dass ein Patrick Lindner hier besser behandelt wird als eine … na ja … Stationsärztin? Die Krankenschwestern haben mir schon erzählt, dass Sie skeptisch sind.«

»Sie sehen ihm nicht mal ähnlich. Das ist … total daneben, wie Sie die Leute an der Nase rumführen.«

Rampendahl zieht ein Foto in Klarsichthülle aus der Innentasche seines Trachtenjankers. »Ihr Argument ist lächerlich unzutreffend. Wir sehen uns so ähnlich wie … na ja, ein weißer Kittel dem anderen.«

Auf dem Foto stehen zwei Männer nebeneinander und posieren mit breitem Lächeln für den Fotografen. Brünette Fönfrisur, Schwiegersohnlächeln, leicht geschwollene Lider. Ich kann sie nicht unterscheiden. Keine Ahnung, wer von beiden Rampendahl sein soll und wer das Original.

»Für fünfhundert Euro komme ich auch zu Ihnen nach Hause. Wenn Sie der Großmama etwas bieten wollen. Oder dem Großpapa, die interessieren sich auch für mich.«

»Ich könnte Sie einfach hochgehen lassen«, sage ich und ignoriere sein unmoralisches Angebot. Dann aber passiert etwas, mit dem ich nicht gerechnet habe: Seltsamerweise verfliegt die Wut, ich lasse mir sogar ein Ferrero in die nicht mehr ganz so verkrampfte Faust drücken. Sofort fängt es an zu schmelzen. Was für ein Hochgefühl! Ich bin nicht verrückt, ich hatte recht!

»Die Schwestern werden Sie zur Hintertür rausjagen.«

»Nein«, sagt Rampendahl. »Werden sie nicht. Die sehen, was sie glauben wollen. Sie haben verloren, Frau Doktor Balbutis. Falls es Ihnen überhaupt darum ging.«

Eigentlich weiß ich gar nicht mehr, um was es ging. Vielleicht einfach nur darum, ob *ich* spinne oder alle anderen. Ich schiebe mir die Schokolade in den Mund. Sie schmeckt versöhnlich.

»Die ersten Jahre konnte ich das auch nicht so genießen«, erzählt Rampendahl. Sein Münchner Dialekt weicht langsam einem hessischen Einschlag. »Hab ich mir schließlich nicht ausgesucht, die Ähnlichkeit. Aber die Leute sind nett, und es gibt sogar etwas Geld. Also lehn ich mich zurück, entspanne und lasse jedem seinen Spaß. Wollen Sie das nicht auch tun?«

»Mit dem Zurücklehnen hab ich es nicht so«, nuschele ich.

Zum Abschied schenkt mir Lindner eine Autogrammkarte. »Sie werden sich später fragen, ob ich's nicht doch gewesen bin, der Echte, der Patrick, der sich einen Scherz erlaubt hat«, sagt er grinsend. »Das ist normal, das geht den meisten so. Sie brauchen sich dann nicht zu fürchten.«

Bis er einen Tag später entlassen wird, gehe ich ihm zwar aus dem Weg, summe aber ein bisschen mit, als in der Kaffeeküche jemand »Ein bisschen Sonne, ein bisschen Regen« singt. Und nach ein paar Tagen stelle ich fest, dass Rampendahl recht hat. Beziehungsweise Patrick Lindner. Ich weiß nicht einmal, was ich unheimlicher finde: den perfekten Doppelgänger, der die Herzen der Schwesternschaft im Sturm erobert, oder den echten Patrick Lindner bei uns auf Station. Aber was soll's, denke ich. Jeder, der so brutal aus allen Rohren gefeuert hat, sollte sich wieder richtig amüsieren. Vielleicht sollte ich das dem nächsten Magen-Darm-Patienten empfehlen, der sich über die Schwelle schleppt.

DAS KLEINE NACHTGESPENST
Pavor nocturnus

Hattest du schon mal einen Traum, Neo,
der dir vollkommen real erschien? Woher würdest
du wissen, was Traum ist und was Realität?
Morpheus in »Matrix«

Meine Schwester ist in der hintersten Ecke meines vollge-
rümpelten Balkons kaum zu erkennen. Es ist früher Abend,
von den Nachbarn weht ein Geruch nach gegrillten Maiskolben herüber. Kerstin sitzt mit angewinkelten Beinen auf
dem Steinboden und schlürft an ihrem halben Glas Rotwein, wie es nur eine sehr müde Mutter nach sehr vielen
durchzechten Nächten kann: konzentriert, voller Hingabe,
ohne Rücksicht auf Verluste am eigenen Körper. »Ich war
seit über einem Jahr nicht mehr im Kino«, sagt sie tonlos.
»Keine Restaurants. Kein Tanzen. Kein Sport. Wir schlafen
nicht mal mehr in einem Bett. Wenn wir überhaupt schlafen. Die machen mich fertig.«

Wenn Kerstin »die« sagt, meint sie ihre Kinder – beziehungsweise deren dunkle Seite. Spricht sie von Lotta und
Niklas, ist die Welt noch in Ordnung, dann berichtet sie
von süßen Babyzähnchen und drolligen Buchstabierver-
suchen. Doch davon ist gerade nichts zu hören. Heute ist
alles schlecht. »Die« sind schuld.

»Die saugen uns aus«, sagt sie und nimmt noch einen
gierigen Schluck. Es ist ihr erster Rotwein seit der Schwangerschaft mit Lotta, wir wollen heute eigentlich das Ende
ihrer Stillzeit feiern. »Die nehmen alles, was sie kriegen
können. Tag und Nacht. Die machen uns fertig.«

Kerstin übertreibt maßlos. Niklas, mein Neffe, ist süße

vier Jahre alt und hat blonde Locken – mehr Unschuld geht kaum. Abgesehen von seiner drei Jahre jüngeren Schwester Lotta mit ihren blonden Engelslöckchen und dem zweizähnigen Lächeln. Kinder wie diese rufen bei kinderlosen Frauen wie mir ein sehnsüchtiges Pochen im Uterus hervor. Erst vor zwei Tagen habe ich sie besucht, der herrliche Kindershampooduft hing gestern noch in meinem Pulli.

»Samstagabend«, sage ich. Hoffentlich hört meine Schwester das schlechte Gewissen nicht heraus. Habe ich, die beste Tante der Welt, echt zuletzt vor drei Monaten den Babysitter gespielt? »Ihr bringt die Kinder ins Bett. Ich komme um halb acht, und ihr geht ins Kino. Wird super, versprochen.«

Das wird ein herrlich entspannter Abend, so viel ist jetzt schon klar.

Kerstins Kinder *sind* Engel. Besonders, wenn sie schlafen.

»Eins noch«, flüstert Kerstin, in der offenen Kinderzimmertür stehend. »Niklas wird nachts manchmal ganz schön wild. Dann ist er kaum zu bändigen.«

»Da kannste nichts machen«, schiebt Michael hinterher. »Das hört irgendwann auch wieder auf, sagen die anderen Eltern.«

»Ja, ja. Ich hab Nachtwachen im Krankenhaus geschoben«, beruhige ich sie. »Das werde ich schon schaffen.«

»Na klar«, sagt Michael.

Kerstin grinst gequält. Wird Zeit, dass sie ins Kino kommt. Mit dem bisschen Geplärre werde ich doch locker fertig.

Michael und Kerstin sind seit fünfundzwanzig Minuten weg, und ich wühle mich durch die DVD-Sammlung. Als ich mich für »Gilmore Girls«, Staffel 3, entscheide, höre ich einen unterdrückten Schluchzer aus Niklas' Zimmer. Ich schleiche die Treppe hoch. Alles still. Beruhigtes Schnaufen aus beiden Kinderzimmern, die Türen sind angelehnt. Der bleiche Schein der Winnie-Puh-Nachtlichter verleiht den krakeligen Zeichnungen an den Wänden etwas Gespenstisches. Niklas murmelt im Schlaf. Irgendwas mit Dinosauriern und Riesenrobotern. Niedlich, der kleine Goldschatz.

Ich schleiche wieder nach unten. Es herrscht Ruhe. Die Kinder benehmen sich prima. Die zweite Folge »Gilmore Girls« ist fast rum, als ich wieder ein Geräusch höre. Oben fällt ein Glas um. Niklas muss im Schlaf dagegengekommen sein. Ich halte die Luft an, zähle bis zehn, atme langsam aus.

Ein Moment der Stille.

Und dann beginnen die Schreie.

Niklas steht aufrecht im Bett. Er blutet nicht, er kotzt nicht, weit und breit ist kein meuchelnder Mörder zu sehen, auch kein Riesenroboter. Trotzdem. Niklas brüllt und brüllt und brüllt und fuchtelt wild mit seinen dünnen Ärmchen herum.

Ich schalte das grelle Deckenlicht an. Als Niklas zwischen den Schreien endlich Luft holt, sage ich: »Hey, Nik, ich bin's, Tante Betti.«

Doch Niklas sieht mich nicht. Sein angstvoller Blick hängt am Bob-der-Baumeister-Poster. Ich rede beruhigend auf ihn ein. Aber auch das dringt nicht durch. Er hört mich nicht, er brüllt nur noch lauter. Der blaue Sternchenschlafanzug klebt nass am Körper. Als ich versuche, ihn in den Arm zu nehmen, erwischt er mich mit dem Ellenbogen zwischen den Augen. Ich taumele zurück, dunkle Flecke tanzen durch mein Gesichtsfeld, dann springt Niklas vom

150

Bett, setzt an mir vorbei, jagt schnell wie eine getretene Katze zur Zimmertür in Richtung Treppe. Ich hechte ihm hinterher, erwische ihn an der Hüfte, rutsche auf der Wasserpfütze, die das umgefallene Glas hinterlassen hat, aus. Gemeinsam knallen wir hin.

Und Ruhe. Niklas' Blick klart einen Moment lang auf.

»Ich bin's, Betti«, flüstere ich. »Alles in Ordnung. Du hast nur geträumt.«

Aber das glaube ich selbst nicht. Ein Albtraum sieht anders aus. Die Kinder lassen sich aufwecken, beruhigen. Niklas aber hängt immer noch mittendrin, er träumt mit weit aufgerissenen Augen.

»Der böse Roboter«, flüstert er. Er blickt durch mich hindurch, die Pupillen sind weit. Sein Herz rast wie das eines Zwergkaninchens. Langsam tastet sich sein Blick wieder nach oben, an die Zimmerecke, wo ich *nichts* sehe. Und dann beginnen die Schreie wieder. Fünfunddreißig erbarmungslose, schweißtreibende Minuten lang, ehe seine Kräfte erlahmen und er endlich richtig aufwacht, mich freudestrahlend begrüßt (»Schläfst du heute auch hier, Betti?«), artig nach einem Glas Wasser fragt, Pipi macht und wieder friedlich schlafen geht, als wäre nichts geschehen. Fünfunddreißig trommelfellsprengende Minuten, in denen Lotta nebenan auf wundersame Weise friedlich weiterschläft wie … nun ja, ein Baby.

Zwei Stunden später. Die »Gilmore Girls« stehen wieder im Regal, keine weitere Minute habe ich gesehen. Ich kühle die Beule zwischen den Augen, desinfiziere unzählige Fingernagelkratzer an meinen Armen. Niklas' zweite Angstattacke war deutlich kürzer als die erste, schon knapp zwanzig Minuten vorsichtiges Festhalten haben ihn beruhigt. Und ich bin mit einem Langarmpulli in den

Nahkampf gegangen, um weitere Verletzungen zu vermeiden. Jetzt gibt es keinen Zweifel mehr daran, womit ich es zu tun habe: Pavor nocturnus. Die nächtliche Angst. Die Ursache, warum Kerstin so fertig ist mit den Nerven. Der Grund für Michaels Feststellung: »Da kannste nichts machen.« Eine Diagnose, die nicht nur Kinder in Angst und Schrecken versetzt, sondern auch Eltern, Großeltern und Babysitter.

Pavor nocturnus, der Nachtschreck, hat mit normalen Kinderängsten nicht viel zu tun. Fast alle Kleinkinder schrecken mal nachts aus dem Schlaf, weil sie von sprechenden Eisenbahnen und beißenden Kuschelhäschen träumen, weil sie Angst haben vor knackenden Kleiderschränken, dem Grüffelo unter dem Bett und Räubern an der Hintertür. Verglichen mit Pavor ist das alles pillepalle, dagegen helfen Anti-Monster-Spray oder Asyl im elterlichen Bett. Bei Pavor bringt das alles nichts. Von den elterlichen Beruhigungsmaßnahmen kriegt das Kind kaum etwas mit. Es ist ja nicht mal richtig wach. Und zetert trotzdem das Haus zusammen, als würde es von drei tolkienesken Trollen gehäutet und gekocht. Manche Kinder verteilen Kopfnüsse und Ellenbogenchecks im Sekundentakt, andere setzen zu handfesten Fluchtversuchen an und müssen eingefangen werden – im Wachschlaf, wohlgemerkt. Dass herbeieilende Eltern (oder Babysitter) den verängstigten Sprössling liebevoll in den Arm nehmen oder sanft schütteln, ist naheliegend, hilft ja bei Albträumen bestens. Nicht aber beim Pavor. Wohlmeinende Umarmungen und Berührungen werden in den Horrorfilm gleich mit eingebaut (»Der Grüffelo packt meinen Arm!«) und führen zu noch mehr Panik. In dieselbe Kategorie fallen gut gemeinte Versuche, den in seiner Traumwelt gefangenen Racker aufzuwecken.

Auch der Körper des Kindes stellt sich auf Kampf oder Flucht ein. Das Herz rast, der Blutdruck klettert in ungesunde Höhen, der Atem geht flach und schnell, die Pupillen sind weit. Das Kind erkennt niemanden, es scheint an einem höllischen Ort gefangen zu sein: »Inception« für Kleinkinder und ohne Leonardo di Caprio.

Nach einer grausamen Viertelstunde ist meistens Schluss mit dem Geschrei. Und wie ein Schlafwandler kann sich das Kind hinterher an nichts erinnern. Genauso wenig wissen die Kleinen, dass sie unter Pavor leiden. Dafür wissen es die Eltern und Babysitter umso besser.

Ich sitze am Küchentisch, starre auf die Wanduhr und misstraue dem Frieden. Lotte hat gehustet, Niklas spricht wieder leise im Schlaf. Und wieder verstehe ich außer »Dinosaurier« und »Riesenroboter« kein Wort. Was ihn heute Nacht so in Angst und Schrecken versetzt hat, werden wir nicht herausfinden. Das ist einer der Nachteile an der kindlichen Amnesie beim Pavor. Trotz aller Erschöpfung und einem Glas Chianti bin ich hellwach. Dass ich heute Nacht selbst friedlich einschlummere, kann ich mir gerade nicht vorstellen. Ob ich an Pavor nocturnus erkranken könnte? Aber ja. In seltenen Fällen erwischt es auch Erwachsene. Bei denen kann Stress dahinterstecken (wer hat den nicht?), Verdauungsbeschwerden (in meinem Magen fühlt es sich nach dem Ringkampf mit Niklas ein bisschen danach an), Schlafentzug (der steht mir bevor) oder einfach bloß nächtlicher Krach (na ja). Schlechte Karten.

Nicht alle Ursachen sind so richtig harmlos, allen voran das Schlaf-Apnoe-Syndrom, das sich durch Atemstillstände während des Schlafens auszeichnet und zum berüchtigten Sekundenschlaf am Tage führt. Auch Migräne, Entzündungen von Hirn und Hirnhäuten, Schilddrüsenprobleme und

Schlaganfälle (daran können nicht nur Erwachsene, sondern auch Säuglinge und Föten im Mutterleib erkranken) können einen Pavor nocturnus begünstigen. Auch von Alkohol und manchen Medikamenten kann man den Nachtschreck bekommen. Hoffentlich nicht von einem mickrigen Schlückchen Chianti, denke ich, während ich nervös auf Schwester und Schwager warte.

Nachtschreck als Erwachsener, das stelle ich mir sehr unlustig vor. Wer im Schlaf um sich schlägt, kann von Glück reden, wenn er (wie ich) Single ist. Oder von Pech, weil einen niemand aufhält: Erwachsene Erkrankte sind schon ins Auto gestiegen und losgebraust. Ohne aufzuwachen. Unheimlich. Aber das passiert ja alles selten. Üblicherweise erwischt es die Kleinen ohne Führerschein und Autoschlüssel, meist so mit vier oder fünf, wenn das Gehirn sich rasch entwickelt und viele Synapsen entstehen. Ungefähr sechs Prozent aller Kinder haben das regelmäßig. Manche Experten meinen sogar, dass jedes zweite Kind einmal im Leben einen Nachtschreck erleidet.

Der Schlaf ist wirklich eine komplizierte Sache. Je mehr ich über ihn nachdenke, desto wacher werde ich. REM, Non-REM, Traumschlaf, Tiefschlaf und Leichtschlaf. Der Schlaf besteht echt aus einer Menge Phasen, zwischen denen man kurz aufwacht, ohne es zu merken. Die kurzen Aufwachmomente sind ein automatischer Body-Check aus grauer Vorzeit: »Ist alles noch, wie es war? Knurrt der Säbelzahntiger? Brennt die Höhle? Nein? Okay, weiterpennen.« Bei Erwachsenen geschieht das vollautomatisch und weitgehend unbewusst.

Bei Kindern sieht das hingegen ganz anders aus. Das Wiederaufwachen ist zumindest für die ganz Kleinen ziemlich anstrengend, besonders, wenn sie ohnehin krank, überreizt und müde sind. Dann meldet das Spatzenhirn: »Ich brauche mehr Schlaf!«, und schafft das physiologische Aufwachen zwischen den verschiedenen Schlafphasen kurzerhand ab. Der Mix aus Schlafen und Wachsein kann zu verschiedenen Störungen führen – eine davon ist Pavor nocturnus.

Vom vielen Nachdenken wird mir schwindelig. Vielleicht ist es auch der Chianti. Mein Kopf ruht auf der Tischplatte, als Kerstin und Michael nach Hause kommen. »Pavor nocturnus«, murmele ich erschöpft.

»Es ist nur eine Phase«, sagt Michael mit blecherner Stimme. »Der Arzt meint, das geht wieder weg. Vielleicht schon nach einem Monat. Manchmal schon nach ein paar Wochen.«

»Man sagt ja, dass allzu starke Veränderungen oder Aufregungen so was verursachen können«, gebe ich leise zu bedenken. Aber eigentlich kenne ich schon die Antwort.

»Das Einzige, das sich verändert hat, ist, dass ich wieder angefangen habe zu arbeiten. Teilzeit«, sagt Kerstin.

Kleiner gewohnheitsliebender Sturkopf, dieser Niklas.

»Spätestens nach zehn Jahren ist Schluss damit«, sagt Kerstin. »Momentan kommt es so ein-, zweimal die Woche. Wir waren erst gestern dran, deswegen dachten wir, heute wäre es vielleicht ruhig.«

»Ist schon okay«, sage ich. Ich bin nicht sauer, dass sie es mir nicht gesagt haben – oder ich es nicht hören wollte, ich stehe dafür viel zu sehr unter Schock. Heute Nacht werde ich an einem Ort schlafen, der vollkommen schreisicher ist. Ich spare mir alle Hinweise auf Reizabschirmung, feste Bettzeiten, beruhigende Rituale, Diagnostik im Schlaflabor, letzte Rettung durch Psychotherapie oder Benzodiazepine. Kerstin weiß das alles. Darum ist sie auch so fertig.

Trotz Stress, Verdauungsbeschwerden, Schlafentzug und einigen Gläsern Wein zu viel schlafe ich in dieser Nacht ganz hervorragend. Ich träume etwas unruhig, irgendwas mit Captain Jack Sparrow und Riesendinosauriern. Als ich aufwache, ist das Bettzeug zerwühlt. Egal, ich könnte heute Bäume ausreißen.

Beim Brötchenholen begegne ich Herrn Böhm aus dem zweiten Stock. Er sieht sehr unausgeschlafen aus und wirft mir einen fragenden Blick zu. Frau Meibes harkt den Vorgarten, gähnt und beobachtet mich kritisch. Scheinen alle schlecht geschlafen zu haben. Komisch, ich hab nichts gehört. Keine Ahnung, was diese Nachbarn wieder haben.

DAS GEHEIMNIS DER STINKFRUCHT
Stinknase

Dazu ist die Nase da.
Und ich rieche, rieche, rieche.
Augen, Ohren, Nase (Kinderlied)

Der Herbst ist da, meine liebste Jahreszeit. Den ganzen Nachmittag koche ich Kürbissuppe, backe Pflaumenparfaits und rolle Zimtschnecken. Es duftet köstlich. Vollgepackt mit leckeren Sachen komme ich zum Nachtdienst in die Notaufnahme.

So wie Schwester Sabine das Gesicht verzieht, scheint sie einen üblen Tag auf Station gehabt zu haben. Um sie bei Laune zu halten, arrangiere ich im Pausenraum das Gebäck auf kleine Tellerchen, koche Kaffee und lege herbstliche Servietten aus.

»Die Mühe kannste dir sparen!«

»Ist heute kein guter Tag für Zimtschnecken?«

»Der Neue ist mir auf den Magen geschlagen.« Sie rümpft die Nase. »Privatpatient, Suizidversuch mit Paracetamol und Alkohol. Seine Frau hat den Rettungswagen gerufen. Vitalwerte sind gut. Ich habe kein Labor gemacht, kannst du das übernehmen?« Ohne auf meine Antwort zu warten, drückt sie mir einen grünen Mundschutz in die Hand.

»Ist er infektiös?«

»Nö. Aber Mundschutz brauchst du trotzdem.«

Manchen Patienten sieht man an der Nasenspitze an, dass sie stinken. Herrn Geier nicht. Er sitzt weltmännisch auf dem Stuhl neben der Untersuchungsliege, tadellos rasiert,

Seidenschal, gescheiteltes Silberhaar. Auf der Fensterbank steht ein kleiner Koffer. Keine Ahnung, für wen sich Herr Geier so schick gemacht hat. Vielleicht für den Sensenmann.

Kaum stehe ich im Raum, haut mich der Gestank schon aus den Latschen. Herr Geier sieht aus, als dufte er nach Irish Moos und Frisiercreme. Aber das tut er nicht. Er stinkt. Bestialisch. Nach süßlichem, vergammeltem Fleisch. Mehr noch: nach Aas. Nach totem Tier, das von Käfern und Maden genüsslich zerlegt wird. Meine Instinkte schreien: »Lauf weg!« Das ärztliche Pflichtbewusstsein hält erbarmungslos dagegen: »Er ist dein Patient. Und du bist verantwortlich.«

Es heißt, eine Karriere im Weißkittel entscheidet sich daran, ob man Blut sehen kann. Das ist Unfug. Der Gradmesser ist die Resistenz gegenüber scheußlichen Gerüchen. Schon in der ersten Woche im Studium geht es zur Sache. Der Präpariersaal mit den konservierten Leichen riecht nach Schnapsladen, ranziger Butter und vergorenem Obstsalat. Mit lebenden Patienten ist es mitunter kaum besser. Sie fallen von der Küchenleiter, ehe sie sich für uns hübsch machen konnten. Statt sich ein paar Spritzer Davidoff hinters Ohr zu träufeln, schwitzen sie beim Dauerlauf schonungslos ins Polyestertrikot, bevor sie kollabieren. Statt in Mandelblütenöl baden Partytiere tagelang in eigenen Körperausscheidungen, bevor sie im Delirium eingeliefert werden. Da hilft nur eines: Nase zu, Brechreiz unterdrücken, und weiter geht's.

»Pünktlichkeit ist eine Tugend, die in diesem Hause nicht hoch im Kurs steht«, sagt Herr Geier und rümpft die Nase. »Ich warte seit siebzehn Minuten auf Sie.«

Gern würde ich antworten. Aber ich kann nicht. Bin nicht abgehärtet genug. Atemluft ist knapp. Der Gestank betäubt jede Pore meines Körpers. Die Augen brennen, der Magen rebelliert. Ich träume von einem Mundschutz, getränkt mit Eukalyptusöl. Aber der liegt im Mülleimer, weit weg von hier. Ich muss dringend Luft holen. Darf ich rausstürzen? Könnte schroff wirken. Mit zusammengepressten Lippen hechte ich zum Fenster, kippe es auf. Hänge den Kopf in die kühle Brise Nachtluft, die durch den Spalt ins Zimmer dringt, und hyperventiliere unauffällig.

»Sie werden sofort das Fenster wieder zumachen!« Ärgerlich wedelt der angebliche Selbstmörder mit dem Einweisungsschein. »Sie sind genauso verrückt wie meine Frau. Diese Frischluftfanatikerin lüftet ununterbrochen. Egal bei welcher Jahreszeit. Ich rate ihr ständig, einen Spezialisten aufzusuchen. Aber sie meint, *ich* solle zum Arzt.«

»Ihre Frau ist nicht mitgekommen?«, frage ich. Normalerweise wollen Angehörige den gescheiterten Suizidenten unbedingt begleiten.

»Sie hat den Rettungsdienst gerufen und zum Abschied gewinkt. Sie meinte, ich nehme ihr die Luft zum Atmen.«

Ich versuche, in den Kittelärmel zu hecheln.

»Die ist besessen von frischer Luft, von Lavendelstäbchen, von Lufterfrischern im ganzen Haus. Überall! Und sie hält mich auf Abstand. Kein Begrüßungsküsschen, keine Umarmung, gar nichts. Und dann diese ständigen Reisen, immer ist sie weg!«

»Haben Sie deshalb versucht, sich das Leben zu nehmen?«

»Quatsch! Hin und wieder nehme ich ein paar Kopfschmerztabletten und spüle sie mit trockenem Riesling runter. Die leeren Tablettenpackungen verstaue ich in der Nachttischschublade. Seit Brigitte ständig verreist, bin ich faul geworden. Heute Abend kam sie aus Nizza. Als erste

Amtshandlung reißt sie alle Fenster auf, die Schubladen, die Schränke. Als sie die Tabletten und die angebrochene Rieslingflasche sieht, fängt sie an zu schreien und ruft den Notarzt. Nach dreißig Jahren Ehe. Ungeheuerlich!«

»Sie wollten sich wirklich nicht das Leben neh …?«

»Nein, das sagte ich doch gerade!«, donnert er. »Ich will mein altes Leben zurück. Aber alle wenden sich ab von mir. Ich musste vorzeitig in den Ruhestand, Freunde erfinden Ausreden, kein Schwein ruft mich an. Ich bin ein liebenswürdiger Mensch. Aber seit zwei Jahren meidet mich jeder wie die Pest.«

Herr Geier seufzt und lehnt den Kopf zurück. Ich erhasche einen Blick in seine geblähten Nasenlöcher, in denen es bei jedem Atemzug knistert und raschelt. Vielleicht brauchen wir hier doch keinen Seelenklempner, sondern nur einen HNO-Arzt.

»Sie haben keine Ahnung, warum Ihre Frau lüftet. Sie riechen nichts Ungewöhnliches, nicht wahr?«

»Wie bitte?« Herr Geier horcht auf.

»Und der Riesling schmeckt auch nicht mehr?«

»Woher wissen Sie das?« Verblüfft blinzelt Herr Geier in das Neonlicht.

Der Fall wird allmählich klar. Herr Geier verströmt nicht nur einen entsetzlichen Mief. Er kann seinen eigenen Giftgasangriff offenbar selbst nicht wahrnehmen. Und mir dämmert langsam, warum das so ist.

Als der Kollege aus der HNO eintrudelt, mit lustigen Instrumenten in Herrn Geiers Nase herumstochert und die Laborergebnisse checkt, steht die Diagnose fest: Herr Geier hat tatsächlich nicht um ein Rendezvous mit dem Sensenmann gebeten. Dafür leidet er an einer sogenannten Stinknase. Ja, genau, Stinknase. Eigentlich sollten solche diffamierenden Wörter aus dem Wortschatz der Menschheit gestrichen werden. Stinknase ist nicht besonders höflich. Ihr Gestank allerdings auch nicht.

Ähnlich sieht es übrigens bei der Stinkfrucht aus. Ihretwegen wurde einem indonesischen Flugzeug vor Kurzem keine Starterlaubnis gegeben. Eine Stunde musste gelüftet werden, ehe das Flugzeug wieder betreten werden konnte. Ihren Namen schuldet die Stinkfrucht ihrem mörderischen Gestank nach faulen Eiern, Fisch, verwesendem Fleisch, Urin und Zwiebel. Daher ist sie in asiatischen Hotels, Behörden und öffentlichen Verkehrsmitteln strengstens verboten.

Unglücklicherweise verhält es sich mit der Stinknase nicht besser. Anders als hartnäckiger Mundgeruch, der im medizinischen Verständnis lediglich ein Symptom darstellt, ist der müffelnde Riechkolben aber eine echte Erkrankung. Hauptursache sind grüngelbe Borken in den Nasenhöhlen, dicht besiedelt von Bakterien und prall gefüllt mit Eiter. Von dieser Belästigung haben die Geruchsnervenfasern schnell die Nase voll und treten in den vorzeitigen Ruhestand. Deshalb nimmt der Stinknasenträger den Mief nur selten wahr. Einerseits ist das praktisch, so vergiftet man sich nicht eigenhändig beziehungsweise eigennasig. Andererseits wird man gemieden wie ein Aussätziger. Von einem Tag auf den anderen.

Eine Stinknase zu erwerben ist gar nicht schwer. Schleimhautabschwellende Nasentropfen sollten wirklich nur kurz verwendet werden. Nach einiger Zeit trocknen sie die Nasenschleimhaut nämlich aus, bis sie sich entzündet und irgendwann Borken und Krusten entstehen. Das tut nicht einmal weh, da die sensiblen Bahnen ja den Geist aufgeben, aber (fast) jeder riecht es. Im schlimmsten Fall kann sich die Borkenbildung auf Rachen, Luftröhre und Kehlkopf ausdehnen. Es kommt zum Abbau des Nasenskeletts, das dem Gesichtserker seine charakteristische Form verleiht.

Auch Operationen an Nase und Nasenhöhle bergen ein gewisses Risiko. Also verzichten Sie auf ein korrigiertes Stupsnäschen und behalten Sie Ihren Zinken nach römischer Art, wenn nicht Ihr Leben davon abhängt.

Wer Drogen durch die Nase zieht, muss damit rechnen, dass er aufgrund der Schleimhautverletzung irgendwann nicht mehr mit einer Koks-, sondern einer Stinknase herumläuft. Arbeit mit Asbest, bestimmten Glas- oder Holzsorten kann die Nasenschleimhaut ebenso wie … nun ja … stinknormale Verletzungen schädigen und zu einer Stinknase führen.

Manche Nasenkrankheiten können eine Stinknase imitieren. Die Nasendiphtherie und die Nasentuberkulose haben einen süßlich-faden Beigeschmack. Der gemeine Rotz ist zwar vorwiegend in Nordamerika und Osteuropa verbreitet, aber äußerst ansteckend.

Die gute Nachricht ist: Popeln ist endlich erlaubt, die Borken können damit leicht entfernt werden. Salzhaltige, feuchte Meeresluft tut der vertrockneten Schleimhaut gut. Auch Inhalationen, Nasendusche und ölige Nasensalben helfen bei der Pflege. Nach einigen Wochen, spätestens ein paar Monaten, sollte die Kampfknolle dann Geschichte sein. Wenn das alles nicht hilft, kann man immer noch eine operative Reduktionsplastik in Erwägung ziehen. So kriegt vielleicht auch die genervte Ehefrau endlich wieder Luft zum Atmen.

Bevor Sie über dieses Krankheitsbild die Nase rümpfen: Die Stinknase ist häufiger, als man annimmt, und tritt familiär gehäuft auf. Besonders bei erkrankten Verwandten sollte man im eigenen Interesse einfühlsam vorgehen. Doch auch als Arzt braucht man eine Menge Taktgefühl, um dem Betroffenen die Wahrheit zu sagen.

»STINKNASE? Das ist ja wohl die Höhe!« Herr Geier hat sich erhoben, er ist gefühlt zwei Meter groß und starrt mich durch goldgeränderte Brillengläser an. So schauen Patienten, die einen verklagen werden. Glaube ich. »So eine Unverschämtheit ist mir in meinem ganzen Leben nicht untergekommen!«

Seine Frau kuschelt sich vermutlich gerade vor dem Kamin in ein Eisbärenfell, lackiert sich die Fußnägel und macht den trockenen Riesling leer, während ich ihrem Gatten die übelriechende Wahrheit übermittele. Eigentlich hätte das seine Frau machen sollen. Oder der HNO-Typ. Aber das Weichei hat es hier nicht länger als drei Minuten ausgehalten.

»Sie glauben mir nicht?«

»Kein Wort.«

»Aber es … riecht *wirklich*!«

»Das ist vollkommen ausgeschlossen. Ich rieche nichts.« Er blickt beleidigt zur Decke. Von hier unten kann ich die Nasenborken sogar mit bloßem Auge sehen.

»Genau das habe ich doch erklärt. Ihre Geruchsfasern sind durch die Erkrankung angegriffen.«

»Geruchsfasern?! Da müssen Sie sich schon etwas Besseres ausdenken, um mich zu überzeugen, Frau Doktor! Wenn der Doktor überhaupt echt ist.«

Jetzt reicht's. »Würden Sie sich auf ein harmloses Experiment einlassen?«, frage ich tonlos. »Eines, das zeigt, wer von uns beiden recht hat?«

»Sie werden mich in keines dieser Geräte stecken. Ich bin privat versichert. Ich weiß, dass viele Ihrer Untersuchungen nur zum Geldverdienen gemacht werden.«

»Nur ein kleiner Spaziergang«, schlage ich vor. »Achten Sie auf die Gesichter der Leute. Gleich werden Sie es sehen.«

Herr Geier folgt mir widerwillig durch die Notaufnahme. Heute Abend ist nicht viel los, ein paar Patienten mit kleinen Blessuren warten auf den Chirurgen. Sie lächeln mir hoffnungsvoll zu. Niemand hält sich die Nase zu, keiner verzieht das Gesicht. Verdammt! Diese Höflichkeit ist doch total unnatürlich.

Ah, Schwester Sabine naht, meine Rettung. Ich winke sie heran. »Ein wunderbarer Abend, nicht wahr, Sabine? Herrliche Luft heute Nacht.«

Sie zaubert ein Retortenlächeln hervor. »Frisch wie ein Wind von der Alm«, gurrt sie. Eine Wolke aus Eukalyptusöl hüllt sie ein.

»Herr Geier und ich haben gerade überlegt, ob wir hier nicht irgendeinen ungewöhnlichen Duft wahrnehmen.« Ich baue Gisela eine Brücke – und sie reißt sie ein.

»Das wäre mir sicher aufgefallen, Frau Doktor«, flötet sie und hastet davon. Im Weggehen ruft sie über die Schulter: »Ich rieche rein gar nichts.«

»Sie stehlen meine Zeit«, zischt Herr Geier böse in meine Richtung. »Ich verschwinde.« Er stapft zurück ins Untersuchungszimmer, schnappt sich Koffer und Jackett und drängelt sich an mir vorbei. »Sie hören von meinem Anwalt!«

Er ist weg, tief gekränkt.

Das Seltsame ist: Ich kann ihn irgendwie verstehen. Die Leute behandeln ihn mies. Keiner sagt ihm, was er von ihm denkt. Und er kann sich ins Zeug legen, so viel er will – man behandelt ihn wie einen Aussätzigen. Wie es in ihm aussieht? Ist den meisten Leuten wohl ziemlich egal.

Ich lüfte das Untersuchungszimmer und desinfiziere die Liege. Der Gestank zieht sicher in meine Klamotten, die Haare, die Schleimhäute. Egal. Einmal Händewaschen und einen Kaffee, dann bin ich wieder wie neu.

Aber es gibt keinen Kaffee. Das Stationszimmer duftet zwar nach Röstaromen und Herbstgebäck, aber leider bleibt es beim Duft. Die Kaffeekanne? Ist leer. Kuchenteller? Abgefressen. Von meiner Herbstbäckerei ist nichts übrig außer ein paar Krümeln und verknüllten Servietten. Das dreckige Besteck liegt auf dem Tisch verstreut. Mein Tortenheber steckt verschmutzt in meinem Fach zwischen einigen Patientenakten.

In Zeitlupe dreht sich der Bürostuhl zu mir um. Schwester Sabine. Eine Bremsspur aus Pflaumenparfait zieht sich über ihr Doppelkinn. »Der Stinker war gerade da, Bettina. Der will dich verklagen. Na egal. Sag mal, wie viele Kalorien hat denn dieses Stück? Das werden mindestens hundert sein, oder? Machst du das absichtlich, damit ich um die Hüfte rum zulege?«

Ich möchte nicht antworten. Muss ich nicht. Hab ich nicht nötig. Seit ich vor wenigen Wochen Sabines Lieblingsschlagersänger fast als Hochstapler enttarnt habe, ist sie stinksauer auf mich und lässt mich das jeden Tag spüren.

Und plötzlich vergesse ich meine gute Kinderstube und erzähle ihr, was Sache ist. Dass ich nicht auf den Flur geschoben werden möchte. Und dass man mich freundlich behandeln soll. Dass ich mir die ganzen Geburtstage merke und extra früher komme und Kuchen backe und auf den beknackten Herbstservietten arrangiere. Ich backe Kuchen in allen verdammten Jahreszeiten. »Und jetzt muss ich mir hier echt auch noch vorwerfen lassen«, zische ich wutentbrannt, »dass ich dich fett mache, Sabine. Dabei warst du schon vorher so!«

Innen ist die Stinkfrucht wirklich lecker. Eine himmlische Delikatesse. Ihr Fruchtfleisch schmeckt süßlich, nach Walnuss und Vanille, mit einer dezenten Schärfe. Feinschmecker zahlen fünfhundert Euro für eine einzige Frucht. Die Sache mit den fiesen Stacheln und dem mörderischen Geruch erscheint somit etwas irreführend, ist aber letzten Endes sinnvoll. Wahrscheinlich hat die Stinkfrucht einfach nicht so viel Lust, gegessen zu werden.

Nach dem Wochenende erscheine ich ohne Gebäck zum Dienst und mache mich auf das Schlimmste gefasst: bissiges Schweigen, Getuschel hinter meinem Rücken, Altpapier in meinem Fach, Kaugummi auf meinem Stethoskop. Was man eben so abkriegt, wenn man sich mit dem Pflegedienst anlegt. Für die Abreibung habe ich mich nicht hübsch gemacht. Die strähnigen Haare fallen über den knitterigen Kittel vom Freitag.

Aber als ich mit düsterem Gesichtsausdruck die Notaufnahme betrete, ist irgendetwas anders. Die Kuchenteller sind abgewaschen. In meinem Fach liegt ein akkurat geschichteter Stapel Akten, obendrauf der geputzte Tortenheber. Sabine grüßt mich flüchtig. Nicht freundlich, nicht herablassend. Sondern ganz normal.

»Hat jemand Kaffee gekocht?«, frage ich und erwarte keine Antwort.

Doch Sabine nickt rüber zur Umkleide. Es dauert keine drei Sekunden, bis ein Medizinstudent rausgetänzelt kommt. Frisch rasiert, der Kittel sitzt tadellos, das Lächeln ebenfalls. »Ich bin der Fuad«, stellt er sich fröhlich vor. »Medizinstudent im Praktischen Jahr und die nächsten zwei Monate hier eingeteilt.«

Auf dem Tisch sehe ich zwei Tüten Gummibärchen. »Sind die von dir?«, frage ich.

»Meinst du, die reichen nicht?« Er klingt unsicher.

»Oh toll, endlich was ohne Fett«, ruft Sabine, ehe sie tüchtig zugreift.

»Du machst das genau richtig«, sage ich zu Fuad.

»Ich hoffe, ich kann hier viel lernen«, sagt er.

Den Dreh mit der Schwesternbestechung hat er jedenfalls schon raus. Alles andere wird er selbst herausfinden, ganz bestimmt.

Ich nehme mir einen Kaffee und schnappe mir eine Akte. Mit grimmigem Gesichtsausdruck blättere ich darin rum und tue so, als würde ich lesen. Es ist ganz schön in der Notaufnahme, wenn einen niemand nervt. Man sieht es mir vielleicht nicht an, aber in mir drin riecht es nach Kürbissuppe und Pflaumenparfaits. Es duftet köstlich. Der Herbst ist da. Meine liebste Jahreszeit.

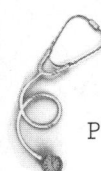

IST DAS KUNST,
ODER KANN DAS WEG?
Pathologisches Sammeln und Horten

The things I do possess sometimes they own me too.
Phoenix, »Everything«

Im Mai 2012 wurden Nachbarn eines Fuldaer Fachwerk-
hauses Augenzeugen eines seltsamen Spektakels. Die Au-
ßenwand des Bauwerkes knackte einen Moment lang be-
drohlich vor sich hin, um urplötzlich ganz wegzubrechen.
Die Decken des Gebäudes krachten ein, ein Zimmer im
ersten Stock sackte eine Etage nach unten, die Innereien
des Hauses ergossen sich in den Vorgarten.

Die eigentliche Überraschung sollte aber nicht der Zu-
sammensturz sein, sondern die anschließende Obduktion
des Hauses. Es wurde nämlich nicht etwa von Holzwür-
mern oder Mottenfraß oder gar von Versicherungsbetrügern
zum Einsturz gebracht, sondern von Müll. Von Krempel.
Krams. Verpackungen, ungegessene Speisen, Klamotten-
reste, alte Zeitungen, Flaschen, Dosen und Möbelstücke
mussten von der Feuerwehr zunächst einmal mit schwerem
Gerät beiseitegeschafft werden, ehe eine Stabilisierung des
Restbaus möglich war. Die *Bild*-Zeitung brachte das Spek-
takel auf den Punkt: »In Fulda platzte eine Messie-Woh-
nung!« Schuld am Unglück war die Weigerung des Bewoh-
ners, sich von einigen »Habseligkeiten« zu trennen.

Das seelische Störungsbild der Alles-behalten-nichts-
wegschmeißen-Krankheit wird im Volksmund Messie-Syndrom genannt und ist Psychiatern als Pathologisches Sammeln und Horten bekannt. Hört sich erst einmal ganz
ulkig an, man denkt an meterhoch gestapelte Panini-Al-

ben, Überraschungsei-Figuren und – wenn es hart auf hart kommt – den Goldschatz von Tolkiens schrecklichem Drachen Smaug. Ich hingegen denke an Terrarien.

Warum ich bis zum zweiten Semester zu Hause gewohnt habe, ist mir bis heute nicht ganz klar. An der Uninähe konnte es jedenfalls nicht liegen, auch waren keine Kneipen in Reichweite, keine Cafés oder Clubs. Nicht mal ordentlich Grün gab es im Wohnviertel meiner Eltern, stattdessen überall spitzgiebelige Fünfzigerjahrehäuser mit zu kleinen Fenstern und zu großen leeren Gärten an verkehrsberuhigten Straßen.

Wahrscheinlich lag es an meinem Vater. Weil er, wie ich damals annahm, als Vollblutmediziner in allen Fachdisziplinen daheim war und ich viel von ihm lernen konnte. Weil er jeden Morgen um halb sieben an meine Zimmertür klopfte und mich davon abhielt, das zu tun, was Studenten gerüchteweise so tun: Montag bis Samstag abfeiern, den Sonntag komplett verpennen und am Ende durchs Physikum rasseln. Und, na ja, ich blieb auch, weil drei fertige Mahlzeiten am Tag und die fast kostenlose Benutzung von Mamas Renault Multipla definitiv ihre Vorzüge hatten.

Umso überraschter war ich dann zu erfahren, dass meine Eltern meinen Auszug bereits haarklein planten. Mehr noch: Sie hatten mich verschachert. Ich erfuhr es einen Tag vor dem großen Anatomie-Abschlusstestat, an das mich das Kunststoffskelett vor meinem Bett erinnerte, das mein Vater von den Schädelplatten bis zu den Zehenknochen mit Post-its beklebt hatte.

»Dein Vater und ich haben eine ganz tolle Wohnung für dich gefunden. Mit dem Rad fünf Minuten zur Uni. Und ein total netter Mitbewohner, mit dem du dich super verstehen wirst«, sagte meine Mutter beim Frühstück.

Mein Vater sagte nichts, sondern kraulte sich selbstvergessen den Backenbart – wie immer, wenn er eine großartige Idee hat und andere Leute daran teilhaben dürfen.

Von der Straße aus sah die Wohnung tatsächlich nicht schlecht aus, zweiter Stock Altbau mit kleinem Balkon, im Hinterhof ein verblühter Garten. Doch im Treppenhaus trübte sich das Bild. Schwere Schleifspuren vor der Wohnungstür, Pizzaschachteln bis zum Briefschlitz, unter denen die Fußmatte kaum zu erkennen war. Nur mit Mühe ließ sich die Tür aufschieben. Im Flur fanden sich sieben zwei Meter hohe Stapel mit medizinischen Fachzeitschriften und losen Zetteln, anscheinend aus englischsprachigen Lehrbüchern zusammenkopiert. Möbel sah ich nicht. Nur Umzugskartons. Und zwei Beutel Nagerkrokant Premium. Irgendwo ratterte ein Drucker.

»Sieht echt gemütlich aus«, feixte ich. »Vielleicht solltest du hier einziehen«, sagte ich zu meinem Vater, der mich begleitete.

»Bestimmt ist der Ralf da«, sagte er schlicht. »Den stören wir aber besser nicht, der arbeitet sicher. Das ist ein ganz Fleißiger, der macht zum Doktor noch gleich den PhD. Das geht eigentlich erst nach dem Examen, aber für ihn machen sie extra eine Ausnahme. Ein feiner Kerl. Mit seinem Vater spiele ich Schach.« Er bugsierte mich in ein Zimmer, das man geräumig hätte nennen können – hätten nicht vier leere Terrarien drin gestanden. Und acht Umzugskartons. »Das ist deins«, sagte er.

»Großartige Idee mit der Wohnung. Die Küche hab ich zwar noch nicht gesehen, aber ich kann jetzt schon sagen: Hier bleibe ich nicht.«

Mein Vater lächelte schief, als klebte ihm ein Mentos am Zahn. »Ein bisschen aufräumen, dann sieht das alles prima aus. Du hast bestimmt einen tollen Einfluss auf den Ralf. Und du wirst 'ne Menge von ihm lernen, ganz bestimmt.«

»Würdest«, korrigierte ich.

»Wirst«, sagte mein Vater. »Wir zahlen die Wohnung, also suchen wir sie auch aus.«

Trotz der Terrarien setzte er sich durch. Vier Wochen probewohnen, darunter machte er es nicht. Bestimmt dachte er, dass das hier ganz ausgezeichnete Lernbedingungen für mich wären und ich in meiner Freizeit an Ralfs Labormäusen herumpromovieren und zum Zeitvertreib den wissenschaftlichen Handapparat im Flur für irgendwelche Studien benutzen würde. Und die unzähligen Berge an übereinandergestapelten Fachzeitschriften »Urologie heute«, die die Küche verstopften? Sehr nützlich, da hat man morgens beim Kaffee gleich eine leichte Lektüre zur Hand. Und nicht zu vergessen die Keramikschalen, Glaskolben und Objektträger, die im Spülbecken und auf der Fensterbank des Badezimmers vor sich hin trockneten.

Das Problem des zwanghaft Sammelnden besteht meist nicht aus dem Zeug, das er anhäuft. Im Gegenteil, das findet er richtig gut, deswegen wirft er es ja nicht weg. Das Problem besteht meist darin, dass die Sammelleidenschaft nach und nach das alltägliche Leben beeinflusst – oder es gar unmöglich macht. Zumindest, wenn der Lebensraum eingeschränkt wird und der Krempel Mitmenschen vor den Kopf stößt.

Das Messie-Syndrom gilt als Spielart der zwanghaften Persönlichkeitsstörung. Zwanghafte Menschen erleben ihre Rituale (Händewaschen, Waschbeckenscheuern, Fliesenzählen) ja als ungemein beruhigend. Auch wenn das Verhalten auf Unbeteiligte eher entgegengesetzt wirkt, nämlich beunruhigend. Der pathologische Sammler sammelt, weil es ihm gefällt. Weil ihn die Sache mit Leidenschaft erfüllt. Und weil ihn der Gedanke, sich von liebgewonnenen, ja ungemein wertvollen Objekten zu trennen, schmerzt und ängstigt oder sogar in eine Sinnkrise stürzt, wenn der Container vor der Tür steht.

Das Leben des zwanghaften Sammlers ist scheinbar voller schicksalsschwerer Entscheidungen. Aus Angst vor unwiderruflichen Fehlentscheidungen hat er seine Siebensachen gern greifbar nahe. Warum das acht Jahre alte Exemplar des Ärzteblatts in die Bibliothek zurückbringen? Um es noch mal zu lesen, müsste man es ja erneut ausleihen, und wer weiß, ob es dann verfügbar ist. Warum die zweihundertsiebenunddreißig kopierten Fachartikel ins Altpapier geben? Wer weiß, wann man sie ganz dringend gebrauchen kann.

»Wir müssen reden«, sagte ich nach drei Stunden Probewohnen zu Ralf. »Das geht so nicht weiter. Das ganze Chaos und so.«

Vom Probewohnen schien Ralf keine große Notiz genommen zu haben. Er kam im marineblauen Schlafanzug und mit einem durchdringenden Geruch nach Mäusen in die Küche geschlurft und sah nicht mich an, sondern den frischen Kaffee, mit dem ich ihn in die Küche gelockt hatte.

»Du hast umfangreiche Entscheidungsspielräume, was die Gestaltung der Innenräume betrifft«, nuschelte er, »das haben unsere Väter alles besprochen. Irgendwo liegt auch noch ein Kuvert mit Geld, damit kannst du uns das hier nett machen.«

»Uns?«

»Dir und mir.« Ralf schlürfte den Kaffee mit gespitzten Lippen. »Und den Mäusen. Denen ist die Farbe egal. Ich

mag am liebsten weiße Wände, aber ich bin nicht wähle-
risch.«

»Ich soll renovieren? Aufräumen? Ausmisten?«

»Nichts wegschmeißen!«, sagte Ralf schnell. »Bloß
eine weibliche Hand. Das ist das Mindeste, was du tun
kannst. Am Wochenende darfst du dann mit ins Labor,
wenn du deine Sache hier gut gemacht hast. Unsere Väter
sind der Meinung, so wie ich übrigens auch, dass ich dir
was beibringen kann.«

»Verstehe ich dich also richtig: Ich soll hier sauber-
machen, und als Belohnung zeigst du mir ein miefiges Labor, das ich dann ebenfalls entrümpeln darf?«

Ralf lächelte wie einer von den Typen, wegen denen
vernünftige Frauen um Blind Dates einen großen Bogen
machen. »Wir züchten genetisch veränderte Zellen und
spritzen sie den Mäusen. Dein Vater meinte, sowas würdest du sicher richtig spannend finden.«

An dieser Stelle wurde ich ein bisschen laut. Nahm
ihm den Kaffee weg, verbrannte mir fast die Finger und
knallte die Tasse wieder hin. Sagte Sachen, die man Freunden der Familie eher nicht sagt. Auch nicht ihrem wissenschaftlichen Nachwuchs. Schließlich einigten wir uns wie
Erwachsene.

»Wie kommst du eigentlich darauf, dass hier eine Frau
übernachten würde?«, fragte ich aufgebracht. »Angefangen bei mir!«

»Ich hätte dich sowieso rausgeschmissen«, brummte
Ralf in den Kaffeebecher. »Ich brauche das zweite Zimmer
für meine Terrarien.«

Nicht jeder pathologische Sammler hat so ehrgeizige Ziele
wie Ralf, der immerhin Krebs heilen, Organe züchten oder
wenigstens Mäuse vermehren will. Die meisten haben ein-

fach gern ihre kostbaren Güter um sich. Nicht selten entwickeln die Betroffenen weitere Störungsbilder, bei denen es zur Anhäufung von Besitz kommt, zum Beispiel Kaufsucht oder Kleptomanie.

Doch auch wenn das Sammelchaos nicht jedermanns Sache ist: Den Betroffenen kann man keinen Vorwurf machen. In Zeiten von schnelllebigem Konsum ist es eigentlich schön zu sehen, dass jemand auch den kleinen Dingen des Lebens großen emotionalen Wert beimisst. Was man sogar in MRT-Studien sieht: Bei Betroffenen sind Areale wie der orbitofrontale Kortex, wo über den Wert von Objekten entschieden wird, besonders stark aktiviert. Die ausgelesene Fernsehzeitschrift, die alte Bierdose, der gammelige Objektträger besitzen einen hohen Gefühlswert. So was schmeißt man nicht weg. Auch Hirnbereiche, die für fundamentale moralische Entscheidungen verantwortlich sind, weisen eine erhöhte Aktivität auf. Wer jemals darüber nachgedacht hat, sich einen Organspenderausweis zuzulegen oder eine zugelaufene Katze zu behalten, weiß, wie schwer solche Entscheidungen sein können. Sogar eine genetische Veranlagung für pathologisches Sammeln ist bekannt – eine Variante im Gen für den neuronalen Glutamatrezeptor soll mitverantwortlich für die Anhäufung von Besitz sein. Für Leute wie Ralf ist es sicher interessant, dass Ratten, deren Hypothalamus elektrisch stimuliert wird, eine erhöhte Sammelbereitschaft zeigen.

Um die Diagnose einwandfrei stellen zu können, müssen übrigens andere Erkrankungen ausgeschlossen werden. Denn auch Hirnschädigungen durch Unfälle, Tumoren oder Schlaganfälle können sich in solchen Charaktereigenschaften niederschlagen. Nicht selten zeigen auch Demenzkranke plötzlich eine erhöhte Sammelleidenschaft, wobei dieses »Festhalten« an Erinnerungsstücken tatsächlich eine große Hilfe sein kann, sich im Leben zurechtzufinden. Vielleicht ist das eine gute Beschreibung der Störung: festhalten und nicht loslassen können. Nicht selten finden sich als Begleiterkrankungen des Messietums nämlich Depressionen und Angsterkrankungen. Kurz gesagt, man kann sich viele Sammler als recht einsame Menschen vorstellen, deren Störung nicht dazu beiträgt, dass sie Gesellschaft bekommen. Manchmal braucht es etwas Druck von außen.

»Ich darf hier nicht ausziehen«, sagte ich tags darauf zu Ralf. Er hatte den Schlafanzug gegen etwas eingetauscht, das mit viel Bügeln als ein Hemd durchgegangen wäre. Den anthrazitfarbenen Kaffee hatte er selbst gekocht. Der Duft von Febreze lag in der Luft.

»Ich darf dich nicht rausschmeißen.« Schlecht unterdrücktes Bedauern schwang in Ralfs Stimme mit. »Und dein Zimmer nicht zu Aufzuchtzwecken verwenden. Keine Ahnung, was die sich dabei denken.«

»Meine Eltern finden, ich bin verwöhnt.«

»Meine finden, ich bin unordentlich.«

Von wegen verwöhnt, dachte ich.

Von wegen unordentlich, dachte Ralf vermutlich.

Als Einzugsgeschenk hatte mir mein Vater den zweibändigen Harrison geschenkt, die Bibel der Inneren Medizin in der amerikanischen Originalausgabe. Sechs Kilo Papier. Ich wuchtete ihn auf den Tisch. »Mein Trostpflaster, weil du mich nicht rausschmeißen darfst.«

»Das Trostpflaster von meinen Eltern steht im Flur«, sagte Ralf und wies auf den chromblitzenden Staubsauger. »Wenn man auf volle Pulle stellt, kriegt das Ding sogar den Mäusekot aus den Dielenfugen gesaugt. Mir hat der

Handfeger ja genügt, aber du findest die neue Errungenschaft sicher praktisch.«

»Du wirst selbst saugen. Den Flur und dein Zimmer. Klar?« Als er zögerte, schob ich ihm den Harrison rüber. »Nimm schon. Aber wenn hier der Mäusekot rumfliegt, ziehe ich den wieder ein.«

Ralf nahm die Bücher und den Staubsauger und verzog sich in sein Zimmer. Dann saugte er. Und hörte gar nicht mehr auf.

Erst Wochen später wurde mir klar, wieso.

VON LUSTKNOCHEN UND LIEBESTÖTERN
Penisbruch

Mein kleiner Dieter wurde blau und sah aus wie ein toter Aal.
Dieter Bohlen, »Nichts als die Wahrheit«

Ralfs schrille Hilfeschreie übertönten mühelos das Pfeifen des Staubsaugers, das seit einigen Minuten durch die dünne Wand meines WG-Zimmers drang. Das nagelneue Gerät klang, als wäre die Düse verstopft oder hätte sich an einer alten Socke festgesaugt. Der Motor heulte auf Hochtouren. So wie Ralf. »Mach sofort die Sicherung raus!«, brüllte er. »Schnell, beeil dich – Bettiii!«

Während ich in die Hausschuhe schlüpfte und in den Flur hinausstolperte, fragte ich mich, woher ich bitte schön wissen sollte, wo der Sicherungskasten war. Ich wohnte erst seit zwei Monaten hier. »Keine Ahnung, wo der ist«, brüllte ich zurück. Doch meine Erwiderung ging zwischen Ralfs spitzen Schreien unter.

»Ich komm rein und helfe dir!«, rief ich. »Okay?«

»Neiiin! Das geht dich nichts an!«, jammerte Ralf.

Ach was soll's, dachte ich. Ich war im dritten Semester, mich konnte nichts schocken. Also warf ich mich gegen Ralfs klemmende Zimmertür. Zugriff!

Doch was ich sah, ließ mich vor Schreck erstarren. Ich war noch nie hier drin gewesen, in all den Wochen nicht. Ein riesiger Schreibtisch, auf dem sich Fachzeitschriften und Projektordner türmten. Papiere, Laborklamotten und Glasschälchen auf dem Boden. Und ein zuckender Deckenhaufen auf dem Bett. Mit Ralfs Haarschopf obendrauf. Unter dem Plumeau hing der geriffelte Schlauch des Staubsaugers heraus.

»Raus, raus, sofort raus hier, Betti!« Ralf sah aus, als kämpfte er unter der Decke mit etwas, einem Tier vielleicht, das sich an ihm festgebissen hatte.

Ich zog den Stecker, das Gebrüll des Staubsaugers erstarb. Das von Ralf nicht. Er schrie weiter in heiserer, atemloser Tonlage, als ob er gleich das Bewusstsein verlieren würde. »Mach einfach gar nichts«, keuchte er, »und lass uns nie wieder drüber reden!«

Vor meinem inneren Auge setzte sich ein Bild zusammen, das ich nicht mehr aus dem Kopf kriegte. Ralf teilte sich das Nachtlager mit dem Staubsaugerrohr. Was sehr seltsam war. Und irgendwie auch traurig. Nicht nur weil Ralf nie saugte. Zumindest nicht den Boden. Ob er wusste, was nun zu tun war? Ob er jemand war, der just for fun in der Dissertation »Penisverletzungen bei Masturbation mit Staubsaugern« geblättert hatte?

»Ralf, press deinen … na, dein Ding mit beiden Händen zusammen«, sagte ich so beiläufig wie möglich. »Ich ruf mal rasch einen Notarzt und suche dann etwas zum Kühlen.«

Ralf antwortete nicht. Er weinte. Ein Häuflein Elend unter einer ungewaschenen Decke, ein verwundeter Medizinstudent mit einem gebrochenen Herzen. Beziehungsweise gebrochenen Piephahn.

Ich war keine Urologin. Und ich sah mir in der Freizeit auch keine Röntgenaufnahmen von rektal eingeführten Gegenständen an. Aber wenn mich nicht alles täuschte und ich mein lückenhaftes Wissen aus dem Bereich unterhalb der Gürtellinie korrekt zusammensetzte, hatte Ralf das, was sich kein Mann der Welt wünschte: einen Penisbruch.

Die schlechte Nachricht zuerst: Beim Penisbruch handelt es sich nicht, wie häufig angenommen, um eine urbane Legende. Im Gegenteil, der Liebesknochen des Mannes ist ein ausgesprochenes Sensibelchen und als solches äußerst schnell reiz- ... äh, reißbar. Er ist der lebendige Beweis dafür, dass das Unmögliche möglich ist. Denn der menschliche Piephahn besitzt zwar keinen einzigen Knochen, trotzdem kann das Instrument entzweibrechen. Und das geht (neben den Schreien des Betroffenen) nicht lautlos vonstatten: Insider verraten, das Geräusch erinnere an eine gerissene Bogensehne.

Einen tatsächlichen Knochenbruch kann man bei der Lümmelfraktur also beim besten Willen nicht diagnostizieren, auch wenn es im Röntgenbild erstaunlicherweise genau danach aussieht. Dabei wäre ein Knochen im Fahnenstängel gar nicht mal so unpraktisch, immerhin profitiert die große Mehrheit der Säugetiere von einem Penisknochen, der ein äußerst ausgedehntes Liebesspiel ermöglicht. Der evolutionäre Gedanke dahinter erscheint nicht ganz verkehrt: Ist das Weibchen läufig, ist es für das Männchen sinnvoll, den begehrten Platz so lange wie möglich zu besetzen und die Konkurrenten damit tagelang auf die Zuschauerränge zu verweisen.

Die menschlichen Paarungsmethoden sind in den meisten Fällen mit etwas feinerer Nadel gestrickt, da braucht man keinen Knochen. Und da die Menschendame oft nur für wenige Tage fruchtbar ist, ergibt die Penisknochen-Methode erst recht keinen Sinn, vom Sex mit Staubsaugern nun einmal abgesehen.

Ganz falsch ist die Mär vom Knochenbruch allerdings nicht. Nur wenn der kleine Freund knüppelhart ist, können ihm plötzliche Verbiegungen und Knicke etwas anhaben, sei es während des Aktes, der Masturbation oder während eines feuchten Traums, bei dem sich der Verunglückende im Schlaf auf der Erektion herumwälzt. Auch die beliebte »Umgekehrte Reitstellung«, bei der die Frau auf dem Mann sitzt, diesem aber den Rücken zuwendet, kann zu den dollsten Verletzungen führen, wenn das Gemächt zu heftig mit dem weiblichen Hüftknochen kollidiert. Das Knallen rührt auch in diesem Fall nicht von der Peitsche her, auch wenn der Name der Position das durchaus vermuten lässt, sondern von einem Riss in einer der festen Penishäute, von denen die Schwellkörper umgeben werden. Reißt die Schwellkörperhaut, tritt Blut ins umliegende Gewebe, und innerhalb von wenigen Minuten entsteht ein ausgedehnter Bluterguss, der den kompletten Schwengel umfasst. Egal ob vorher mickriges Gürkchen oder prächtiger Maiskolben, jetzt erinnert das gute Stück an eine erntefrische Aubergine.

Das mag sich anhören, als ob endlich ein lang gehegter Traum wahr würde, denn tatsächlich wächst der Schniedelwutz auf den zwei- bis dreifachen Umfang an. Das ist aber alles andere als wünschenswert. Wenn nämlich nicht umgehend operiert wird, muss man mit lebenslangen Erektionsstörungen, bleibenden Veränderungen an Form und Farbe sowie nachhaltigen Beeinträchtigungen von Harnröhre und männlichem Selbstbewusstsein rechnen. Nicht selten kommt es vor, dass der verschreckte Mann erst einmal alle Indizien entfernt, die ihn später überführen können, zum Beispiel das Weibchen. Oder als Masturbationshilfen zweckentfremdete Haushaltsgegenstände. Dabei verschwendet er nur unnötig Zeit, die er besser darauf verwenden sollte, die Anakonda beherzt mit beiden Händen zu packen und sie zu würgen. Die Kompression ist als Erste-Hilfe-Maßnahme nämlich bestens geeignet, den Bluterguss und die Schwellung einzudämmen. Anschließend ist ein Griff in den Gefrierschrank eine gute Idee. Mit der Familienpackung Tiefkühlerbsen kann das Schlimmste abgewehrt werden, während der Unglücksrabe auf die Sanitäter wartet.

Feministische Medizinerinnen vertreten angeblich die Auffassung, beim Penisbruch handle es sich um einen ausgleichenden Scherz des Schöpfers, um des Weibes Qualen während Menstruation, Schwangerschaft, Geburt, Stillzeit und Wechseljahren wiedergutzumachen. Diese Behauptung ist selbstverständlich an den Haaren herbeigezogen: Was bitte ist denn ein Penisbruch gegenüber einer Geburt?

Dass es sich um einen absoluten Notfall handelte, wusste Ralf bestimmt. Er wimmerte wie eine Drittklässlerin, die beim Brennball abgeworfen wurde. Selbst als ich ihm mit geschlossenen Augen die Großpackung Flutschfingereis unter die Decke schob, wurde er kaum leiser. Der Notarzt hatte gleich zwei Trümmerfrakturen zu diagnostizieren: eine am Liebestöter, ehemals Liebesknochen, und eine an Ralfs angeknackstem Ego. Die Diagnose lautete Morbus Vorwerk und ist bis heute der Renner auf jeder urologischen Notfallstation.

Ich werde vermutlich nie erfahren, ob hinter Ralfs gründlicher Inspektion des WG-Staubsaugers ein spontaner Einfall oder eine längere romantische Beziehung steckte. Denn ich sollte niemals danach fragen. Allerdings wäre Ralf in bester Gesellschaft gewesen, wie ein Blick in eine wissenschaftliche Studie dazu verrät: Von 169 Penisbrüchen ereignen sich einer Literaturübersicht zufolge lediglich 28 Prozent beim zweisamen Liebesspiel, aber stolze 43 Prozent durch »unsachgemäße Selbstbefriedigung« – was man sich darunter vorzustellen hat, wird vor allem der männliche Teil der Leserschaft wissen. 18 Prozent kommen durch nicht näher bezeichnete Schläge oder Stöße zustande oder weil man nackt durchs Zimmer spaziert und mit dem erigierten Glied auf den eingeschalteten Staubsauger stürzt. Na klar. Immerhin elf Prozent des Gurken-GAUs passieren, weil der Lümmel beim Schlafen unbemerkt die Biege macht und abknickt.

Als das Rettungsteam die Wohnung betrat, führte ich es kommentarlos an den Ort des Verbrechens. Ralfs Aubergine und das Wimmern erklärten sich schließlich von selbst. Und nicht, dass die auf die Idee kamen, ich würde zu den 28 Prozent gehören und hätte damit irgendetwas zu tun.

Die Therapie des Gurken-GAUs hört sich schrecklich an: Der Penis wird unter Vollnarkose aufgeschnitten, der Bluterguss rausgelöffelt. Die frisch operierte Seegurke sieht natürlich furchterregend aus, und so fühlt sie sich auch an. Nach ein paar Wochen ist aber alles wieder beim Alten, meistens jedenfalls. Auch Dieter Bohlen erklärt immer wieder gern, dass sein Zitteraal vor Gesundheit mittlerweile nur so strotzt.

In den folgenden Tagen ertappte ich mich des Öfteren dabei, wie ich durch unsere Wohnung lief und nach Gegenständen Ausschau hielt, die Ralf nach seiner Rückkehr aus dem Krankenhaus gefährlich werden konnten. Der Staubsauger wanderte auf jeden Fall erst mal in mein Zimmer. Und über den Rest der gemeinsam benutzten Haushaltsgeräte wollte ich, ehrlich gesagt, gar nicht nachdenken.

Vielleicht hatte Ralf durch die Gurken-Eskapade auch erst einmal genug von Hausarbeit. Sobald er aus dem Krankenhaus entlassen würde, sollten wir uns Zeit nehmen, den WG-Putzplan gründlich zu überdenken. Wir hatten offenbar ganz unterschiedliche Auffassungen davon, mit welchem Arbeitseifer bestimmte gemeinsam genutzte Flächen oder allein genutzte Körperteile gesaugt werden sollten. Dass Ralf eine entspannte Haltung zu Schimmel- pilzkulturen auf dem Küchentisch hatte und seine versiff- ten Laborklamotten gern zu meiner 40-Grad-Wäsche in die Waschmaschine stopfte, machte das WG-Leben nicht unbedingt angenehmer.

Vielleicht waren Ralf aber nicht romantische (oder gar sexuelle) Gefühle für das Reinigungsgerät zum Verhängnis geworden, sondern einfach sein unerschütterlicher medi- zinischer Forschergeist: die Bereitschaft, auch unter vollem Körpereinsatz und bei unkalkulierbarem Risiko Dinge an sich auszuprobieren, vor denen andere zurückschrecken. Das Patentrezept zahlreicher bekannter Pioniere aus Na- turwissenschaft und Medizin. Aus reiner Neugier (und ei- nem gewissen Grad an Masochismus) injizierte sich der schottische Chirurg und Anatom John Hunter den Eiter ei- nes Syphiliskranken direkt in den eigenen Penis, – und heureka! – tatsächlich bekam er wenig später die gleichen Symptome. Galileo Galilei war fast blind, nachdem er seine Sonnenbeobachtungen abgeschlossen hatte. Robert Bunsen ging beinahe an einer Arsenvergiftung drauf; nach einer Laborexplosion verlor er immerhin ein Auge. Wer weiß, vielleicht hatte ich Ralfs Wissenschaftlergeist bisher falsch eingeschätzt, und er wollte einfach nur wissen, ob Staubsauger wirklich so gefährlich waren, wie es sich in der urologischen Vorlesung angehört hatte.

Mir selbst fehlt die Angewohnheit, meine Nase in Dinge reinzustecken, die nach Gefahr riechen. Und ich habe gern meinen eigenen Staubsauger, das wurde mir in diesen Tagen klar. Möglicherweise war ich einfach nicht so der WG-Typ. Daran lag es wohl.

DER MANN MIT DEM HANDTUCH
Geschmacksschwitzen

Ein Handtuch hat einen immensen psychologischen Wert.
Douglas Adams, »Per Anhalter durch die Galaxis«

»Ihr Großvater wird sich erholen, lassen Sie ihn einfach weiterschlafen«, flüstere ich dem Enkel von Herrn Faustino zu. »Er ist nicht mehr der Jüngste, aber ein kleiner Herzinfarkt ist heute kein Weltuntergang mehr. In einer Woche haben Sie ihn wieder daheim, schätze ich.«

»Ich verbessere Sie ungern«, flüstert der Enkel zurück, »aber das ist mein Vater. Nicht mein Großvater.«

Autsch. Dicker Schnitzer. Wobei da wirklich niemand draufgekommen wäre. Faustino senior geht auf die achtzig zu, ein in Würde ergrauter Italiener, den man sich in einem sizilianischen Straßencafé beim Backgammonspielen besser vorstellen kann als auf Station 4 mit einer Sauerstoffmaske über dem schlohweißen Schnauzer. Außerdem sieht sein Sohn wie ein Enkel aus. Zumindest auf den ersten Blick: ultrabreite Hiphopperhose, ein Basketballshirt fast bis zu den Knien und ein Basecap, dessen brettgerader Schirm tief in die Stirn gezogen ist. Damals, mit fünfzehn Jahren, hatte ich eine seltsame Vorliebe für Bad Boys in zu großen Hosen. Die waren allerdings höchstens achtzehn – und keine knapp vierzigjährigen Berufsjugendlichen. Und sie trugen kein Handtuch über den Schultern. Jawohl, ein Handtuch. Das noch dazu irgendwie benutzt aussieht.

»Das ist mir sehr peinlich«, sage ich. »Sie wirken so ...«

»Jugendlich«, sagt der Handtuchmann. »Das höre ich öfter.«

Obwohl, wenn man genauer hinsieht ... Die Partie um

seine Augen steht dem Handtuch in Sachen Knittrigkeit in nichts nach. Darum vermutlich die Mütze mit dem Riesenschirm, die das UV-Licht schön fernhalten soll.

Einen Moment lang stehen wir da, der Handtuchmann knetet am Frottee herum, ich halte mich an meinem Stethoskop fest und frage mich, ob ich ihn vor zwanzig Jahren nicht vielleicht angehimmelt hätte, auf der Hofscheunenparty bei schummerigem Licht und einer Runde Sprite mit Apfelkorn. Aber die Zeiten sind lange vorbei. Zumindest für mich.

Die Zimmertür schwingt auf. »Hier kommt die Rinderlende mit Kartoffelrostini und Pariser Karotten«, singt Pfleger Marc und hebt das Mittagstablett schwungvoll über mich rüber, lässt es vor Faustino senior landen, lüftet die Abdeckschale und enthüllt duftenden Braten, knusprige Kroketten und butterige Möhrenstücke. Der Geruch von erhitztem Mikrowellenplastik wird vom Aroma der Kantinenkost weggefegt, deren Qualität sprunghaft zugenommen hat, seit irgendwer ein Pflaster im Eintopf gefunden und die Klinik verklagt hat.

Mein Magen knurrt hörbar. Höchste Zeit, was zwischen die Kiemen zu kriegen. »Hat mich sehr gefreut, Herr Faustino, und noch mal Entschuldigung«, sage ich und greife beherzt nach Juniors Hand. Der Mützenmann hat einen trockenen, warmen Händedruck, der einen Tick zu lange zufasst. Und ein sympathisches Lächeln, das muss man ihm lassen.

Doch als er sich verabschieden will, geschieht etwas Rätselhaftes. Er schnappt nach Luft, wird rot im Gesicht, dann schluckt er mühevoll, bricht den Blickkontakt ab, schaut zu Boden. Ein zarter Schweißfilm glänzt auf seiner linken Wange. »Bis bald«, bringt er hervor.

Als ich beim Gehen über die Schulter gucke, ertappe

ich ihn dabei, wie er sich blitzschnell mit dem Handtuch über die linke Gesichtshälfte wischt und es sich dann wieder lässig über die Schulter wirft, als sei es nichts anderes als das Accessoire eines in die Jahre gekommenen Rappers.

Eigentlich passiert mir so etwas nicht. Männer erröten nicht, wenn sie mir die Hand geben, und schon gar nicht fangen sie an zu schwitzen. Vielleicht sollte ich die Sache einfach als Kompliment auffassen, versuche ich mir einzureden, während ich in der Kantine auf den Möhren herumkaue. Ob ich den Rapper in Verlegenheit gebracht habe, bis ihm der Schweiß auf die Stirn beziehungsweise auf die Wange trat? Ich schätze, das passiert jeder Frau irgendwann mal, und ich musste eben bis heute drauf warten. Man muss die Komplimente feiern, wie sie fallen, beschließe ich.

Doch es ist vergeblich: Die Pariser Karotten schmecken doch irgendwie nach Kantine, und tief in mir weiß ich, dass Faustino junior das Handtuch nicht mit sich herumträgt, weil das so super aussieht, und dass meine weiblichen Reize ihn kaum mehr zum Schwitzen bringen als das Krankenhausessen. Vermutlich sogar erheblich weniger. Schweißattacken haben nämlich unendlich viele Auslöser. Nicht umsonst gibt es in einigen Kliniken Schwitzsprechstunden, wo man seine Schweißflecken von Profis vermessen und auf Form und Größe, Geruch und Salzgehalt untersuchen lassen kann. Ja, doch, kein Sch(w)eiß. Hier finden sich Experten für Hand-, Fuß- und Achselschweiß, für Duft- und Schweißdrüsenaromen, für emotionale und temperaturbedinge Schwitzattacken, für Wechseljahresabsonderungen, Entzündungstranspirat, Tumorschweiß und Ausdünstungen von Diabetikern und Alkoholikern. Ungezählte Medikamente, sogar Quecksilber,

Schlangen- und Pilzgifte befeuchten ungewollt die Haut, ebenso wie Atemwegsinfekte, Autoimmunkrankheiten und allgemeine Hibbeligkeit. Und in seltenen Fällen läuft einem beim Essen nicht nur das Wasser im Munde zusammen, sondern auch der Schweiß unter dem Kinn.

Der französische Neurologe Charles Edward Brown-Séquard war nicht nur ein bedeutender Erforscher der Nervenstränge des Rückenmarks; nebenbei bewarb er auch das mysteriöse Brown-Séquard-Elixier, dessen Flüssigextrakt aus Tierhoden den menschlichen Körper auf wundersame Weise verjüngen sollte – es aber leider nicht tat. Als wäre dies nicht kurios genug, litt er an einer sonderbaren Form des Schwitzens. Beim Anblick von Schokolade, beim Geruch, ja schon beim Gedanken daran stand ihm der Schweiß auf der Stirn. Der Grund hierfür war nicht etwa panische Angst vor Kakao oder Kalorien, sondern eine Fehlfunktion des Nervensystems, die statt der Speichel- die Schweißdrüsen anregt. Das sogenannte Geschmacksschwitzen ist so vielfältig wie die internationale Küche. Allen Geschmacksschwitzvarianten gemeinsam ist: Was Appetit macht, führt zu Schweißausbrüchen, meist im Gesicht, nicht selten aber auch an der Kopfhaut, im Hals und im Dekolleté. Ehe es losgeht, verspüren Patienten oft ein leichtes Kribbeln. Das Gesicht fühlt sich seltsam geschwollen an, manche verspüren sogar Schmerzen, am häufigsten am Unterkiefer und vor dem Ohr – also dort, wo unter der Haut die Ohrspeicheldrüse sitzt.

Die Auslöser sind bei den meisten Betroffenen längst nicht auf eine bestimmte Speise begrenzt. Gefährlich ist, was lecker schmeckt und den Appetit anregt. Besonders heftig sind die Schwitzanfälle beim Lutschen oder Kauen von Zitrusfrüchten, bei Salzigem oder scharfen Gewürzen. Ärgerlicherweise isst auch das Auge mit: Schon das Betrachten von Essen kann eine Attacke auslösen. In Einzelfällen reicht das Vorsprechen der entsprechenden Wörter (»Boskop«, »Kartoffelsalat«) zum sofortigen Erröten und Abschwitzen. Geschmacksschwitzen – eine Erklärung, warum ein Mann in Teenagerklamotten beim Anblick eines Lendenbratens plötzlich ein Handtuch braucht.

Einige Fragen bleiben allerdings offen. Würde ein erwachsener Kerl wirklich freiwillig mit einem Erkan-und-Stefan-Handtuch rumlaufen, anstatt sich bei einem Neurologen oder Ohrenarzt vorzustellen? Ist es tatsächlich unwahrscheinlicher, beim charmanten Händedruck von Frau Balbutis ins Schwitzen zu geraten, als am exotischen Geschmacksschwitzen zu erkranken? Und – die vielleicht wichtigste Frage: Wann habe ich angefangen, bis weit nach Feierabend medizinisches Zeug im Klinikcomputer nachzuschauen, anstatt nach Hause zu gehen und das zu machen, was andere Leute angeblich machen: soziale Netzwerke verwalten, den Hund rausbringen, auf Hofscheunenpartys gehen? Dass ich keine Berufsjugendliche bin, die Samstagnacht bis um halb vier in Clubsesseln versinkt, das geht schon in Ordnung. Aber wann war ich das letzte Mal im Kino – nicht bloß mitgezerrt, sondern mit einem eigenen Filmwunsch? Und noch schlimmer: Wann habe ich das letzte Mal außerhalb einer Hochzeitsfeier *getanzt*?

Der Typ kann gar nicht wegen mir geschwitzt haben. Wenigstens da bin ich mir sicher. Und selbst wenn: Würde er nach Feierabend an der Halfpipe auf mich warten? Welten, die nicht viel gemeinsam haben, wachsen nur in seltenen Fällen zusammen.

Die Schweißproduktion im menschlichen Körper ist eine ziemlich sympathische Angelegenheit. Was sich aber nach bloßer Nettigkeit anhört, hat eine tiefere Bedeutung. Das sogenannte sympathische Nervensystem, der Sympathikus, ist für die Stressreaktionen des Organismus zuständig: die Beschleunigung des Herzschlages, die Weitung der Pupillen und das Hochtreiben des Blutdruckes, also alles, was man braucht, um so richtig Party zu machen und dabei abzuschwitzen. Ganz anders verhält es sich mit dem gemütlichen Gegenstück des Sympathikus, dem parasympathischen Nervensystem, das erst seine Arbeit aufnimmt, wenn der Körper zur Ruhe gekommen ist. Der Parasympathikus ist ein äußerst entspannter Zeitgenosse. Er ist für die Produktion von Verdauungssäften und die Wanderung des Speisebreis zuständig – ein chilliges Unterfangen, das mit geregeltem Stuhlgang und ausreichend Speichel zum Schlucken und Kauen belohnt wird.

Der schweißtreibende Sympathikus und der speichelfeuchte Parasympathikus – zwei Typen, die nicht viel gemein haben. Zumindest üblicherweise und solange man nicht am Geschmacksschwitzen erkrankt ist. Denn hier ziehen die beiden plötzlich an einem Strang: Der Körper möchte beim Anblick des leckeren Boskop-Apfels eigentlich entspannt losspeicheln, aber fängt stattdessen hektisch zu schwitzen an.

Doch wie kommt es zur seltenen Querverschaltung zwischen den ungleichen Brüdern? In manchen Fällen ist sie angeboren. Dann findet sich das Schwitzmuster meist symmetrisch ausgeprägt auf Oberlippe, Stirn und Nase. Auch Krankheiten, die das Nervensystem schädigen, können für Fehlschaltungen verantwortlich sein, zum Beispiel Diabetes.

Hinter Geschmacksschwitzen auf nur einer Seite des

Gesichts stecken meist dramatischere Gründe. Es kann eine Spätfolge von Zangengeburten sein: Packt die Geburtszange die Wangen des Kindes zu fest, können Nerven reißen und falsch zusammenwachsen. Fast alle größeren Operationen und Entzündungen im Wangenbereich können dazu führen, dass beim Abheilen Nerven verschmelzen, die nicht zusammengehören. Bizarrerweise kann das Geschmacksschwitzen auch die unerwünschte Folge einer Operation sein, die gegen übermäßiges Schwitzen durchgeführt wird. Bei der Sympathektomie werden Nervenbahnen, die für die Schweißabsonderung zuständig sind, direkt an der Wirbelsäule operativ zerstört. Einige Operierte werden anschließend zu Geschmacksschwitzern, typischerweise befeuchten sich einzelne Hautstreifen an Stirn und Oberkörper – und tun dabei noch höllisch weh. Die Geschmacksschwitzerei beginnt üblicherweise ein paar Monate nach dem auslösenden Ereignis, kann sich aber auch Jahrzehnte gedulden, um plötzlich und unerwartet loszutropfen. Natürlich können auch Schuss- und Stichverletzungen im Gesicht Nervenverwachsungen zur Folge haben, die sich durch kulinarische Transpiration äußern.

»Wenn ich mir noch ein Fettnäpfchen erlauben darf«, sage ich zum Handtuchmann, als ich ihn vor Zimmer 9 abpasse, »welche Bedeutung hat das Handtuch?«

»Die Frage höre ich oft. Es ist eine Hommage an die naive, unverwässerte Hiphopkultur der frühen Neunziger, etwas ironisch inszeniert, aber mit echter Bewunderung für die alte Musik. Fahren Sie mal auf ein Movits-Konzert. Da kommen Sie ohne Handtuch gar nicht rein. Außerdem war letzte Woche Towel-Day, in Gedenken an Douglas Adams. Hunderttausende tragen da Handtücher, weltweit.« Grinsend zupft er das Frottee zurecht.

»Sie wissen wirklich eine Menge über Handtücher«, schleimbeutele ich. »Faszinierend.«

»Finde ich auch«, sagt der Handtuchmann. Seine linke Wange ziert eine schmale, zickzackförmige Narbe, die nur zum Teil durch eine wildwuchernde Kotelette verdeckt wird.

»So ein Handtuch ist bestimmt total praktisch. Manche Leute laufen ja auch mit Handtüchern herum, weil sie im Gesicht schwitzen und nicht wissen, warum. Man könnte auch Botox unter die Haut spritzen lassen. Das hilft ziemlich gut. Wollte ich nur mal so gesagt haben.« Ich knete mein Stethoskop.

Die linke Gesichtshälfte des Handtuchmannes zuckt. Und kurz sieht es so aus, als wollte er zum Handtuch greifen und das unangenehme Gefühl einfach wegwischen. Aber dann hat er sich wieder unter Kontrolle und grinst sein altersloses Grinsen.

»Botox auf Kassenrezept also«, sagt er fröhlich, als wäre nichts gewesen. »Wenn die mich wieder junggespritzt haben, können wir doch mal tanzen gehen. Sie tanzen doch, oder?«

»Da bin ich mir gar nicht so sicher«, bringe ich hervor.

»Die Movits kommen Ende des Monats in die Stadt. Feinster Hiphop-Jazz aus Nordschweden. Sie werden so viel tanzen, dass Sie 'ne Woche nicht laufen können. Rufen Sie an, meine Nummer steht in Papas Akte.«

Er winkt mit dem Handtuch und verschwindet in Zimmer 9. Einfach so. Unverschämt wie die Jungs der frühen Neunziger auf dem Hofscheunenfest. Damals konnte ich wochenlang nicht in der Schule aufpassen, weil ich mich auf das Zusammentreffen und eine möglichst coole Ansage vorbereitet habe, und im entscheidenden Moment habe ich dann nie einen Ton rausgebracht. Ich hatte keine Ahnung, wie das Spiel lief.

Heute bin ich zwanzig Jahre schlauer und weiß, dass ich mir einen lustigen Abend mit Hiphop-Jazz aus Schweden nicht von einem Handtuch und einer schlechtsitzenden Hose verderben lassen muss.

Manchmal ist es schön, erwachsen zu sein.

GROSSMUTTER, WARUM HAST DU SO GROSSE OHREN?
Akromegalie

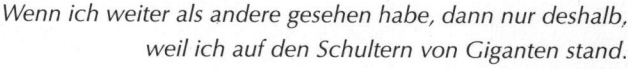

> *Wenn ich weiter als andere gesehen habe, dann nur deshalb,*
> *weil ich auf den Schultern von Giganten stand.*
>
> **Isaac Newton**

Klassentreffen sind verrückte Veranstaltungen. Und sie wurden immer verrückter, je weiter ich in der medizinischen Ausbildung voranschritt. Annika interessierte sich schon vor Jahren dafür, ob ich ihr unter der Hand etwas Botox spritzen könnte. Pelle erkundigt sich nach zwei Tequila ganz beiläufig, ob Impotenz erblich ist. Und Annabelle will Kortison. Natürlich nicht für sie, sondern für ihren Hund.

Seit ich zuletzt bei einem Klassentreffen aufkreuzte, sind ein paar Jahre vergangen. Aber dieses Jahr zur Weihnachtszeit hindern mich weder Bereitschaftsdienst noch Fortbildung. Das wird lustig. Annika ist vermutlich komplettsaniert, Pelle geschieden, der Hund über alle Berge. Und mich juckt es in den Fingern, ein paar alte Gesichter wiederzusehen.

Auf den ersten Blick hat sich nicht viel verändert, nicht mal die Stuhlbezüge der Eckkneipe. Bis auf ein paar Wohlfühlkilos scheint es keine gravierenden Umwälzungen gegeben zu haben: Patrick kifft immer noch, als ob es kein Morgen gäbe, Antje betrügt ihren Ehemann konsequent mit ihrem Jugendschwarm Timo, und ich werde schon nach dem ersten Ginger Ale im Flüsterton gefragt, ob ich mir mal eben einen Fersensporn (Yvonne), eine überzählige Brustwarze (Florian) und eine frisch operierte Nase

(Annika) angucken könne. Die Tatsache, dass ich Internistin in Weiterbildung und keine Fersenspornologin bin, stört niemand. Dabei finde ich es nicht schlimm, dass mich meine Schulfreunde ansprechen, im Gegenteil: Es sind die, die mir aus dem Weg gehen, die mir Sorge bereiten. Lars, der nach dem siebten Bier immer noch stocknüchtern wirkt. Achim mit dem krumm wuchernden Leberfleck am Kinn. Und Inken, die entweder Bandwürmer, eine Essstörung oder einen Magermodelvertrag hat. Vielleicht sogar alles zusammen.

Auch ein ausgewählter Lehrer wird jedes Jahr eingeladen. Laut Rundmail ist es diesmal meine Lieblingslehrerin, Frau Chevalier-Hagemann. Die ist bloß nirgends zu sehen. Sehr schade. Fünfzehn Jahre habe ich sie nicht gesehen. Mit ihr hätte ich zwischen zwei Hämorrhoidalgesprächen liebend gern geplaudert. Endlich hätte ich sie fragen können, ob an dem Gerücht was dran ist, sie hätte früher mal was mit Gérard Depardieu gehabt. Hätte ich ihr zugetraut. Sie hatte was von der jungen Catherine Deneuve, dieselben funkelnden Augen, dazu ein Stupsnäschen und eine Figur, mit der Teenagermädchen nicht mithalten können. Das Sahnehäubchen obendrauf war die französisch vernuschelte Aussprache. Die halbe Oberstufe war in sie verknallt, zumindest die männliche Hälfte. Und die Mädels wollten so sein wie sie. Schade, ich kann sie nirgends entdecken.

Nach weiteren heimlichen Beratungsgesprächen – unerfüllter Kinderwunsch (Jessica) und hartnäckige Ohrgeräusche (Annabelle) – schaue ich auf die Uhr: erst halb zehn. Ich steuere die Theke an, um mir ein zweites Ginger Ale zu holen. Kaum habe ich meine Bestellung aufgegeben, spricht mich eine ältere Frau mit der Stimme von Marlene Dietrich und dem festen Händedruck eines Bademeisters an: »'allo Bettina. Lang nischt mehr gesehön.«

194

Sie redet, ich starre sie an und erkenne die vernuschelten Wortendungen und die funkelnden tiefblauen Augen. Allerdings liegen die inmitten eines kantigen Gesichts, das erheblich mehr Ähnlichkeit mit Gérard Depardieu als mit dem meiner alten Französischlehrerin oder gar der Grande Dame hat.

»Frau Chevalier-Hagemann«, flüstere ich fassungslos.

Es gibt Krankheiten, auf die ist man als Frau um die vierzig einfach nicht vorbereitet. Weil sie sich erstmal als ganz normale Alterserscheinungen tarnen oder als die Gene von Tante Else, die nun endlich ihr volles Potenzial entfalten. Kopfschmerzen kennt jeder, Schweißausbrüche sind in dem Alter auch keine Seltenheit. Und während die Freundinnen tief ausgeschnitten von einer Cocktailparty zur nächsten tingeln, hat man keine Ahnung, was los ist: Haarausfall, Stimmungsschwankungen, Hunger rund um die Uhr. Und die Regel bleibt auch aus. Niemand hat einen darauf vorbereitet, dass man in dem Alter schon einen Augenbrauen- und Nasenhaartrimmer braucht. Aus dem Spiegel schaut einem nicht nur ein ungewohnt haariges, sondern auch zunehmend markantes Gesicht entgegen. Ist das bloß eine Midlife-Crisis, oder sind das schon die Wechseljahre?

Eine Runde Frustshoppen könnte jetzt Wunder wirken. Aber aus unerfindlichen Gründen macht es nicht mehr so viel Spaß, seitdem sich die Schuhgeschäfte gegen einen verschworen haben. Sämtliche Schuhe sind zwei Nummern zu klein! Ein perfekter Anlass, um sich pünktlich zu Saisonbeginn untenherum komplett neu einzukleiden? Mag sein. Aber finden Sie mal Riemchensandalen ab Größe 44. Das grenzt an Schikane!

Aber nicht durch die ruchlose Schuhindustrie, sondern

durch eine Erkrankung namens Akromegalie. Wurzel allen Übels ist ein Tumor im Kopf, der mehr vom Wachstumshormon Somatotropin produziert, als der Mensch verträgt. Das Hormon lässt alles wachsen, was längst ausgewachsen sein sollte. Besonders häufig bei Frauen ab vierzig – aber auch Männer sind betroffen.

Wer beim Wachstumshormon von endlosen Nadja-Auermann-Beinen träumt oder einem NBA-tauglichen Dirk-Nowitzki-Body, liegt nicht ganz falsch. Somatotropin kann zarte Knaben in Riesenkerle verwandeln. Allerdings nur bis zum Abschluss des Größenwachstums, also etwa bis zum 20. Lebensjahr. Typischerweise setzt die akromegale Hormondusche aber erheblich später ein. Daher gedeihen Weichteile wie Kehlkopf und innere Organe prächtig. Und auch Hände, Füße und Gesicht wachsen weiter. Doch der Rest des Körpers macht dabei nicht mit – dank der zugekleisterten Wachstumsfugen. Hört sich seltsam an? Stimmt. Es sieht vermutlich auch deshalb so seltsam aus.

Die Krankheit beginnt schleichend und bleibt oft jahrelang unerkannt. Angesichts der Frühsymptome kein Wunder, gehören doch Schnarchen, Kopfschmerzen und vermehrtes Schwitzen in jedes zweite Ehebett. Auch Bauch- und Gelenkschmerzen, Bluthochdruck und allgemeines Krankheitsgefühl gehören ab vierzig quasi zum guten Ton. Aber damit geht die Angelegenheit erst richtig los. Somatotropin verwandelt Grace-Kelly-Pfötchen in verschwitzte Fleischerpranken. Schmuckträgern (egal ob Ehe- oder Totenkopfring) sticht dieser Umstand vergleichsweise schnell ins Auge. Behandschuhte Berufsgruppen (Chirurgen, Fleischer, Mörder) merken es ebenfalls schneller, und Pianisten gehen spätestens zum Arzt, wenn die groben Griffel zwischen Cis und Dis steckenbleiben. Die Füße wachsen, wie erwähnt, ebenfalls. Dass sie auch feuchter und haariger werden, macht die Sache nicht unbedingt angenehmer. Schlägt sich das Wachstum im Kehlkopf nieder, wird die Stimme heiser.

Dass Somatotropin den Blutzuckerspiegel dauerhaft erhöht, wirkt sich aus wie ständiges Naschen: Langfristig kann sich daraus eine handfeste Zuckerkrankheit mit lebensgefährlichen Folgen entwickeln. Bei 90 Prozent der Betroffenen tritt außerdem ein Schlaf-Apnoe-Syndrom auf. Nächtliche Atemstillstände führen dazu, dass sich die Erkrankten tagsüber wie Zombies fühlen. Auch die Sexualhormone werden ordentlich durcheinandergebracht. Männer leiden an Erektionsschwäche, Frauen an Zyklusstörungen, was sie fatalerweise gern auf Wechseljahresbeschwerden zurückführen.

Bis die dramatische Krankheit endlich ihre hässliche Fratze zeigt, vergehen oft viele Jahre. Das Gesicht der Erkrankten erinnert dann an einen Boxer, der eine ereignisreiche Karriere hinter sich hat: ein vergrößerter Riechkolben, blumenkohlartige Ohren, verdickte Augenbrauenwulste und ein kantiges Kinn. Auch der Schädelknochen wächst fröhlich weiter. Wer seinen Kopf nicht regelmäßig in immer engere Helme, Hüte oder Häubchen zwängen muss, wird dieses Symptom vermutlich lange übersehen.

Sehstörungen sind im fortgeschrittenen Stadium der Akromegalie keine Seltenheit. Der Tumor drückt nämlich auf den Sehnerv. In der Folge treten Doppelbilder auf, später kann es zu Blindheit auf der äußeren Hälfte des Gesichtsfeldes kommen: Wie beim Tunnelblick sieht man nur noch, was sich vor der Nase befindet, während alles links und rechts davon im Verborgenen bleibt.

Ich halte mich an meinem Ginger Ale fest, während Frau Chevalier-Hagemann von ihrem Französischleistungskurs erzählt und so tut, als wäre nichts. Als hätte sie sich nicht in jemanden verwandelt, dem ich kaum ins Gesicht sehen kann, ohne über Richard Kiel, den Beißer aus den James-Bond-Filmen, nachzudenken.

»Geht es Ihnen gut, Bettina?« Frau Chevalier-Hagemann legt ihre Pranke auf meine Hand.

Statt einer Antwort kippe ich die Limonade in mich rein. Soll ich sie darauf ansprechen? Darf man das auf Abitreffen, wo eigentlich die »Und-was-machst-du-so?«-Etikette gilt? Oder umgekehrt: Ist es besser, nichts zu sagen, obwohl ihr die Diagnose ins Gesicht geschrieben steht? Was, wenn Frau Chevalier-Hagemann keine Ahnung hat und der Tumor schon aufs Chiasma opticum drückt oder demnächst einblutet oder sie Diabetes kriegt? Je früher die Diagnose, desto besser die Prognose. Was, wenn sie einfach über was anderes reden möchte? Wenn sie aufgeheitert werden will? Abgelenkt? Getröstet?

Ich beschließe, ihr noch drei Minuten zu geben, um vor mir Reißaus zu nehmen, ehe ich sie ins Kreuzverhör nehme. Doch dann kommt Annika vorbei, schnallt überhaupt nichts und versucht, bei Frau Chevalier ein Bier zu bestellen.

»Sie haben sich ganz schön verändert«, entfährt es mir, als Annika abgezischt ist. »Sehr sogar.«

Hinter Akromegalie steckt fast immer ein Tumor im sogenannten Vorderlappen der Hypophyse, auch bekannt als Hirnanhangdrüse. Diese sitzt zwar mitten im Hirn, ist aber entwicklungsgeschichtlich gar kein Teil des Denkapparats, sondern bloß eine Drüse, die aus dem Nasenrachenraum nach oben gewandert ist. Genauso wird sie übrigens wieder entfernt: durch die Nase. Deshalb handelt es sich genau genommen auch nicht um einen Hirntumor.

Die Hypophyse ist quasi der Barkeeper an der körpereigenen Hormonbar: Sie mixt Cocktails für Schilddrüse und Nebennieren, Sexualorgane und Milchdrüsen und für das körpereigene Wachstum. Normalerweise arbeitet sie streng nach Plan. Im besonderen Falle des Hypophysenadenoms entdeckt sie jedoch ihre Vorliebe für das Wachstumshormon Somatotropin: Gewebe, das für dieses Rezept zuständig ist, wuchert unkontrolliert, ein Tumor entsteht. In 95 Prozent der Fälle ist dieser Tumor gutartig.

Doch warum steht das Wachstumshormon überhaupt noch in der körpereigenen Minibar rum? Dass es für wachsende Kinder und Jugendliche noch wichtiger ist als die Extraportion Milch, versteht sich von selbst. Aber braucht der ausgewachsene Mensch wirklich Somatotropin? Na klar. Zur Regulation des Blutzuckerspiegels ebenso wie für den Eiweiß- und Fettstoffwechsel von Leber und Niere. Bodybuilder, Doping- und Anti-Aging-Liebhaber schätzen das Hormon als teure »Wunderwaffe«: Es hilft beim Aufbau von Muskeln und bringt Fett zum Schmelzen. Und es lässt die Haxen sprießen. Vor einigen Jahren geriet eine Sportlerin bei den Vorbereitungen für die Olympischen Spiele unter Dopingverdacht, weil ihre Füße immer weiterwuchsen. Nach nur sechs Wochen brauchte sie neue Sportschuhe – zwei Nummern größer.

Vom Auftreten der ersten Symptome bis zur Diagnose dauert es im Schnitt neun Jahre. Das ist fatal. Denn bei einer unbehandelten Akromegalie ist die Lebenserwartung deutlich eingeschränkt. Das liegt nicht nur an den typischen Folgeerkrankungen wie Diabetes mellitus, Bluthochdruck und Komplikationen am krankhaft vergrößerten Herzen. Auch Darmkrebs wird mit Akromegalie in Verbindung gebracht. Deshalb ist eine frühzeitige Diagnose entscheidend. Wird der Größenwahn in einem sehr frühen Stadium erkannt, sind die Heilungsaussichten ziemlich gut.

Für den Arzt ist die Diagnosestellung natürlich eine heikle Angelegenheit: Patienten mit großen Nasen und wuchtigem Kinn kommen einem ja dauernd unter. Für die Gretchenfrage »Könnte es sein, dass ein hormonproduzierender Tumor Ihr Gesicht verformt, gnä' Frau?« braucht es Vertrauen und deutlich mehr Zeit als die durchschnittlichen 7,8 Minuten Arzt-Patienten-Kontakt. Nicht umsonst finden oft Zahnärzte erste Indizien – nämlich vergrößerte Unterkiefer mit zu wenig Zahn und erheblich zu viel Zwischenraum.

»Siebön«, sagt Frau Chevalier-Hagemann. »Siebön Jahr'. So lang ging das, bis wer draufkam. Das fing mit die Eh'ring an, der 'at nischt mehr gepasst.«

Sie weiß, dass sie an Akromegalie erkrankt ist. Mehr noch: Sie hat darauf gewartet, dass ich etwas sage. Weil sich kaum jemand traut, sie drauf anzusprechen, und die meisten einfach tun, als würde man sich nicht kennen. Oder sie erkennen sie wirklich nicht wieder – schwer zu sagen.

Als sie von ihrer Operation vor einem Dreivierteljahr erzählt, merke ich, dass ich ruhiger werde. Ich trinke langsam, höre zu und überlege, wie sie vorher aussah. Es ist dasselbe Gesicht, nur unter einer Maske. Sie berichtet von Hormontests beim Hausarzt, der skeptisch wurde, als Herzrhythmusstörungen auftraten, von Magnetresonanztomografien und der quälenden Ungewissheit, ob der Tumor bösartig ist.

Nicht bei allen Patienten ist die vollständige Entfernung

des Tumors möglich. Dann kann man ihn bestrahlen oder Medikamente verschreiben, die Somatotropin entgegenwirken. Allerdings mildert das die Symptome oft nur und bringt manchmal erhebliche Nebenwirkungen mit sich.

»Die 'aben den durch die Nase rausgözogen.« Frau Chevalier-Hagemann weist auf den kantigen Riechkolben, der aussieht, als könnte man da eine ganze Menge rausziehen. »Bestrahlung brauchte isch nischt. Medikamente auch nischt. Endö der Geschischt.«

»Ist es … sind die Symptome seitdem besser geworden?«

Sie lächelt und nickt. Das geht vielen Patienten nach einer erfolgreichen OP so. Weichteilschwellungen gehen zurück, selbst knöcherne Auswüchse des Gesichts schrumpfen mit den Jahren auf Normalmaß.

Wir trinken und reden, und irgendwann habe ich mich an die neue Frau Chevalier-Hagemann gewöhnt. Ich sehe die kurvige Schönheit hinter der Unbekannten mit den wächsernen Zügen. Und stelle mir vor, wie es für sie sein wird, irgendwann ihr altes Gesicht wiederzuhaben. Die alten Riemchensandalen zu tragen, den Ehering. Alles wiederzubekommen, eben nur fünfzehn Jahre älter als vor der Krankheit. »Jedön Tag bin isch ein bisschen mehr isch selbst.« Ihre Stimme klingt stark und selbstbewusst. Wie aus der Werbung für ein kostspieliges französisches Kosmetikprodukt. Ich beschließe, mir keine Sorgen um Frau Chevalier-Hagemann zu machen und ihr zu glauben. Der Tumor wurde restlos entfernt und war nicht bösartig, und sie ist gewitzt und schlagfertig wie in alten Zeiten, Punkt.

Übrigens haben es nicht wenige akromegale Patienten zu Ruhm und Anerkennung gebracht. Okay, einen komischen Nachgeschmack hinterlässt die Tatsache, dass an Akromegalie erkrankte Schauspieler durch die Bank weg als Monster, Mörder und Außerirdische gecastet wurden. Zu ihnen gehören der größte Frankenstein-Darsteller aller Zeiten John Bloom (»Draculas Bluthochzeit mit Frankenstein«) und Ted Cassidy (Butler Lurch aus »Addams Family«). Eine solche Riesenkarriere blieb Frau Chevalier-Hagemann nun erspart. Sie wird ihren Frieden damit gemacht haben, da bin ich mir sicher.

MIT DEM FALSCHEN FUSS
AUFGESTANDEN
Body Integrity Identity Disorder
(BIID)

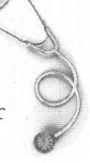

Und wenn dich dein Fuß zum Bösen verführt, dann hau ihn ab;
es ist besser für dich, verstümmelt in das Leben zu gelangen,
als mit zwei Füßen in die Hölle geworfen zu werden.

Matthäus 9,45

Sehr geehrter Herr Dr. Roggen,
Sie wissen vielleicht noch, wer ich bin: sechs Unterschenkelbrüche in den letzten Jahren, dazu drei schwerwiegende Infektionen. Sie meinten mal zu mir: »Es ist kaum zu glauben, dass ein Mensch so viel Pech hat.« Und Sie haben recht. Immer der linke Unterschenkel, an fast derselben Stelle. Egal ob Motorrad-, Auto- oder Fahrradunfall, mit der Säge ausgerutscht oder im Fahrstuhl eingeklemmt, Sie haben mein Bein in stundenlanger Kleinstarbeit wieder zusammengeflickt, die Amputation abgewendet und großartige Arbeit geleistet. Meinem Bein geht es hervorragend.

Ich wünschte, ich könnte Ihnen aufrichtig dafür danken. Aber ich kann nicht. Seit ich ungefähr fünf Jahre alt bin, hasse ich meinen linken Unterschenkel. Er gehört nicht zu mir. Das fremde Gefühl fängt direkt unterhalb der Kniescheibe an. Ich weiß nicht, warum. Andere verlieren ihr Bein bei einem Unfall und wünschen sich nichts sehnlicher, als dass alles wieder in Ordnung kommt. Ich wurde mit zwei gesunden Beinen geboren und wünsche mir, dass das linke endlich verschwindet. Ich habe etliche Ärzte aufgesucht. Niemals werde ich einen Chirurgen finden, der meinen Unterschenkel amputiert.

Ich schreibe Ihnen, damit Sie wissen, womit Sie es zu tun haben. Und damit Sie dem nächsten Patienten, der sechsmal mit der gleichen Verletzung zu Ihnen kommt, unter vier Augen die richtigen Fragen stellen können. Und dann vielleicht nur einen Tag nicht so gut operieren wie bei mir.

Herzlich – Ihr N.

Carsten Roggen hat seinen Riesenkörper in die schummrige Ecke hinter dem Getränkeautomaten gequetscht und starrt in die Auslage der Mitarbeitercafeteria, während ich den Brief seines Patienten lese. Grimmig nippt er an einer Kakaoflasche. Er arbeitet in der Unfallchirurgie. Der dort herrschende Kasernenton und die Hierarchie erinnern an die Bundeswehr, die proteinreiche Ernährung eher an ein Fitnessstudio.

Es ist kurz vor Feierabend in der Cafeteria. Tief verborgen liegt sie, im Herzen der Klinik – oder besser gesagt im Mastdarm, zwei Stockwerke unter der Erde. Schmierige Mettbrötchen warten neben trockenen Schokoriegeln in der angefetteten Vitrine auf verzweifelte Ärzte im Unterzuckerkoma. Carsten, mein alter Studienfreund, will bestimmt aufgeheitert werden. Aber zu viel weibliches Mitgefühl verträgt er nicht.

»Ich finde es gut, dass sich dein Patient dir anvertraut hat. Hat ganz schön gedauert, aber besser spät als nie. Das ist ein echter Vertrauensbeweis.«

Carstens Zähne blitzen gefährlich, als er den Mund verzieht. »Was redest du da für einen Mist?« Er steht auf, der Automat wackelt. »Oder glaubst du, was du da laberst?«

»Ich wollte dich eigentlich nur …«

»Der Typ hat mich angelogen«, donnert Carsten und

knallt die Flasche ganz oben auf den zwei Meter hohen Automaten. »Sechs OPs, und der lügt mich wieder und wieder an!«

»Aber der Brief …«

»Der soll ruhig noch mal vorbeikommen! Dann drehe ich ihm sein Bein persönlich aus dem Gelenk!« Mit Riesenschritten stapft Carsten davon und schafft es, die vollautomatische Tür ins Schloss zu werfen.

Carsten wird nicht so gern angelogen, nicht von Männern und erst recht nicht von Frauen, ist eine lange Geschichte. Nach dem Abgang brauche ich erst mal einen schönen starken Internistenkaffee. Ich quetsche mich in die Ecke hinter dem Getränkeautomaten, lese den Brief erneut und denke nach. Body Integrity Identity Disorder, so heißt das Zauberwort.

Die meisten Menschen sind phasenweise mit ihrem Körper nicht zufrieden. Das kann einen großen Zinken betreffen, zu viel Geschwabbel am Hintern oder ein paar Augenringe. Bei sehr wenigen Menschen gehen diese Gefühle aber deutlich weiter. Sie wünschen sich sehnlich, dass bei einem Unfall ihr Rückgrat bricht oder bei einer Operation »versehentlich« das linke Bein dran glauben muss. Auch das plötzliche Erblinden oder Ertauben kann die Erfüllung aller Träume darstellen. Erst dann fühlen sie sich mit ihrem Körper im Reinen. Für Pragmatiker hört sich das vielleicht simpel an, frei nach dem Motto: Na, und wenn schon – wer sein Ohr nicht mag, ruft eben Mike Tyson an.

Body Integrity Identity Disorder, abgekürzt BIID, heißt auf Deutsch: Störung der körperlichen Integrität und Identität. Klingt nach einer Geisteskrankheit. Doch das ist es nicht. Denn genau genommen ist es gar keine Krankheit, zumindest keine offizielle. BIID ist weder in den Katalogen der klassifizierten Krankheiten verzeichnet, noch werden Mediziner diesbezüglich systematisch ausgebildet. Im bürokratischen Sinne existiert sie nicht. Und wahrscheinlich wird es sie niemals geben. Eine Umfrage fand heraus, dass selbst medizinisches Personal mehrheitlich keine Ahnung hat, dass BIID überhaupt existiert.

Die Symptomatik beginnt oft in frühester Kindheit: Eines Tages wird ein bestimmter Körperteil (kurioserweise am häufigsten das linke Bein) als störend erlebt, als fremd und lästig. Es gelingt einfach nicht, sich mit dem Bein zu arrangieren, man lebt mit ihm sozusagen auf Kriegsfuß. Beim Gehen stört es auf merkwürdige Weise, beim Sitzen, beim Liegen, eigentlich immer. Vierundzwanzig Stunden. Die drei magischen Worte »Wir müssen amputieren!« sind jedoch ein unerreichbarer Wunschtraum.

Es ist für Gesunde oft schwer vorstellbar, dass jemand Qualen leidet, *weil* er Beine und Arme bewegen kann. Wie kann er über das klagen, was Amputierte bitter vermissen? Auch wenn man den »Fehler« der Natur nicht einfach so rückgängig machen kann, man kann doch so tun, als ob. Betroffene nennen dies »pretenden«, also vorgeben, und sich selbst »Wannabes« oder »Möchtegerns«: Man bindet das Bein umständlich hoch, humpelt in der Gegend herum, besorgt sich heimlich Krücken oder Amputationsstrümpfe. Dabei fühlt sich der Körper plötzlich anders an. Das Bein stört nicht mehr, man fühlt sich bei sich selbst angekommen. Fast wie bei einem Transsexuellen, der sich erst nach der geschlechtsumwandelnden Operation wirklich heimisch im eigenen Körper fühlt.

Nur dass BIID ein noch größeres Tabu zu sein scheint als Transsexualität.

Ich sitze immer noch hinter dem Kaffeeautomaten. Nach drei Tassen 50-Cent-Plörre erkenne ich: Es ist schlimm, wenn Patienten beim Arzt lügen müssen. Meine Patienten dürfen ehrlich sein, weibliches Mitgefühl habe ich literweise. Ich kann gut zuhören. Es kann zwar vorkommen, dass ich ihnen ein Ohr abkaue, aber ich drehe niemandem das Bein aus dem Gelenk. Vor mir braucht niemand Angst zu haben.

Doch am nächsten Morgen kommen mir Zweifel. Herr Bielicki hat nicht nur unverschämte diabetische Blutwerte, sondern seit dem letzten Klinikaufenthalt acht Kilo zugelegt. Hundertzwanzig Kilo Kampfgewicht bringt er mit. Und: Zwei Zehen hat man ihm schon amputieren müssen, weil der Blutzucker die kleinen Gefäße dichtgemacht hat. Sehr verdächtig.

»Die Diät, die Sie mit unserer Diabetesberaterin besprochen haben, die haben Sie auch immer schön eingehalten?«, frage ich im freundlichen Plauderton.

»Selbstverfreilich.« Bielickis Wangen glänzen rosig.

Stimmt nicht, raunen mir seine Laborergebnisse zu, er hat sich durch die Vorweihnachtszeit gespachtelt und jeden Abend zwei Hefeweizen getrunken. Und jetzt hat er Angst, mir die Wahrheit zu sagen. Braucht er aber nicht. Ich bin ja nett.

»Das kriegen wir schon wieder hin. Viele Patienten haben Schwierigkeiten mit dem Messen, dem Spritzen und dem korrekten Berechnen der Broteinheiten«, sage ich.

»Glauben Sie, ich bin zu dumm zum Rechnen?« Bielickis Wangen glühen jetzt in ärgerlichem Dunkelrot. »Oder meinen Sie, dass ich lüge?«

»Weder noch.« Aber die Wahrheit hätte ihm garantiert nicht geschmeckt. Zumindest nicht so gut wie Marzipanstollen.

»Ich habe eine Stoffwechselstörung, Frau Balbutis, und ich nehme vier Medikamente, die das Körpergewicht hochtreiben, das haben Sie selbst mir vor acht Wochen lang und breit erklärt. Natürlich halte ich mich an den Ernährungsplan. Zwei Zehen sind ab, schon vergessen?«

Ich baue ihm eine Brücke. »Ein Hefeweizen am Abend, das kann man schon mal übersehen. Das ist gar nicht schlimm.«

Bielicki antwortet nicht, sondern blickt mit starrer Miene durch mich hindurch, ein gekränkter Buddha mit acht Zehen. »Ich weiß nicht, was heute mit Ihnen los ist, Frau Balbutis. Sie geben mir das Gefühl, ich schaffe das nicht.«

»Aber nein! Ich will doch nur Ihre verbleibenden Zehen retten!«

Bielicki guckt so miesepetrig, als hätte er die schon abgeschrieben. Sehr verdächtig.

Viele Menschen mit BIID berichten davon, Amputierte oder Verstümmelte zu bewundern. Verehrt wird zum Beispiel die Surferin Bethany Hamilton, die mit dreizehn Jahren ihren Arm durch einen Haiangriff verlor und trotzdem an die Weltspitze surfte. Oder Oscar Pistorius, der als »der schnellste Mann ohne Beine« auf Unterschenkelprothesen zahlreiche Leichtathletikrekorde brach – ehe er seine Freundin erschoss.

Allerdings inspirieren diese Ausnahmesportler nur die wenigsten Menschen dazu, sich den Verlust eines Körperteils zu wünschen. Die Ausbildung des Körperschemas ist in vielerlei Hinsicht ein komplexer und sehr störanfälliger Vorgang. Menschen mit Essstörungen etwa nehmen ihren Körper anders wahr, als er ist. Andere erleben ihren gesunden Körper, besonders Gesichtspartien, als entstellt (man nennt dies Dysmorphophobie). Vermutlich liegt die Ursache von BIID im Scheitellappen der rechten Hirnhälfte – wo das Körperschema zu Hause ist. Auch neurologische Erkrankungen können hinter einer Körperschemastörung stecken, etwa Tumoren oder Hirnverletzungen. Das Phänomen ist darüber hinaus unter Einnahme von LSD gut bekannt. Van Goghs linkes Ohr soll einer Mischung aus Absinth, Überarbeitung, einem Rasiermesser und Genervtheit von Paul Gauguin zum Opfer gefallen sein.

Hat man keinen befreundeten Irren zur Hand oder ist man nicht per Du mit Freddie Krueger, muss man sich etwas einfallen lassen. Amputationen von gesunden Körperteilen sind nämlich nahezu weltweit verboten. Manche BIID-Betroffene greifen daher aus Verzweiflung im Alleingang zu allem möglichen Gerät, notfalls aus dem Baumarkt (was im Spielfilm »Armless« anschaulich geschildert wird – dramatisches Kettensägenfinale inklusive). Andere provozieren Unfälle oder Infektionen, um Chirurgen zu einem Eingriff zu zwingen. Es gibt Berichte über diesbezügliche Rendezvous mit entsprechend veranlagten Menschen aus »Knochenbrecherforen«. Manche Patienten berichten von Auslandsreisen, wo Profis und Laien gegen Bares Amputationen oder andere Entstellungen vornehmen.

Der schottische Arzt Robert Smith sorgte für Aufsehen, weil er bei zwei BIID-Betroffenen eine Beinamputation durchführte. Die britische Ärztekammer verbot daraufhin jede weitere Operation an Wannabes. Nicht, weil die Operierten unzufrieden gewesen wären (das Gegenteil war der Fall), sondern weil man die Entrüstung aus der Bevölkerung und eine Flut an Operationswilligen aus dem Ausland befürchtete.

Einige BIID-Betroffene, die endlich an ihre Wunsch-OP gekommen sind, berichteten, durch die Amputation von ihrem Leiden geheilt zu sein. Sie seien nun mit sich und ihrem Körper im Reinen. In anderen Fällen wurde davon berichtet, dass sich Ort oder Ausmaß der erwünschten Amputation im Laufe der Jahre geändert habe, ehe es zur OP kommen konnte.

BIID ist, genau wie Transsexualität, nicht psychotherapeutisch heilbar. Die meisten Wannabes fühlen sich durch ihre Andersartigkeit und die fehlenden Therapieoptionen seelisch in irgendeiner Form defekt. Als Nebeneffekt der Einsamkeit und des Doppellebens können Depressionen, Selbstmordgedanken oder Zwanghaftigkeit auftreten, weshalb psychotherapeutische Unterstützung für manche wichtig ist.

Carsten lehnt im Türrahmen meines Arztzimmers. Seine massige Silhouette lässt wenig Licht in den Raum. »Ich habe ihn erwischt. Er war in der Poliklinik, um sich ein paar Unterlagen abzuholen, und ich habe ihn erwischt.«

»Hoffentlich am linken Bein«, sage ich.

Carsten grinst und wirft sich in den freien Bürostuhl an Johanns Schreibtisch. »Ich war total verständnisvoll. Hab mich mit ihm hingesetzt und ihm richtig zugehört. Hat sogar Spaß gemacht, Betti.«

»Und dann hast du ihm was aus dem Gelenk gedreht?«

Carsten mustert mich kritisch. »Zuerst war ich sauer, okay. Aber ich bin deswegen doch kein Unmensch. Ich hab das, was ihn bewegt, akzeptiert. Der will weitermachen, der sucht jetzt im Ausland.«

Jetzt hätte ich ein paar taktlose Chirurgenworte gebrauchen können. Wegen Herrn Bielicki und überhaupt. »Patienten, die einem ins Gesicht lügen, sind echt schwierig«, sage ich. »Man gibt sich Mühe, hat Verständnis für alles, und dann sagen die nicht die Wahrheit.«

»Ich hab meinen Frieden gefunden.« Carsten faltet die Hände vor dem Bauch, wippt auf Johanns Stuhl auf und ab und leiert die Federung aus. »Meinetwegen sollen sie lügen. Sie kommen her, ich operiere sie, und das Leben geht weiter. Fertig. Ich muss nicht alles wissen. Zieht mich nur runter.«

»Ich *will* aber alles wissen«, sage ich und merke plötzlich, dass das nicht stimmt. Am Anfang war das so, aber das hat aufgehört. Wird es mich glücklich machen zu erfahren, wie viele Medikamente ins Klo wandern? Wie viele von mir verordnete Diäten erst durch Lebkuchen und Marzipanstollen erträglich werden? Und was die Patienten in Wirklichkeit von meiner extraverständnisvollen Doktor-Balbutis-Stimme halten?

»Das willste nicht. Das zieht dich nur runter«, brummt Carsten. Der Wippstuhl quietscht und sackt nach unten. Dort bleibt er. Wippe kaputt.

Wir hocken im Arztzimmer, ohne zu reden. Und als Herr Bielicki klopft und nach seinem Arztbrief fragt, drücke ich ihm sein Papier einfach in die Hand. Ohne übertrieben nett zu sein oder ihm Ratschläge mitzugeben. Heute fühle ich mich wie eine Chirurgin in der Notfallambulanz. Die Leute kommen, wir therapieren sie, und das Leben geht weiter.

»Bis zum nächsten Mal, Frau Balbutis«, sagt Bielicki und humpelt davon.

»Dem fehlen doch ein paar Zehen, das sehe ich von hier«, raunt mir Carsten zu. »Sehr verdächtig.«

»Selbstverfreilich«, sage ich.

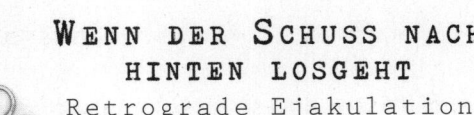

WENN DER SCHUSS NACH HINTEN LOSGEHT
Retrograde Ejakulation

Sex ist nur schmutzig, wenn er richtig gemacht wird.
Woody Allen

Die heimlichen Stars der Krankenhäuser sind die Betten-
schieber. Sie transportieren nicht nur Patienten in Betten
und Rollstühlen zu den Untersuchungen, sondern kennen
alle unterirdischen Geheimgänge und verschollenen Fahr-
stuhlschächte. Miro mit dem geflochtenen Bart, Soko, der
Flitzer mit dem Afroschopf, und Herr Mahlmann, der schon
morgens riesige Schweißflecken unter den Armen hat. Eine
eingeschworene Gemeinschaft. Und dann ist da noch Sven,
der zwei Jahre lang wie vom Erdboden verschluckt war. Es
hieß, er sei in Hollywood beim Film gelandet. Ich habe aber
nie einen Streifen mit ihm gesehen. Inzwischen ist Sven zurück. Er hat in diesem Laden gefehlt, und das liegt nicht nur
an seinem Knackarsch, der sich unter den schlumpfblauen
Klinikklamotten abzeichnet.

»Wenn du wüsstest, was ich über diese dunklen Kellergewölbe weiß, würdest du hier nicht allein entlangspa-
zieren.« Sven sitzt auf einem ausrangierten Klinikbett im
Untergeschoss, eine Wasserflasche zwischen die Knie ge-
klemmt.

»Ich hab keine Angst im Dunkeln«, sage ich. Was nicht
stimmt. Den unterirdischen Weg ins mikrobiologische
Labor gehe ich nur, wenn es sich nicht vermeiden lässt.
Unter anderem wegen der unheimlichen Typen hier unten. Aber Sven ist keiner davon. Ich schwinge mich ne-

ben ihn auf die Liege. »Erzähl mir lieber, wie es in Hollywood war.«

»Hollywood?« Sven gluckst. »Ich bin zwar beim Film gelandet, aber das ist nichts für deine Ohren.«

»Ist es dir etwa peinlich? Hast du einen schmierigen Italowestern gedreht?« Hihi, Sven als öliger Westernheld …

»Nein. Pornos.«

Ich verschlucke mich fast an meiner Zunge. »Was?«

»Die brauchten noch wen. Und mein deutscher Akzent kam gut an.«

Sven in der Sexbranche, darauf wäre ich nie gekommen. Kaum vorstellbar, wie er irgendwelchen Betthäschen mit sonorer Stimme schmutzige Sachen ins Ohr säuselt. Obwohl er wirklich viele Komplimente dafür bekommt, dass er seiner Liegefracht auf den Klinikfluren stets beruhigende Botschaften zuraunt. (»Erst vorgestern hatte ich 'nen Patienten mit genau denselben Beschwerden, den hamse auch wieder zusammengeflickt.«)

»Anfangs war's echt lustig, mal was anderes als das hier. Ich hab viel gelernt und gutes Geld gekriegt. Aber irgendwann wollte ich nicht mehr. Lach jetzt nicht, aber das ist echt übel, wie die Frauen in den Filmen behandelt werden.« Sven schaut betreten zu Boden. »Nach einer Weile hatte ich dann richtige … Hemmungen. Also brauchte ich für bestimmte Einstellungen ein Double. Das war aber nicht mehr dasselbe, also hab ich geschmissen.«

»Verstehe ich dich richtig?«, frage ich in meinem ernsthaftesten Doktor-Balbutis-Tonfall. »Du hast keinen mehr hochgekriegt? Aus moralischen Gründen?« Süß.

»Nee, hoch ging er immer.« Sven klingt gekränkt. Dabei sollte das doch ein Kompliment sein. »Aber … wie soll ich sagen, von meinem Gelée Royale war nicht mehr genug da.«

Gelée Royale. Bäh! Ist das die Sprache der Liebe?

»Deswegen mussten sie extra ein Double anheuern?«
Ich muss mir ein Lächeln verkneifen: ein Crème-Double.

»Ein ... Sperma-Double?«

»Sie nennen es Cumshot-Double«, sagt er mit gewichtiger Miene. »So ist das in der Branche eben. Wer nicht liefert, wird ersetzt.«

Wahnsinn, was es so für Berufe gibt.

»Darf ich dich mal was Medizinisches fragen, Betti?«

»Nichts Menschliches ist mir fremd«, behaupte ich kühn. »Wenn du ahnen würdest, was ich über die geheimen Gänge da unten weiß ... uiuiui, dann würdest du dich aber umgucken.«

»Das ganze Sperma«, sagt er einen Tick zu laut und unterbricht damit meine Angebernummer, »das ist irgendwie noch da. In mir drin. Es kommt bloß nicht raus, wenn es soll. Sondern eine halbe Stunde später beim Pinkeln. Kann man da was machen, dass das früher kommt? Dann könnte ich auch wieder ein paar Filme drehen.«

Zwar kann ich hier im finsteren Kellergewölbe überhaupt nichts beweisen – dazu müsste ich Svens Proteinshake schon im Mikroskop auszählen oder besser in die Urologie schicken. Aber ich habe einen knüppeldicken Verdacht. Er hört auf den verschrobenen Namen »retrograde Ejakulation«.

Niedlicherweise glaubt Sven, eine mentale Blockade sei schuld daran, dass er nicht mehr volles Rohr schießt. Aber damit die Saftmaschine nicht mehr funktioniert, dafür braucht es in der Regel etwas mehr als Alice-Schwarzer-Theorien im Kopf.

Der Urologe sagt übrigens nicht Saftmaschine. Er sagt tatsächlich »Spritzbild«. Das hört sich ein bisschen nach

Dieselmotor und Einspritzdüse an. Aber ich muss die technikbegeisterten Leser leider enttäuschen: Anstatt einen Ausflug in das interessante mechatronische Fachgebiet von Sacklochdüsen und Ventilgliedern zu machen, geht es bloß um ein Problem des männlichen Unterbaus. Bei der retrograden Ejakulation wird das mühsam hochgepumpte Herrenpesto nämlich nicht vorn herausgespritzt, sondern schießt rückwärts in die Harnblase, wo es zu einer unbrauchbaren Oktanzahl verwässert wird. Hieß es vorher noch »Jeder Schuss ein Treffer«, heißt es jetzt »Jeder Schuss geht direkt in den Ofen«.

Die Wahrscheinlichkeit einer Vaterschaft reduziert sich dadurch drastisch. Wenn man sich die aktuellen Geburtszahlen ansieht (Deutschland befindet sich seit Jahren auf dem Tiefstand der Zeugungswilligkeit), sollte man annehmen, dass diese Erkrankung dem fortpflanzungsfaulen Männchen nicht ganz ungelegen kommt. Die retrograde Ejakulation klingt nach Mainstream mit einer Prise Hip und Urban. Wer nur Spaß ohne Verantwortung sucht und einen Job außerhalb der Pornobranche hat, hat Glück gehabt.

Für willige Väter – und die gibt es der Statistik zufolge ja doch irgendwo – ist es hingegen ein großes Problem, wenn das Onanat nicht vorn zur Düse rausschießt und die paarungsbereite Dame buchstäblich auf dem Trockenen sitzen bleibt. Da kann die Kalender- oder Temperaturmethode noch so oft auf die fruchtbaren Tage verweisen.

Die kleinen Kaulquappen der Liebe kratzt das nicht. Sie plantschen vergnügt im Pipi-Jacuzzi vor sich hin und warten auf die nächste Blasenentleerung. Allerdings: Selbst wenn Frau auf Sex mit Sonnentee steht, ist die verspätete Besamung mit ausgepinkelten Spermien nicht nur ein nasses, sondern auch fruchtloses Vergnügen.

Svens Pornoregisseur kann man keinen Vorwurf machen. Wer an einer retrograden Ejakulation leidet, braucht tatsächlich ein Cumshot-Double. Der Samenerguss reduziert sich oft auf weniger als einen Milliliter bis hin zum fast trockenen Orgasmus. (Der gesunde Samenerguss fasst zwei bis sechs Milliliter und unterliegt großen Schwankungen. Und auch wenn Männer im Allgemeinen und Svens Exarbeitgeber im Besonderen das ungern glauben: Im Normalfall sagt das Volumen nicht viel über die Manneskraft aus.)

Geht die Diesel-Einspritzpumpe des heimischen Motors kaputt, sind meist Verkokungen und Versottungen schuld, also verstopfende Vorgänge. Hier ähneln sich die Ursachen der Störungen von Mensch und Maschine: Ist die Harnröhre verengt oder stark verkrümmt, kann der Saft des Lebens nicht schnell genug austreten und weicht druckbedingt nach hinten aus.

Umgekehrt ist es von größter Wichtigkeit, dass die Harnblase ordentlich abgedichtet ist. Funktioniert der Blasenschließmuskel nicht gut (etwa aufgrund von Nervenschäden bei Multipler Sklerose, Diabetes oder Lähmungen), kann die Harnblase beim Showdown nicht ausreichend verschlossen werden, und der Eierlikör zweigt in die falsche Röhre ab. Auch eine Prostataoperation (und andere Eingriffe im kleinen Becken) sowie Medikamente können den Blasenschließmuskel schädigen.

Und nicht zuletzt gibt es auch noch die handgemachte retrograde Ejakulation, die nicht nur von Tantra-Fans praktiziert wird, sondern auch von jugendlichen und postpubertären Fleckenteufeln. In der Adoleszenz (und darüber hinaus) bastelt man bekanntlich nicht nur ausgiebig am Moped herum, sondern auch am eigenen Fahrradschlauch. Und hier gibt es einen feinen Trick: Presst man zu Beginn des Happy Endings die Finger in einen mysteriösen Punkt zwischen Hoden und Anus, können Samen und Begleitflüssigkeiten nicht aus der Harnröhre entweichen. Dies schont das Bettlaken (und, wie die Daoisten meinen, auch das Chi und die Lebenskraft), nicht aber die Harnblase, die nun reichlich mit Sperma gefüllt wird.

Dieser sogenannte Million-Dollar-Punkt kann angeblich auch den Herren der Schöpfung multiple Orgasmen bescheren. Der intensive Druck auf den Nervus pudendus stellt der Ejakulation nämlich den Strom ab. Drückt man aber zu oft und zu heftig, geht der Nerv kaputt und lässt sich nur aufwändig wiederherstellen. Vielleicht heißt er deshalb Million-Dollar-Punkt.

Auch wenn ich im Krankenhauskeller Schwierigkeiten habe, die Diagnose festzuklopfen, hat ein erfahrener Urologe damit keine Probleme. Ist der Erguss dürftig? Ist das Spritzbild gestört? Zappeln kaum Kaulquappen im Ejakulat? Und ist die Blase voller Sperma? Klare Sache, der Schuss geht regelhaft nach hinten los, herzlichen Glückwunsch, fertig.

Der Weg zur Diagnose ist trotzdem oft steinig. Die Patienten gehören zunächst einmal zur Bevölkerungssubgruppe der geschlechtsreifen, fortpflanzungswilligen Männer, die bereit sind, in Erwägung zu ziehen, dass es »an ihnen liegt«. Die damit zum Arzt gehen. Die noch dazu erlauben, Genitalien und Prostata von vorn und von hinten schallen und kneten zu lassen. Um dann (noch dazu dürftig bis gar nicht) in einen Becher zu ejakulieren, anschließend in einen anderen Becher zu urinieren und dann die Leibessäfte einer freundlichen Arzthelferin zur weiteren Begutachtung in die Hände zu drücken. Eine kleine Bevölkerungssubgruppe, wie gesagt.

Und dann ist da noch die Sache mit dem Rohr.

»Ich soll ein Rohr in meinen Hermann schieben lassen?«

»Na ja, manchmal ist das nötig«, sage ich. »Um zu sehen, ob irgendwas an der Harnröhre kaputt ist.«

Inzwischen ist es spät geworden, durch die Lichtschächte fällt nur noch wenig Tageslicht. Irgendwo weiter hinten zuckelt eine Neonröhre. Wenn das Kellergewölbe vorhin ein bisschen unheimlich war, ist es jetzt die Kulisse für einen Horrorfilm. Oder den gruseligsten Porno aller Zeiten.

»Das ist doch kranker Scheiß«, meckert Sven. »Rohr in den Pimmel, wer denkt sich denn sowas aus?«

»Das ist doch wie bei den Blasenkathetern. Haben ganz viele Patienten, die du schiebst. Bei denen guckt ein ganz harmloser Gummischlauch heraus.«

»Die Leute mit den gelben Beuteln haben alle einen Schlauch im Pimmel?« Sven guckt angewidert.

»Nur die Männer. Die Frauen haben ja keinen«, erkläre ich ihm mild. »Ist gar nicht so schlimm.«

»Und wie das schlimm ist!« Sven schüttelt verständnislos den Kopf. »Das soll ich machen lassen, bloß weil ich rückwärts schieße? No way! Da können die einen anderen Blöden finden. Ich finde schon 'nen anderen Job. Urban Gardening soll ja gerade im Kommen sein. Auberginen auf Verkehrsinseln züchten und so.« Er wankt durch die Dunkelheit davon und murmelt Gemüsesorten vor sich hin.

»Ich hab's nett gemeint«, rufe ich ihm hinterher.

»Ihr Ärzte habt echt kranke Ideen!«, schmettert er aus einem finsteren Gang, den ich nicht mal mit Taschenlampe betreten würde.

Ehe ich herausfinden kann, welcher Weg aus dem Keller der risikoärmste ist, steckt Sven den Kopf noch einmal um die Ecke. »Hm, Betti, könntest du das nicht machen? Mit dem Rohr?«

»Zisch ab«, rufe ich. »Ich find allein raus!«

»Man kann's ja mal versuchen«, brummt Sven.

Bestimmt wird er in dieser Nacht unruhig schlafen. Dabei habe ich ihm die besten Details noch gar nicht erzählt. Die Behandlung der retrograden Ejakulation richtet sich nämlich nach der Ursache. Verengte Harnröhren zum Beispiel kann man wunderbar dehnen. Und ist der Blasenschließmuskel aufgrund von Nervenproblemen kaputt, kann man ihn elektrisch stimulieren.

Was Sven aber nicht mehr zu interessieren scheint. Denn seit heute schiebt er die Betten mit einer solch zufriedenen Miene über die Gänge, dass einem ganz warm ums Herz wird. Schön, wenn man beinahe helfen kann.

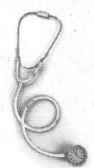

DER FLUCH DER AHNEN
Kuru

Heute treff ich einen Herrn,
der hat mich zum Fressen gern.
Weiche Teile und auch harte
stehen auf der Speisekarte.
Rammstein, »Mein Teil«

Schlimm genug, dass Großonkel Kalle in die ewigen Jagd-
gründe eingeht, nachdem er an einer Vitamintablette er-
stickt ist. Noch schlimmer aber ist es, dass der eigenwil-
lige Kerl verfügte, zu seiner Trauerfeier solle man seine
komplette Tiefkühltruhe mit Selbstgeschossenem auftri-
schen. Noch in hohem Alter hatte Kalle an jedem Sonntag
der Jagdsaison den Gichtfinger am Abzug. Das vor zwei
Wochen höchstpersönlich abgeknallte Reh liegt nun zer-
stückelt und adrett drapiert neben undefinierbaren Teilen
von Hirsch, Hase und Kaninchen auf riesigen silbernen
Platten. Die bräunlich roten Soßen der toten Tiere fließen
ineinander. Onkel Kalle hatte es nicht so mit Grünzeug.
Großtante Ingrid zu meiner Linken pickt lustlos auf ihrem
Teller herum. Meine Mutter, mir gegenüber, untersucht jeden Quadratzentimeter auf nicht durchgegarte Stellen.
Selbst mein Vater, der für seinen robusten Magen berüchtigt ist, hält sich am gereichten Weißbrot fest. Die anderen Trauergäste starren trübe ins Leere, die kaum berühr-
ten Portionen von sich geschoben. Bis auf eine Ausnahme.

Zu meiner Rechten sitzt Rüdiger, Kalles treuer Jagd-
kumpel. Als ich ihn das letzte Mal sah, hatte er den Kofferraum voller abgeknallter Fasane. Inzwischen ist er um die
neunzig. Zum schlohweißen Backenbart trägt er zur Feier

des Tages einen graumelierten Samtanzug. Die Schlupflider und das puterrote Gesicht lassen an ein sehr altes Perlhuhn denken.

»Mensch, du isst ja gar nichts, Bettina«, raunt er mir mit vollem Mund zu. »Bist du etwa krank? Oder verliebt?« Er manövriert sich eine Ladung bluttriefendes Kaninchen auf den Teller, vorbei an Großtante Ingrid, die schon ganz blass ist.

»Satt«, sage ich. »Schon.«

»Warum hocken hier alle so trübsinnig herum? In anderen Ländern wird gefeiert, wenn einer abtritt!« Rüdiger erhebt sich und startet mehrere erfolglose Versuche, eine Saalrunde Bommerlunder zu bestellen. Meine Mutter schnieft geräuschlos in ihr Taschentuch, Großtante Ingrid fragt nach Magenbitter.

»Das ist die langweiligste Begräbnisfeier, der ich je beigewohnt habe«, ruft Rüdiger in die Stille. »Kalle ist mit einem Knall von uns gegangen, also sollten wir ihn auch mit einem Knall feiern! Ihr sitzt hier herum, als ob …« Auf der Suche nach dem richtigen Wort stochert Rüdiger mit der Gabel in seinem Backenbart herum.

»… als ob jemand gestorben wäre?«, helfe ich freundlich nach.

»In Irland spielen sie mit dem Toten am Tisch Karten, ehe man ihn einsargt. Sowas will ich hier auch!«

»Nimm's uns nicht übel, Rüdiger«, erwidere ich. »Wir wollen eben um Kalle trauern.«

Doch Rüdiger kommt jetzt richtig in Fahrt. »Du bist genauso engstirnig wie der Rest hier. Nix haste erlebt im Leben, nix gesehen von der Welt – aber mir willste erzählen, wie ich meinen Jagdbruder einbuddeln soll? Statt die Toten zu ehren, lässt man sie von Würmern fressen. Oder, noch schlimmer, man jagt sie durch den Schornstein.«

Mein Vater wirft seine ganze Oberarzt-in-Rente-Autorität in die Waagschale. »Lass gut sein, Kalle, das ist nicht der richtige Zeitpunkt jetzt.«

Doch Rüdiger dreht weiter auf. Er ist offenbar high vom Kaninchen, das er allein aufgefuttert hat. »Ich bin neunundachtzig, für mich gibt's keinen richtigen Zeitpunkt.« Schwer atmend stützt er sich an seinem Stuhl ab und gestikuliert mit einem undefinierbaren Rest Kaninchenbraten. Soße spritzt umher. »In anderen Kulturen ist man viel fortschrittlicher. In Mumbai lässt man die Verstorbenen von Geiern fressen, ich hab's mit eigenen Augen gesehen. Und ein japanischer Waffenbruder hat sich nach seinem Tod zu einem funkelnden Diamanten pressen lassen.« Triumphierend reckt Rüdiger die Faust mit Siegelring in die Höhe. »Ich trag ihn bei mir, bis ich sterbe!«

Ich sehe zwar keinen Diamanten an seinem Finger glänzen. Aber Rüdigers Ansprache hat Wirkung erzielt. Die Stille im Saal ist bedrückend. Großtante Ingrid heult stumm in ihr Spitzentaschentuch. Meine Mutter und meine Schwester gehen zeitgleich pinkeln. Irgendjemand muss ihn stoppen. Aber die alten Herrschaften sind ganz offensichtlich zu aufgewühlt. Und Rüdiger nimmt einen kräftigen Schluck aus seinem Flachmann.

»Auf Papua-Neuguinea«, beginnt er lallend. »Da gibt's einen ganz besonderen Brauch …«

Ich weiß, was kommt. Und ich weiß, wann es genug ist. »Jetzt beruhige dich bitte, Rüdiger. Schluss jetzt!«

Doch bevor ich ihn stoppen kann, leert Rüdiger sein Bierglas und das von Großtante Ingrid gleich mit. Langsam schwankt er zur Tür. »In Papua haben sie die Toten einfach gegessen, und ich hab mitgegessen!«

Bei seinem schaurigen Kichern kommt mir fast der Hirsch hoch. Großtante Ingrid scheint der Ohnmacht nahe, links von mir geht ein Glas zu Bruch. Mein Vater läuft Rüdiger nach, doch der strafft sich und schreitet aufrecht zur Tür, wo er sich noch einmal zu uns umdreht. In die Stille hinein sagt er: »Wenn ich mal abtreten muss, dürft ihr mich mit Vergnügen verspeisen. *Das* wär mal ein Leichenschmaus nach meinem Geschmack!« Rüdigers schrilles Lachen hängt noch in der Luft, als er längst im Taxi sitzt.

Seit der denkwürdigen Trauerfeier habe ich Rüdiger nicht mehr gesehen. Ob ich mir Sorgen um ihn machen sollte? Keine Ahnung. Aber seither habe ich viel über das nachgedacht, was er gesagt hat. Früher war zwar nicht alles besser, aber in puncto Beerdigungsmethoden gab es wirklich mehr Auswahl. Denn damals, vor rund 500 000 Jahren, als das Ozonloch klein und die Mammuts zahlreich waren, lag das Bio-Recycling mit dem schmackhaften Namen Endokannibalismus noch ziemlich im Trend. Die Erben scharten sich um den Dahingeschiedenen, um ihn nach allen Regeln der Kochkunst und mit Haut und Haar zu verspeisen. Ob unsere Vorfahren schlicht und ergreifend zu hungrig waren, um die Verblichenen in der Erde zu begraben, oder zur Abwechslung mal was (Un-)Anständiges zwischen den Zähnen haben wollten – eines zumindest stellen biochemische Untersuchungen versteinerter Exkremente klar: In zahlreichen vorzivilisatorischen Kulturen aß man sich auf, wenn sich die Gelegenheit dazu bot. Diese kulinarische Ehre wurde nicht nur der lieben Verwandtschaft zuteil. Der Feind als Hauptgericht war immer wieder eine willkommene Gelegenheit, um die Speisekarte ein wenig aufzupeppen.

Historiker sind sich sicher, dass Kannibalismus fast überall auf der Welt vorkam – selbst in Europa, wenn auch aus sehr unterschiedlichen Motiven. Im Laufe der Jahrhunderte verschwand diese Ernährungsform weitgehend von der globalen Bildfläche, aber in abgelegenen Teilen der Welt hielt sich Kannibalismus als ritueller Bestandteil der traditionellen Küche.

Kulturbewahrer Nummer eins war ein kleines Volk in Papua-Neuguinea namens Fore. Diese Sprachgemeinschaft blieb bis zum Ende der Kolonialzeit unerforscht. Bis in die Fünfzigerjahre wurde der Leichenschmaus hier wörtlich genommen. Wenn ein verehrter Stammesvater ins Gras biss, vertilgten ihn die Hinterbliebenen genüsslich bei einer zeremoniellen Begräbnisfeier. Nicht, weil die Fore dem rassistischen Klischee der wild gewordenen Eingeborenen entsprachen, die zu gern den deutschen Missionar in den Kochtopf gesteckt hätten. Auch nicht, weil sie sich die Bestattungskosten sparen wollten. Und erst recht nicht, weil sie den Toten schlichtweg zum Fressen gern hatten. Nein, das Verspeisen des Leichnams hatte einen kulturell verankerten Hintergrund mit magischer Bedeutung. Es sollte sicherstellen, dass die Seele des Toten in der Gemeinschaft blieb. Das hört sich ziemlich verrückt an. Aber so, wie wir ganz selbstverständlich Hammelkeule und Co. vertilgen, um die enthaltenen Nährstoffe aufzunehmen, hegten die Fore die Hoffnung, dass mit ihrer Ernährung nicht bloß Vitamine, sondern der Geist des Toten in den Erben weiterleben möge. Dass hierbei nicht nur die Seele, sondern auch Erreger der kuriosen Kannibalenkrankheit Kuru auf die nachfolgende Generation übertraten, hat diese Essgewohnheit aber nach und nach aus der Mode kommen lassen.

Der Durchschnittsdeutsche vertilgt pro Jahr sechzig Kilogramm Fleisch und verputzt im Laufe seines Lebens im Schnitt 1094 Tiere (vier Rinder, vier Schafe, zwölf Gänse,

37 Enten, 46 Schweine, 46 Puten und 945 Hühner). Großonkel Kalle lag vermutlich noch etwas darüber, trotz seiner Gicht genoss er dreimal am Tag sein tierisches Eiweiß.
Hingegen wurde der kannibalische Gaumenkitzel nur
ganz selten, nämlich auf speziellen Begräbnisfeiern der
Fore serviert. Da der Typ auf dem Teller mit hoher Wahrscheinlichkeit ebenfalls als Kannibale tätig gewesen war,
steckte in der feierlichen Mahlzeit Protein der besonderen Art: Fleisch, das Fleisch vom Fleisch vom Fleisch gefressen hat. Das kann man vom Kaninchen aus Kalles Tiefkühltruhe nicht unbedingt behaupten.

Doch es steckte noch viel mehr im marinierten Men-
schenleichnam. Etwas, das erst Monate, manchmal sogar erst Jahrzehnte nach dem Verzehr des Vorfahren auf-
trat. Leider handelte es sich dabei nicht um wunderbare
Eigenschaften wie Weisheit, Schönheit oder Heldenmut,
sondern um ein besonders eindrucksvolles Lachen. Wenn
also Jahre nach dem Verzehr des lustigen Ahnen dessen
schrilles Gelächter aus dem eigenen Mund schallt, dann
ist das kein Grund zur Freude (»Toll, dann hab ich ja doch
das berühmte Lachen vom Opa geerbt!«). Eher sollte man
sich Gedanken machen, was man im Laufe seines Lebens
verspeist haben könnte. Wobei die Sache zu diesem Zeitpunkt ohnehin gelaufen ist: Kuru befindet sich dann schon
im Spätstadium. Die Rache des Ahnen steht unmittelbar
bevor.

Kuru trifft den Menschen dort, wo er besonders emp-
findlich ist: Das Gehirn der Kranken wird schrittweise
zerlöchert und zerstört – eine sogenannte spongiforme
Enzephalopathie. Wer hierbei an Spongebob Schwamm-
kopf denkt, liegt nicht ganz falsch. Gemeint ist eine
»schwammförmige Hirnkrankheit«, bei der die Hirnmasse
wie ein warmer Hefeteig langsam Blasen wirft. Die ers-

ten Alarmsignale sind zumindest für einen geübten Hypochonder ein gefundenes Fressen, weil äußerst unspezifisch. Kuru beginnt mit einem leichten Frösteln, wie bei einer Erkältung. Später folgt ein rhythmisches Muskelzittern, das an den Tremor von Parkinson-Patienten erinnert. (Tatsächlich bedeutet »Kuru« in der Sprache der Fore so viel wie »Muskelzittern« oder »Schaudern«. Es bezieht sich aber auf das Symptom der Kranken, nicht das des Lesers bei der Lektüre dieses Textes.) Die Betroffenen stehen so unsicher auf den Beinen wie Onkel Rüdiger nach sechs Jägermeister und der Sonderration aus seinem Flachmann.

Hier ist allerdings schon wieder Schluss mit lustig. Die Krankheit ist unheilbar und führt, ist sie erst mal ausgebrochen, nach sechs bis zwölf Monaten zum sicheren Tod. Kurz vor dem dräuenden Dahinscheiden fallen die Kranken durch ein ebenso markantes wie unnatürliches Lachen auf. Daher wird Kuru auch als Lachkrankheit oder Der Lachende Tod bezeichnet. Eine Fröhlichkeit, die ansteckend ist.

Im Spätstadium bleibt den Erkrankten zwar nicht das Lachen, wohl aber das Essen im Halse stecken. Schluckstörungen verhindern das, was überhaupt erst zur Erkrankung führte: die Nahrungsaufnahme. Spätestens hier ist mit der Menschenfresserei ein für alle Mal Schluss.

Was aber ist die Ursache? Die Rache Montezumas? Der Triumph des Vegetarismus? Jahrzehntelang stellte Kuru, das sich in den Fünfzigerjahren epidemieartig ausbreitete und vorwiegend erwachsene Frauen sowie Kinder beiderlei Geschlechts betraf, die Regierung Papua-Neuguineas vor ein Rätsel. Die Ursachenforschung wurde vor allem dadurch erschwert, dass zwischen Auslöser und Ausbruch der Erkrankung manchmal mehr als fünfzig Jahre vergingen. Da brauchte es schon viel Hirnschmalz, um den großen Zusammenhang zu erkennen.

Der amerikanische Arzt Carleton Gajdusek schien besonders viel davon zu besitzen. Er erhielt für seine Verdienste um die Erforschung der seltsamen Erkrankung 1976 den Nobelpreis für Medizin – streng genommen zu Unrecht. Gajdusek vermutete nämlich, dass Kuru durch einen Virus von Mensch zu Mensch übertragen wurde. Diese Theorie ist einerseits vollkommen unzutreffend und weist doch in die richtige Richtung. Denn Kuru ist tatsächlich eine Infektionskrankheit, wird jedoch nicht durch Viren, sondern durch Prionen verursacht. Das sind, anders als etwa Bakterien, aber keine eigenständigen Lebewesen, sondern lediglich spezielle Eiweiße, deren gesunde Varianten der Mensch massig im Körper trägt. Krankmachende Prionen haben aber eine Besonderheit: Ihre besonders fiese Beta-Faltblattstruktur ist in der Lage, gesunde Prionen in die kranke Form zu pressen, aus ihnen quasi weitere kleine Faltblätter zu basteln, die sofort mit dem Weiterbasteln loslegen. Solch eine mörderische Origami-Orgie findet nicht nur im Hirn Kuru-Kranker statt. Auch Creutzfeld-Jakob wird durch krankhaft gefaltete Eiweiße verursacht. Die Erreger haben eine weitere Gemeinsamkeit: Gegenüber herkömmlichen Zubereitungsformen sind sie außerordentlich resistent. Egal ob der freundliche Großvater vor der Verkostung desinfiziert, blanchiert, gedünstet oder scharf angebraten wurde, seine Nachkommen sind vor dem kranken Erbe nicht gefeit. Dasselbe gilt für einen saftigen Schmorbraten mit Creutzfeld-Jakob-Erregern.

Zurück zu den Eingeborenen von Papua-Neuguinea und dem Rätsel der erkrankten Frauen und Kinder. Die Lösung ist denkbar einfach, wenn man mal weiß, wo man suchen muss: Von besonderer Tragik für die Fore war die Sitte, das als besonders deliziös geltende Muskelfleisch den Männern zu überlassen, während Frauen und Kindern die unliebsamen Innereien vorbehalten waren, darunter auch die von den Prionen zerlöcherte und nicht sonderlich bissfeste Hirnmasse.

Dass sich trotz der aktiven Politik gegen den Kannibalismus noch heute Kuru-Kranke finden, ist Forschern zufolge nicht durch menschenfleischhaltige Ernährung zu erklären. Grund ist die extrem lange Inkubationszeit. Wer als Kind an den rituellen Ernährungspraktiken teilnahm, kann möglicherweise auch heute noch an Kuru erkranken, Inkubationszeiten von fast sechzig Jahren sei Dank.

Was macht man, wenn bei einem Menschen der Verdacht auf Kuru besteht? Zunächst einmal sollte man andere Krankheiten ausschließen, zum Beispiel das Parkinson-Syndrom, das ebenfalls Zittern und unsicheren Gang verursacht. Ansonsten ist die Frage »Haben Sie in letzter Zeit Menschenfleisch ozeanischer Herkunft gegessen oder sich Nervengewebe kranker Personen ins Hirn spritzen lassen?« wegweisend.

Aber was tut man, wenn der Patient auf die letzte Frage mit Ja antwortet? Prionenerkrankungen gelten gemeinhin als nicht therapierbar. Auch wenn bei Kurus populärem Bruder Creutzfeld-Jakob einige experimentelle Therapieverfahren zur Verfügung stehen, halten diese die tödliche Krankheit nicht auf, sondern verlangsamen lediglich deren Voranschreiten.

Nach offiziellen Angaben aus Papua-Neuguinea gilt der Kannibalismus als ausgestorbene Kulturform. Zwar hört man immer wieder von Menschenfressern, die heute noch ihr Unwesen treiben, doch seit dem offiziellen Verbot des Kannibalismus im Jahr 1954 ist die Kuru-Krankheit selten geworden. Seit der Jahrtausendwende ist sie nicht mehr gemeldet worden. Insofern ist davon auszugehen, dass sich die Sache hoffentlich bald gegessen hat.

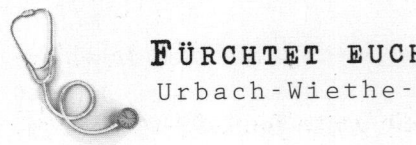

FÜRCHTET EUCH NICHT
Urbach-Wiethe-Syndrom

Das Einzige, was wir zu fürchten haben, ist die Furcht selbst.

Franklin D. Roosevelt

»Bei Tarantino kann es gar nicht genug Blut geben«, sagt Johann, als wir uns aus der endlosen Donnerstagnachmittagsbesprechung schleppen. Es ist spät am Abend. Eiskalter Novemberwind pfeift durch den langen Gang der Notaufnahme.

Tristan nickt. »Blut gehört zur Kunst einfach dazu.«

»Genau«, sagt Johann mit leuchtenden Augen. »Kunstblut. Abgefahren.«

»Was denkst du darüber, Bettina?«, fragt Tristan.

Was ich wirklich denke: Die beiden kriegen sich ständig in die Haare, Johann macht sich bei jeder Gelegenheit über Tristans Angewohnheit, seine Pullover in die Hosen zu stopfen, lustig, Tristan wiederum verspottet Johann, weil er so ein Schleimbeutel ist. Ständig muss ich zwischen beiden vermitteln. Doch kaum reden sie über bekloppte Jungsfilme, sind sie ein Herz und eine Seele.

»Wovon es nie genug geben kann, sind Kunstblut-Diskussionen in dunklen Klinikfluren«, sage ich schmunzelnd. Mein wochenendbedürftiges Hirn versucht, ein lustiges Wortspiel zusammenzupuzzeln. Aber da geht nichts mehr. Die neunzigminütige Belehrung durch den Hygienemeister hat jeden kreativen Gedanken aus mir herausgeputzt.

Plötzlich dringen laute Stimmen aus dem Gipsraum herüber. Die Tür geht auf, ein riesiger Mann wankt zu uns heraus, das OP-Leibchen ist hinten offen. Schweiß steht auf seiner Stirn. Seine Finger umklammern eine zerbrochene Infusionsflasche.

»Bei ›Kill Bill‹ war die ganze Turnhalle voller Blut«, höre ich Johann von hinten sagen. »Mann, war das abgefahren!«

Der Fremde zuckt zusammen – und entdeckt uns. Er taumelt näher. »Die woll'n mich aufschlitzen wie 'n Schwein«, krächzt er. In seinem Arm steckt noch eine Infusionskanüle. Langsam tropft verdünntes Blut auf das Linoleum.

Keiner von uns sagt etwas. Wir stehen bloß da und starren auf die scharfkantige Flasche. Der Typ umklammert sie wie einen Dolch. »Ihr da«, sagt er, »gehört auch zu denen, oder? Zu den Bauchschlitzern.«

Johann setzt sein schönstes Schwiegersohnlächeln auf, als wäre das hier eine Gruseleinlage, die sich die Klinikleitung für uns ausgedacht hat. Hat sie aber nicht. Halloween war vor drei Wochen. »Selbstverständlich …«

»… ist das Unsinn«, ergänze ich hastig. »Wir sind die Putzkolonne. Wir schlitzen niemanden auf, stimmt's, Johann?«

Doch er antwortet nicht. Er lächelt immer noch sein Schwiegersohnlächeln, aber es scheint jetzt irgendwie nicht mehr ganz so aalglatt wie noch vor zwei Sekunden.

»Was grinst du so blöd?« Der Flaschenmann richtet sein Mordwerkzeug auf Johanns Gesicht. Er macht drei, vier große Schritte nach vorn. Die messerscharfen Glasscherben der Infusionsflasche berühren das Stethoskop, das um Johanns Hals baumelt. Ich will um Hilfe schreien, Karate können. Doch ich bin schockgefroren wie Brokkoli.

»Guter Mann«, krächzt Johann, »ich grinse nicht, ich sehe immer so aus.«

»Das kann ich bestätigen«, piepse ich. »Und nehmen

Sie doch die Flasche runter. Sonst stechen Sie noch jemandem ins Auge.«

»Du bist keiner von der Putzkolonne«, röhrt der Fremde, ohne mich zu beachten. »Von Schweinen wie dir hab ich die Schnauze voll, dich mach ich fertig!«

Doch dazu kommt es glücklicherweise nicht. Tristan, der bis eben neben mir zur Salzsäule erstarrt war, stürzt sich nach vorn. Furchtlos, als hätte der Fremde keine messerscharfen Glasscherben in der Hand, sondern ein Bund Sellerie. Er haut ihm die Handkante auf den Unterarm, rammt ihm den Ellenbogen in die Brust, tritt ihm in die Kniekehlen und lässt ihn zu Boden gehen. Blut spritzt keines, aber Tarantino wäre bestimmt trotzdem ein bisschen stolz.

Es gibt ein hässliches Geräusch, als der Riese mit dem Gesicht voran auf den bakterienverseuchten Linoleumboden der Notaufnahme aufschlägt. Die Infusionsflasche zerspringt in tausend kleine Stücke.

In aller Seelenruhe tritt Tristan dem Kerl auf die Hand, die nach einem großen Splitter greifen will. »Mach mal einer 'ne neue Flasche Ringer-Lösung fertig!«, ruft er in den Gipsraum. »Die hier ist eindeutig kaputt.«

Maxim Gorki hat einst behauptet: »Angst ist für die Seele ebenso gesund wie ein Bad für den Körper.« Auch heute betonen Wissenschaftler und Philosophen, Furcht sei eine sinnvolle Emotion, ohne die man verloren sei. Ebenso wie Neugier, Wut oder Freude ist Angst ein unverzichtbarer Bestandteil unseres Lebens. Wer keinen Ekel kennt, läuft Gefahr, eines frühzeitigen Todes zu sterben, weil er die ersten Anzeichen von Vergiftungen oder Infektionen übersieht. Und wer über keine eingebaute Alarmanlage mit der Aufschrift »Angst« verfügt, hat eine kürzere Lebenserwartung.

Wenn diese Alarmanlage nicht nur in gefährlichen Situationen piept, sondern auch dann, wenn eine possierliche Weberknechtfamilie übers Kopfkissen spaziert, entstehen Probleme wie Phobien und Panikstörungen. Doch was passiert beim genauen Gegenteil? Wenn man keine Furcht verspürt? Wenn die lebensrettende Alarmanlage ausfällt – schwebt man dann in permanenter Lebensgefahr?

Vor einigen Jahren verblüffte eine 44-jährige Frau und dreifache Mutter ihre Ärzte durch eine einfache Tatsache: dass sie noch am Leben war. Denn sie empfand keinerlei Furcht. Sie erinnerte sich zwar daran, in ihrer Kindheit Angst gehabt zu haben, doch seitdem fühlte sie in furchteinflößenden Situationen nichts. Das liegt keineswegs daran, dass sie ein unbeschwertes, sorgenfreies Leben führte, ganz im Gegenteil. Mehrere Male entging sie knapp einem gewaltsamen Tod. Dennoch war sie, als sie in einem dunklen Park mit einem Messer bedroht wurde, kein bisschen beeindruckt, sondern innerlich völlig ruhig. Zwar erkannte sie rational, dass einem in so einer Situation eigentlich der Arsch auf Grundeis gehen sollte, aber das Gefühl wollte sich einfach nicht einstellen.

Wissenschaftler der Universität von Iowa stellten die Frau buchstäblich auf den Kopf und fanden nichts Ungewöhnliches, bis auf die Tatsache, dass sie sich nicht fürchtete. Intelligenz, Sprachverständnis, Wahrnehmung und Gedächtnis, alles im Durchschnittsbereich. Auch im Erleben von Freude, Wut, Überraschung oder Trauer unterschied sich die Probandin nicht von Hinz und Kunz. Also untersuchten die Forscher die Furchtlosigkeit der Frau: *Das Schweigen der Lämmer* und *Shining* lösten bei ihr weder Schrei- noch Panikattacken aus. Im Gegenteil, sie fand die Streifen äußerst unterhaltsam und fragte die Forscher nach den Filmtiteln, um sie sich daheim noch einmal angucken zu können. In der Tierhandlung war die bemerkenswerte Frau von den Schlangen überaus angetan und ließ sich nur mühsam davon abbringen, eine giftige Tarantel zu tätscheln. Zwar erinnerte sie sich daran, Schlangen und Spinnen »eigentlich« zu hassen, doch zur Verwunderung der Forscher fand sie wachsenden Gefallen daran, immer größere und gefährlichere Tiere in ihren Armen zu wiegen und zu streicheln.

Die neurobiologische Besonderheit der ungewöhnlichen Frau verbirgt sich im Angstzentrum. Dieses liegt im rechten und linken Schläfenlappen in den sogenannten Mandelkernen, die man auch Amygdala nennt. Die Amygdala ist die sensorische Kommandozentrale des Körpers. Alle Sinne werden hier verarbeitet, auch die motorischen Schutzreflexe werden von hier aus gesteuert. Und da liegt der Hund begraben. Denn wenn dieses Hirnareal geschädigt ist, lebt der Mensch zwar weiter wie zuvor, empfindet aber keine Angst mehr. Bei der Untersuchung des Gehirns der Frau fanden die Forscher statt der Mandelkerne »zwei perfekt symmetrische schwarze Löcher«. Das Urbach-Wiethe-Syndrom ist selten, sehr selten sogar. Weltweit sind nur sehr wenige Fälle bekannt. Aber möglicherweise gibt es ja ein paar Kandidaten, die der Wissenschaft bislang noch nicht aufgefallen sind.

»Was ist mit Vogelspinnen?«, frage ich Tristan so beiläufig wie möglich, als wir im Bereitschaftsraum sind. »So dicke, wollige? Die deinen Pulli hochkrabbeln wollen?«

Tristan schüttelt den Kopf.

»Dunkelheit?«

»Pfff!«

»Flugzeugabstürze?«

Er gähnt. »Das Risiko wird völlig überschätzt.«

»Hausbrand, Arbeitslosigkeit? Überfall durch Zombies, Schiffbruch auf hoher See?«

Tristan zuckt mit den Schultern. »Ist das alles, was du auf Lager hast?«

Hm, verzwickt. »Zahnärzte?«, bohre ich weiter. »Milchhaut? Kinder? Clowns? Knoblauch?« Keine Reaktion.

»Hast du vielleicht Angst vor achteckigen Gegenständen?«

Tristan gluckst nur. Dabei ist das gar nicht harmlos. Leute mit einer Oktophobie können schon beim Autofahren Zustände bekommen, wo doch überall Stoppschilder lauern.

»Das kannst du besser«, frotzelt er.

Kann ich nicht. Wovor bitte hat jemand Angst, der Haitauchen und Base Jumping als Freizeitsport betreibt und sich einmal im Jahr in der Ödnis Grönlands aussetzen lässt, nur um zu gucken, wie er klarkommt? Einer, der seine Pullis immer in die Jeans stopft und dem es egal ist, wie verschroben er damit aussieht? Tristan, der Furchtlose. Aber leidet er an Urbach-Wiethe?

»Wenn du allein am Ende der Welt bist, im ewigen Eis – hast du da nicht auch Schiss?«

»Wovor denn?«

»Vor allem. Erfrieren, vor wild gewordenen Eisbären. Vor Einsamkeit verrückt werden, sowas eben.«

Tristan überlegt, dann sagt er schlicht: »Nö, das kalkuliere ich vorher ein. Man kann immer in eine Gletscherspalte rutschen, aber dann ist das eben so.«

»Aber … warum machst du das dann alles?«

»Weil ich es kann«, sagt Tristan. »Wenn ich älter bin, geht das nicht mehr. Ich genieße das Leben, solange es gut ist.«

»Tristan, du bist grade mal dreißig.«

Er antwortet nicht. Er schaufelt sich vier Löffel Zucker in den heißen Tee und kippt das dampfende Zeug in einem Zug runter. »Bis vierzig muss man durchhalten«, murmelt er. »Danach geht es nur noch bergab.«

Die Wissenschaft interessiert sich sehr für das Phänomen der fehlenden Angst. Es wurden sogar Überlegungen angestellt, eine Psychotherapieform zu entwickeln, bei der die Mandelkerne von Angstpatienten (zum Beispiel traumatisierten Soldaten) weitgehend inaktiviert werden. Allerdings kriegt die Medizin noch nicht hin, was Mutter Natur mit links erledigt. Und zwar mithilfe von Zuckereiweißen. Patienten mit dem Urbach-Wiethe-Syndrom kommen mit völlig gesunden Mandelkernen auf die Welt. Sie kennen die Angst, allerdings nur als Kinder. Innerhalb der ersten zehn Lebensjahre lagern sich Zuckereiweiße in den Mandelkernen ab. Das hört sich nach einem interessanten Nachmittag in der Backstube an, ist aber ein vererbbarer Gendefekt. Die krankmachenden Eiweiße findet man bei Betroffenen auch in der Haut und den Stimmbändern, was den Erkrankten nicht nur dermatologische Probleme, sondern auch eine unverwechselbar heisere Stimme verleiht.

Auch wenn Angst unverzichtbar zu sein scheint, um nicht vorzeitig abzunippeln, ist die Lebenserwartung von Urbach-Wiethe-Patienten nicht eingeschränkt. Von Klimaerwärmung, NSA-Überwachung und Genmais lassen sie sich nicht den Tag verderben, sie konzentrieren sich mit voller Kraft auf die anderen Emotionen, die das Leben bereithält. Überhaupt sind sie recht kontaktfreudig: Krankheitsbedingt haben sie wenig Scham oder Scheu vor fremden Personen. Auch der natürliche Wohlfühlabstand zu Mitmenschen, der durchschnittlich bei sechzig Zentimetern liegt, schrumpft bei ihnen auf rund die Hälfte zusammen.

Das *Café Lieschen* ist an diesem Samstagnachmittag rappelvoll. Hier werde ich Tristan beweisen, dass das Leben im Alter noch jede Menge zu bieten hat, jenseits von Jalapeño-Schoten-Wettessen und Fugu-Selbstzubereitung. Dicht an dicht umringen uns Senioren an den viel zu eng platzierten Tischen, eine unübersichtliche Schar gebeugter Gestalten in creme- und beigefarbenen Klamotten. Gut gelauntes Geschnatter ertönt aus allen Himmelsrichtungen. Wir nehmen an einem sonnendurchfluteten Fensterplatz mit spitzenbedecktem Tisch Platz. Die älteren Herrschaften an den Tischen ringsherum scheinen heute besonders gut aufgelegt, keiner meckert am Essen herum, keiner nörgelt.

»Wie sieht's aus?«, frage ich und zwinkere Tristan zu. »Für jeden ein Stück Frankfurter Kranz und einen Verdauungstee?«

Tristan sieht sich pikiert um, lästert viel zu laut über den mausgrauen Dutt der Dame neben uns und verwickelt die Bedienung in eine hitzige Diskussion über Trockenkuchen. Als der Tee kommt, schaufelt er einen Zuckerberg nach dem anderen hinein. »Lass uns von hier abhauen, Betti«, sagt er mit vollen Backen. »Ich kenne 'ne nette Kneipe, zwei Straßen weiter, die haben echt leckere …« Er stockt. Legt die Gabel beiseite. Lässt den Blick auf mir ruhen und rutscht näher.

Mein Gott – denkt er, das hier ist ein Date? Wir hatten das Terrain doch ganz klar abgesteckt!

»Ich muss dir was sagen.« Er rutscht noch näher, die Augen fixieren einen Punkt über meiner Stirn. »Bettina, du hast da … ein graues Haar.«

»Mas? Iff? Mo?«, rufe ich mit Krokantsahne im Mund. Ich versuche, mein verzerrtes Spiegelbild im silbernen Teekännchen zu erkennen. Ich will kein erstes graues Haar, und wenn überhaupt, will ich es selbst entdecken, an der Wurzel packen und ausreißen! Als ich aufstehe, um nach einem größeren Spiegel Ausschau zu halten, rempele ich noch zwei benachbarte Omis an, die sofort das Meckern anfangen.

»Setz dich wieder hin, Bettina, und entspann dich.« Tristan grinst. »Das war bloß ein Witz.«

»Darüber macht man keine Scherze!«, sage ich aufgebracht.

Während Tristan mit greisenhafter Gelassenheit noch ein Stück Schwarzwälder Kirschtorte bestellt, beschleicht mich ein merkwürdiges Unwohlsein. Was tue ich hier? Tristan die Angst vor dem Alter nehmen? Oder will ich ihn in Wahrheit das Fürchten lehren? Im Angesicht von Stützstrumpfhosen, schlecht sitzenden Prothesen und bekleckerten Blusen? Ich muss hier raus! Und nie wieder über das Altern nachdenken.

»Zwei Straßen weiter, sagtest du?«, frage ich. »Du zahlst, und ich gehe schon mal vor, ja?« Mir bricht der Schweiß aus.

»Wir bleiben hier sitzen und genießen den Nachmittag.« Auch ein Stück Frankfurter Kranz im Schlund kann Tristans zuckende Mundwinkel nicht verbergen. Lacht er? »Zusammen schaffen wir das. Du brauchst keine Angst zu haben.«

»Na gut, zusammen schaffen wir das«, sage ich, tupfe mir mit den Rosendekorservietten über die Stirn und atme in den Unterbauch. Und während meine Begleitung mit einem überlegenen Lächeln am überzuckerten Verdauungstee nippt, denke ich an haarige Riesenspinnen, an

Kloschlangen und an versiffte Autobahnraststätten, wenn man ganz dringend pinkeln muss. Angst, Ekel, Widerwillen. Schöne, starke Gefühle, die mich vom Hier und Jetzt ablenken.

Es funktioniert, ich habe die Situation wieder im Griff. Angst ist für die Seele ganz sicher kein Bad für den Körper, aber davon muss man sich nicht gleich den Tag verderben lassen.

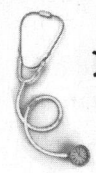

RANDALE IM ORCHESTERGRABEN
Askariasis

Wollust ward dem Wurm gegeben.
Friedrich Schiller, »An die Freude«

Der überarbeitete Arzt ist nicht nur ein Klischee, sondern auch der Albtraum jedes Patienten. Immerhin gehen ärztliche Kunstfehler häufig auf das Konto von Übermüdung. Auch die meisten Mediziner hätten nichts dagegen, mehr Zeit außerhalb der Klinik zu verbringen. Am Freitagabend sollte man Cocktails trinken gehen, am Samstagvormittag nichts tun. Oder umgekehrt.

Aber manchmal muss man eine Ausnahme machen. Wenn einen der nette Assistenzarzt aus der Ambulanz fragt, ob man Schichten tauschen kann. Wenn man mit dem Papierkram nicht fertig geworden ist. Oder wenn Angehörige wie Frau Wegner pünktlich zur Weihnachtszeit so leckeres Backwerk mitbringen, dass man die Zeit vergisst: handtellergroße Kekse mit karamellisierten Pekannüssen. Stundenlang kleben die Röstaromen auf der Zunge.

Lebensmittel aus Patientenhand nimmt man laut Hygieneempfehlung üblicherweise dankend entgegen und schmeißt sie dann in die Tonne für toxischen Sondermüll. Aber Frau Wegner ist keine Patientin, sondern die Verlobte von Herrn Wittmann in Zimmer 7 am Fenster. Sie fällt streng genommen nicht in die Kategorie Patientin, ist fast genauso alt wie ich und guckt gern »Scrubs«. Und wie meine sehen auch ihre Haare schon am späten Vormittag aus wie elektrisch aufgeladen. Ich kann sie gut leiden, die Frau Wegner.

Wir sitzen in der lamettabehangenen Besuchernische

auf Station, Plastiksitzschalen unter einer Kunstpalme. Bis die Neuaufnahme eintrudelt, bleibt mir noch eine knappe halbe Stunde. Das Arztzimmer ist besetzt, von Johann und einigen Medizinstudentinnen, denen er vermutlich zeigt, wie man sich anständig abhorcht. Zum vierten Mal greife ich in Frau Wegners Tupperschüssel und lausche den Erzählungen über ihren Verdauungstrakt. Über Durchfall-Beinahekatastrophen und die lustigen Geräusche, die ein laktoseintoleranter Bauch so produzieren kann. Über Blähbäuche beim romantischen Candle-Light-Dinner. Und über ihren Verlobten, Herrn Wittmann, der in ihrer Erzählung wie ein Superheld klingt. Er ist übrigens Heilpraktiker mit gerammelt voller Praxis, Schwerpunkt Psychotherapie.

»Für ihn is' das alles psychosomatisch«, sagt sie, den Mund voller Kekse. »Selbst wenn ich meine Tage habe.«

Frau Wegner erzählt auf so unterhaltsame Weise, dass ich fast vergesse, wie schön es wäre, selbst einen Superkerl zu Hause zu haben. Er muss ja nicht gleich Heilpraktiker sein. Eigentlich müsste ich längst zu Hause sein und die Steuererklärung machen, aber mit Frau Wegner ist es viel lustiger: sitzen, zuhören und Kekse futtern.

Plötzlich fängt sie an zu husten, vornübergebeugt, beide Fäuste vor den Mund gepresst. Dreißig Sekunden, vierzig Sekunden. Ich klopfe ihr sachte auf den Rücken.

»Sogar die Husterei schiebt er auf die Psyche, das geht gar nicht«, sagt Frau Wegner, als sie fertig ist und sich die Hände an den vollgekrümelten Jeans abwischt. Sie nimmt sich noch einen Keks und hält mir die Tupperschüssel vors Gesicht. Der Duft von Pekannüssen steigt mir in die Nase. Ich möchte zugreifen. Äh, oder besser doch nicht. Auf Frau Wegners Jeans sind blässlich weiße Krümel, die sich krümmen, winden, zappeln – und langsam über das Hosenbein kriechen. Die nette Frau Wegner hat Würmer ausgehustet. Noch nie habe ich mir so sehr gewünscht, Johann zu sein, der nur mit völlig unverwurmten Menschen verkehrt und höchstens mal Medizinstudentinnen im Arztzimmer angrapscht, aber niemals, niemals!, eine Speise anrühren würde, die von Patientenangehörigen gebacken wurde.

Der menschliche Körper wird seit Beginn der Evolution von Erregern verschiedenster Art befallen und bewohnt: handzahme Wald- und Wiesen-Viren, anpassungsfähige Bazillen und anderes Getier nisten in unseren Frisuren, Mundhöhlen, Darmschlingen und Ohrmuscheln. Das hört sich zwar widerlich an, ist aber meistens harmlos. Manchmal allerdings auch nicht. Das weiß jeder, der den weiblichen Spulwurm Ascaris schon mal nachts auf das Schmusekissen gehustet hat.

Ascaris lumbricoides, der gemeine Kerl, verbringt sein Vagabundenleben in unterschiedlichsten Organen seines Wirts – in unserem Fall dem Menschen. Er macht in einigen gemütlichen Organen Station, ehe er darauf spekuliert, den Menschen durch den Orchestergraben wieder zu verlassen. Um dorthin zu gelangen, muss er von der Bühne ab und von der Lunge in den Darm – durch Luftröhre, Kehlkopf und Speiseröhre. Und kann dabei vor lauter frenetischem Erbeben des Publikums auch mal zum Haupteingang rausgelassen werden.

Dies ist der Moment der grauenhaften Offenbarung: Weiße Würmchen bahnen sich nachts den Weg durch die Luftröhre nach oben, der arme Wirt fängt an zu husten, die Maden purzeln ihm aus dem Mund und kriechen anschließend über die Biberbettdecke davon. Klingt, als wären Sie durch ein Wurmloch gestürzt und in einem B-Movie gelandet? Keineswegs. Das ist die Realität. Ein Fünftel der Weltbevölkerung ist mit dem Wurm infiziert. Wobei nur den wenigsten klar ist, warum sie husten müssen. Der Husten ist möglicherweise sogar ein Segen.

Die Geschichte des Spulwurms lässt sich von zwei Seiten her erzählen. Beginnen wir an dieser Stelle nicht beim Muttertier, sondern beim Ei, das von seinen Eltern liebevoll im Dunkeln gezeugt wurde. Die mikroskopisch kleinen Eier kommen überall vor und können unter günstigen (für den Wirt also: ungünstigen) Bedingungen jahrelang infektiös bleiben. Man findet sie in verdrecktem Trinkwasser oder auf Gemüse und Salaten, die mit infizierten Fäkalien gedüngt wurden. Oberstes Gebot der Reisemedizin lautet: Koch es, schäl es oder vergiss es. Leider interessiert das die blöden Fliegen nicht. Sie tummeln sich auf verwurmten Scheißhaufen und betatschen anschließend unser Coq au Vin. Fliegen gelten als Hauptübertragungsquelle der Wurmeier.

Auch nach der heimischen Gartenarbeit sollte man sich die Hände waschen, denn feuchte warme Erde finden Spulwürmer allerliebst. Übrigens: Wer sein Haustier liebt, lässt es regelmäßig entwurmen, sonst winkt auch aus dieser Richtung Ascaris mit der blassen Flosse.

Wenn man trotz aller Vorsichtsmaßnahmen ein Ei verschluckt (in dem es vor possierlichen Larven nur so wimmelt), wandert es in den Dünndarm. Dort schlüpfen die niedlichen Racker, wühlen sich durch die Darmwand und werden über den Blutkreislauf weiter gen Leber geschwemmt. Sie wachsen weiter, erreichen das nächste Larvenstadium und surfen auf dem Blutstrom zur nächsten Haltestelle: der Lunge. Dort gedeiht Ascaris weiter. Er kommt in die Pubertät, chillt ab und verursacht ab und an hässliche Lungenentzündungen, Asthmaanfälle und Bluthusten – die übliche Randale von Halbwüchsigen eben. Dann geht es ihm wie vielen von unserer Gattung: Er sehnt sich zurück nach dem Ort der Kindheit, in seinem Fall dem Dünndarm.

Für die Reise durch die Blutgefäße ist der kleine Freund allerdings zu groß geworden. Also muss er einen Umweg über die Speiseröhre nehmen. Er kriecht – meistens nachts – durch die Luftröhre wieder in die Kehle des Wirts. Das kitzelt am Gaumen. Oft wird der Wurm vom Schlafenden einfach runtergeschluckt und düst die lange Rutsche runter in den Darm. Manchmal aber auch nicht. Dann wacht das Opfer im Dunkeln auf, weil es etwas Ekelhaftes in Hals und Mund spürt, knipst in dunkler Vorahnung die Nachttischlampe an und hofft spätestens beim Anblick der mehrere Millimeter langen Zappelwürmchen, sich bloß in einem obszönen Albtraum zu befinden. Das ist, wie gesagt, eher die Ausnahme.

Die Regel ist: Ascaris landet am Ort seiner Träume, dem Dünndarm. Und hier wächst er zu seiner vollen Größe heran. Dies kann für etwas Unbehagen sorgen, Bauchschmerzen, Völlegefühl und Laktoseintoleranz gehören in sein Programm. Auch Blinddarmentzündungen oder Darmverengungen gehen auf das Konto der Würmer, zu deren Lieblingsbeschäftigungen auch das »Verknäulen« zählt. Gelegentlich ergreift der Wurm auch von sich aus die Flucht: Bei einem Narkosezwischenfall, so erzählte mir ein Anästhesist, entwich die bleiche Brut aus allen Körperöffnungen, um der Vollnarkose zu entgehen. Sicher ist sicher.

Vielleicht brauche ich ebenfalls Betäubungsmittel, überlege ich, als ich drei Tage später auf dem Stationsflur stehe, um Frau Wegner und ihrem Verlobten pünktlich vor Heiligabend die Entlassungspapiere zu überreichen. Herr Wittmann ist wieder gesund. Sie selbst hat alle notwendigen Prozeduren tapfer über sich ergehen lassen, und ihr scheint es bestens zu gehen. Gegenüber ihrem Verlobten mache ich ein paar Andeutungen, die er mit einem Stirnrunzeln in Empfang nimmt, Finger weg von Heilpraktikersalatbars, wo nichts abgewaschen wird, um die Vitamine nicht zu erschrecken, solche Sachen. Kann ja sein, dass die Viecher so den Weg zu seiner Verlobten erklommen haben.

Mir hingegen geht es nicht gut. Ich habe Angst, dass ich verwurmt wurde. So schnell kann das gar nicht gehen, versuche ich mich zu beruhigen, die Viecher müssen ja erstmal durch alle möglichen Organe kriechen, ehe man Darmgrimmen kriegt. Es grimmt aber trotzdem. Es blubbert im Bauch, und in mir drin ist so ein vages wurmiges Kriechgefühl.

Frau Wegner scheint es nicht weiter zu wurmen, eine Weile Medikamente schlucken zu müssen und nach und nach die ganzen Wurmleichen durchs Hintertürchen in die Freiheit zu entlassen. In hartnäckigen Fällen werden die blinden Passagiere übrigens mit dem Endoskop rausgezogen. Backstage. Aber das bleibt ihr wahrscheinlich erspart. Ehe sie geht, drückt sie mir ein Tütchen mit Backwerk in die Hand (»Hab ich für Sie aufgehoben!«), dann schnappt sie sich ihren Heilpraktiker. Wahrscheinlich erzählen sich die beiden irre Geschichten aus dem Krankenhaus, so unterhaltsam, wie andere Bücher schreiben. Ich bleibe allein zurück.

Der Spulwurm ist fast nie allein. Er ist ein geselliges Tier und hat eine Menge Sex. Der Spulwurm und ich, so stelle ich fest, haben wirklich wenig gemein. Tag und Nacht (die Unterscheidung fällt im Darm schwer) schnüffelt er den Weibchen hinterher, macht mit ihnen rum und zeugt mit ihnen täglich mehrere Hunderttausend larvenhaltige Eier. Der Kreis des Lebens.

Was die Würmer aneinander finden, ist ungeklärt. Für menschliche Augen sind sie nicht besonders attraktiv, dick wie ein Bleistift, lang wie ein handelsübliches Lineal und bleich wie Hüttenkäse. Um dem Weibchen nachzustellen, verlässt sich das Männchen nicht etwa auf die Augen (es hat keine), sondern folgt ihrem unwiderstehlichen Duft, dem es auch im fäkalen Milieu zielsicher hinterherschnuppert. Hat es die Glückliche gefunden, saugt es mit seinen drei Lippen an ihr herum. Das muss schön sein.

Nicht das mit den drei Lippen – das stelle ich mir zwar irgendwie interessant, aber auf Dauer doch verstörend vor. Sondern das Finden des Richtigen. Man muss natürlich an geeigneter Stelle suchen. Der eine findet sein Glück, sagen wir mal, im Dickdarm eines höheren Wirbeltieres. Der andere in der Disco, beim Gärtnern oder in der Hundeschule. Manchmal auch im Krankenhaus. Sachen gibt's.

Vor Kälte bibbernd sitze ich auf der Bank vor der Klinik, Schneeflocken tanzen um mein Gesicht. Zwar habe ich seit einer Ewigkeit Feierabend. Doch ich habe die Straßenbahn verpasst, die letzten Kekse von Frau Wegner in den toxischen Sondermüll entsorgt und mir zum Trost einen Schokoriegel gekauft, der aber null Röstaromen verströmt.

Auch wenn etwa ein Fünftel der Weltbevölkerung den Spulwurm in sich trägt, stirbt in Deutschland kaum jemand an Spulwurmbefall. Die Leute überleben, sie werden entlassen, von ihren Liebsten nach Hause gebracht, nett bekocht und erzählen sich dabei, genau wie Frau Wegner und ihr Heilpraktiker, lustige Geschichten. Das muss schön sein.

Plötzlich kitzelt es im Hals, ich fange an zu husten und

höre gar nicht mehr auf. Als ich fertig bin, sitzt ein Mann neben mir. Typ ewiger Student mit Dreitagebart, Hornbrille und Tim-Mälzer-Kochbuch in der IKEA-Küche.

»Geht's wieder? Oder soll ich einen Arzt rufen?«

»Bin selbst einer«, keuche ich. Sonst lasse ich das nicht raushängen. Aber heute fühle ich mich patzig.

»Ich arbeite auch hier«, sagt der Studententyp.

»Erster Tag?«, frage ich.

»Nö«, sagt er. »Hab vor ein paar Wochen hierher gewechselt.«

Ich nicke, als würde das irgendeinen Unterschied machen, und schiele unauffällig auf meine Jeans. Keine Würmer zu sehen. Immerhin.

»Ich bin übrigens Torsten.« Er grinst. »Sehen wir uns morgen wieder?«

Das ist keine Floskel, sondern eine echte Frage, stelle ich fest, als der Typ auf die Uhr schaut, »Mist, schon so spät!« ruft und zur Nachtschicht düst. Sieht toll aus, wie er so rennt in der schmalen Hose.

Eigentlich sollte das Leben außerhalb der Klinik stattfinden. Aber manchmal muss man auch eine Ausnahme machen.

LOST IN TRANSLATION
Stendhal-Syndrom

Wie bin ich froh, dass ich weg bin.
Johann Wolfgang von Goethe

Eigentlich sollte das Fortbildungswochenende in Florenz ganz unter dem Motto »Inkontinenz – Ursachen, Therapie und Prävention« stehen. Doch als ich am Morgen nach der Anreise in meinem kratzigen Kostüm in der Hotellobby stehe, sieht der Chef kein bisschen nach Kongress aus. Statt seines üblichen Dreiteilers trägt er Khaki-Hosen, Slipper und ein viel zu tief ausgeschnittenes lachsfarbenes Hemd.

»Guten Morgen, Chef! Da werden die Kollegen aber Augen machen.«

»Man muss auch mal aus den gewohnten Bahnen ausbrechen«, sagt er. »Aber glauben Sie wirklich, ich fahre in die Wiege der Renaissance, bloß um in stickigen, dunklen Veranstaltungssälen zu hocken und trockene Kekse und durchweichte Sandwiches zu essen? Ich sage Ihnen eines: Meine Mitarbeiter sollen nicht nur das *New England Journal* runterbeten können. Sie müssen auch was vom richtigen Leben verstehen!« Vergnügt wedelt er mit einem Reiseführer.

»Heißt das etwa, dass Sie *schwänzen* wollen?«, frage ich verblüfft. »Auf Station lassen Sie immer den harten Hund heraushängen.«

»Na, na, na, was ist denn das für eine Ausdrucksweise! Ich muss doch sehr bitten.« Der Chef streicht sich sichtlich geschmeichelt über den Bart. »Der mediterrane Lebensstil ist immerhin für die vortrefflichen Cholesterinwerte der

Italiener mitverantwortlich. Ich kenne ein wunderbares Café in der Altstadt, da hat schon Leonardo da Vinci seinen Espresso getrunken.«

»Aber gleich spricht der Experte aus Kopenhagen. Sie können doch nicht einfach …«

»Papperlapapp, den alten Tattergreis tue ich mir nicht nochmal an. Der zitiert jedes Mal dieselben Statistiken, die allesamt von der Pharmaindustrie getürkt wurden, als ob das niemand merken würde. Und sein Englisch ist grauenvoll. Los, los, Frau Balbutis, trödeln Sie nicht herum!«

»Jetzt wollen Sie mich also auch noch zum Schwänzen anstiften?«, tadle ich. »Hätten Sie das ein paar Tage vorher gesagt, hätte ich ein paar passende Outfits eingepackt.« Noch dazu, wo Florenz mit fabelhaftem Sonnenwetter lockt. Und das mitten im April.

»Urlaub beginnt im Kopf, Frau Balbutis«, lächelt der Chef versonnen und schiebt sich eine Riesensonnenbrille auf die Nase. »Merken Sie sich das.«

Überstunden ohne Ende, die Rente in weiter Ferne – die meisten Deutschen fühlen sich durch die zunehmend komplexe Arbeitswelt permanent reif für die Insel. Sie träumen von weißen Sandstränden mit reisekatalogblauem Wasser, wo man eisgekühlte Schirmchengetränke schlürft und kokosummantelte Pralinen ohne Schokolade futtert. Sie träumen vom beschaulichen Almurlaub mit Ayurveda-Frühstück oder von der aberwitzigen Wüstenwanderung bei fünfzig Grad im Schatten. Egal was, Hauptsache, weg.

Zugleich ist die Reise in ferne Länder mit vielen Ängsten verbunden. Das Flugzeug könnte abstürzen, von Terroristen entführt werden oder vom Weg abkommen. Auch schmutzige Strände, Gelbfieber, Malaria, Zoff am Frühstücksbüffet oder vertauschte Gepäckstücke sind nicht selten Auslöser für einen akuten Urlaubskoller. Manche Touristen kriegen schon beim Anblick einer potenziell verseuchten Salatbar das Fracksausen.

Was kaum einer weiß: Die größte Gefahr besteht nicht darin, dass wir auf dem Weg ins Paradies unseren Koffer verlieren – sondern unseren Verstand. Tatsache ist: Statt zu sich selbst zu finden, kann man mitten im herrlichsten Urlaubsparadies den inneren Kompass verlieren. Zugegeben, psychische Krisen in der Fremde peppen manchen faden Dia-Abend im Anschluss ein bisschen auf. Manchmal aber ist die Reisepsychose der Auftakt eines seelischen Leidens, das jahrelang anhält. Von Homers »Odyssee« bis »Gullivers Reisen«, die Weltliteratur ist voll mit Hinweisen auf Fernsüchtige, die frohen Mutes die Herausforderungen einer Fahrt ins Blaue annehmen, um dann geistig lädiert zurückzukehren.

So beschwingt habe ich meinen Chef selten gesehen. Vierzig Minuten stecken wir mit dem überfüllten Bus im morgendlichen Verkehrschaos fest, aber der Chef verzieht keine Miene, sondern verwickelt den Busfahrer in miserablem Italienisch in ein angeregtes Gespräch über die historischen Bauten am Straßenrand. Als sich herausstellt, dass das sagenumwobene Café vor zehn Jahren geschlossen wurde, steuert er eine hochmoderne Kaffeebar an, wo sich knapp dreißig italienische Geschäftsmänner in teuren Anzügen um den Tresen drängen, Sportzeitungen lesen, Ristretti trinken und sich gegenseitig anschreien. Der Chef wirkt glücklich. Als er die Umstehenden in eine Diskussion über Mario Gomez und den AC Florenz einzuwickeln versucht, fällt mir auf, dass er zunehmend lateinisch-altgriechische Wortbrocken verwendet – fast klingt er wie bei der Chefvisite.

Der Chef wäre nicht der Erste, dem Florenz auf die Psyche schlägt. Die toskanische Hauptstadt treibt seit mindestens zwei Jahrhunderten unschuldige Touristen in den Wahnsinn. Nicht umsonst hat man ein ganzes Syndrom nach ihr benannt: das Florenz- oder auch Stendhal-Syndrom.

Der französische Schriftsteller Stendhal (sein eigentlicher Name war Marie-Henri Beyle) beschrieb den florentinischen Wahnsinn wie folgt: »In diesen Mauern entstand die Kultur (...), ich war außerstande, vernünftig zu denken, und überließ mich meinem Wahnsinn wie bei einer geliebten Frau. Als wir durch den hässlichen Triumpfbogen der Porta San Gallo einfuhren, hätte ich dem ersten Florentiner, dem ich begegnete, um den Hals fallen mögen. (...) Meine Bewegung ist so tief, daß sie fast religiös ist.«

Wahnsinn durch Kunst? Sollte das nicht eher ein Problem von Kleingeistern und Kunstbanausen sein, deren kümmerliche Vorstellungskraft von der pompösen Stadt am Arno einfach weggespült wird? Mitnichten. Das Stendhal-Syndrom befällt bevorzugt kulturbeflissene Touristen, die sich schon vor der Abreise gründlich auf die historische Wallfahrt vorbereitet haben. Genau wie der Chef sind sie kunstinteressiert, belesen und voller herrlicher Erwartungen. Auf diesen fruchtbaren Boden der bürgerlichen Bildung fällt nun die Saat der Renaissance. Oft reicht schon ein Detail an einem berühmten Gemälde oder einer Skulptur, und die Leute knallen völlig durch. Meist setzt die seelische Schieflage direkt nach intensiver Beschäftigung mit kunsthistorischen Objekten ein. Manchmal beginnen die Symptome vor Ort, egal ob im Archäologischen Museum oder im Palazzo Pitti, manchmal erst im Hotelzimmer. Die Symptome tarnen sich oft als Kreislaufprobleme, das Herz rast, Schwindel setzt ein und kann sich bis zur Ohnmacht steigern, gern begleitet von schmerzhaften Bauchkrämpfen. Ein Teil der Betroffenen reagiert auch mit dem Gefühl der eigenen Nichtigkeit oder Schuldgefühlen gegenüber der bedeutsamen Pracht. Andere bekommen Panikattacken oder hören Stimmen. Einige werden auch vollkommen um den Verstand gebracht: Ihr Denken verliert die gewohnte Struktur, sie halluzinieren und verlieren den Bezug zu Zeit und Raum.

Die Fachwelt verschloss lange die Augen vor dem touristischen Wahnsinn. Erst 1979 veranlasste die Häufung von psychischen Zusammenbrüchen unter Touristen aus Nordeuropa und -amerika eine florentinische Ärztin namens Graziella Magherini, eine Sammlung von Fallstudien zu diesem Thema zu veröffentlichen. Ihr Buch »La Sindrome di Stendhal« verlieh der Erkrankung schließlich ihren Namen. Magherinis Studie zufolge sind die stationär behandelten Patienten zwischen 26 und 40 Jahre alt, unverheiratet, mehrheitlich weiblich und konnten nach kurzer Behandlung fast immer vollkommen geheilt entlassen werden.

Auch nach drei unauffindbaren Insidertipps des Baedekers und einer lebensgefährlichen Fahrt mit einem Taxi ist der Chef noch aufgekratzt. Gegen die ehrgeizigen Besichtigungspläne des Nachmittags wirkt sogar die Fortbildungsveranstaltung über Inkontinenz wie ein müder Witz. Als wir an der legendären Piazza della Signoria ankommen, mache ich mir allmählich Sorgen. Jedes chefige Schnurrbarthaar scheint vor Erregung zu vibrieren. Das letzte Mal, als ich ihn so tief ergriffen gesehen habe, war, als er den Patienten mit dem Analprolaps befingern durfte, und das will schon was heißen.

Im Boboli-Garten irrt er zwischen den antiken Bauten umher und kneift mich unsanft in den Arm. »Frau Balbutis, ich brauche Ihren ärztlichen Rat. Als ich 1977 das letzte Mal hier war, trugen die Italiener alle so einen modischen Schnauzbart.« Er streicht zärtlich über jedes einzelne Oberlippenhärchen. Die Bürste glänzt verdächtig im dunstigen Licht, ein dezenter Duft von Olivenöl liegt in der Luft. »Was meinen Sie – würde mein ärztliches Charisma darunter leiden, wenn ich mit dem Nassrasierer kurzen Prozess mache?«

Der Chef starrt mich an. Ich starre zurück. Vielleicht steht es doch schlimmer um ihn, als ich zunächst dachte.

Auch wenn Florenz sozusagen als Mutter des Touristenwahnsinns gilt, kann man überall auf der Welt hervorragend verrückt werden. Zahlreiche Stätten der Kulturgeschichte wurden Zeuge. Als Sigmund Freud 1904 auf der Athener Akropolis stand, fühlte er sich seltsam entrückt und zweifelte an der Wirklichkeit seiner Eindrücke: »Nach dem Zeugnis meiner Sinne stehe ich auf der Akropolis, allein ich kann es kaum glauben.«

Venedig macht seit jeher als Touristenmagnet für Selbstmörder von sich reden. Ob düstere Inspirationen aus der Literatur (Thomas Manns »Tod in Venedig«, Donna Leons Commissario Brunetti, Band 1–21) die Menschen in den Suizid treiben oder die versinkende Wasserstadt über eine eigene morbide Anziehungskraft verfügt, ist ungeklärt. Immerhin weiß man: Frauen nehmen eher Tabletten, Männer springen eher in den Canal Grande.

Auch die Stadt der Liebe hat es in sich. Besonders die Japaner sind von der Stadt an der Seine verzaubert. Nicht wenige reisen nach Paris und finden sich im Verkehrsgewimmel der Metropole, ihrer mangelhaften Übersichtlichkeit und dem kulturellen Melting Pot nicht zurecht. Das Paris-Syndrom (das sich vor allem in Form von Verwirrtheit, Angstzuständen und Halluzinationen äußert) betrifft folgerichtig fast nur Japaner, genauer gesagt Japanerinnen mit schlechten Französischkenntnissen. Das Problem hört sich abgedreht, kurios und eben sehr japanisch an. Wohl deshalb hat die japanische Botschaft in Paris eine 24-Stunden-Hotline eingerichtet, um Betroffene rechtzeitig ins Land der aufgehenden Sonne zurückzufliegen.

Es gibt nur unzuverlässige Zahlen zu seelischen Erkrankungen auf Reisen. Häufig sind es ansässige oder selbst reisende Ärzte, die über mysteriöse Häufungen durchgeknallter Touristen berichten. Eine ganze Generation von Psychiatern weist unermüdlich darauf hin, dass Reisen eine Reizüberflutung der Extraklasse sind und die psychische Gesundheit gefährden. Unvertraute Gesten und geheimnisvolle Sprachmelodien, neue Geschmäcker und Aromen – und das alles mit Jetlag. Schon die fremde Sprache zwingt viele in die Knie. Als Risikofaktoren kommen Austrocknung durch Hitze und Durchfall hinzu, Alkohol, Drogen und tropische Krankheiten, die mit Fieber einhergehen und Fieberfantasien auslösen können.

Wer vorbeugen möchte, hält sich in der Fremde am besten an einem Stück Heimat fest und sucht das Deutschland-Gefühl: meckernde Büfettgäste, denen das Risotto zu pampig, das Curry zu scharf und die Äquatorsonne zu heiß ist.

Und wenn sonst nichts hilft: Eine Reisepsychose geht meistens so schnell vorbei wie ein typischer Pauschalurlaub. Man kuriert sie am besten mit dem Anblick der heimischen Raufasertapete. Daher lautet die Therapieempfehlung für gewöhnlich: sofortige Abreise. Folgt der Patient dem simplen Behandlungskonzept, bestehen in der Regel exzellente Heilungsaussichten.

Leider nicht in allen Fällen. Friedrich Hölderlin brach

1801 von Nürtingen nach Bordeaux auf. Dort hatte der berühmte Dichter seltsame Visionen von Feuer im Himmel und der traurigen einsamen Erde. Bei seiner Rückkehr fanden ihn seine Freunde »im Zustande des verzweifeltesten Irrsinns« vor. Er verschanzte sich in seinem Zimmer und konnte sich nur beruhigen, wenn er Texte aus der griechischen Mythologie rezitierte. Als er nur noch unverständliches Kauderwelsch aus deutschen, griechischen und lateinischen Wortfetzen von sich gab, beschloss man, ihn in ein Turmzimmer am Neckar zu bringen. Dort verbrachte er die zweite Hälfte seines Lebens bis zu seinem Tode 1843 hauptsächlich damit, im Zimmer auf und ab zu laufen, Pfeife zu rauchen und gelegentlich etwas auf der Geige zu spielen. Immerhin wahrte er seine Selbstachtung: Wenn Besuch kam, bestand er darauf, dass man ihn mit »Hofbibliothekar Scardanelli« ansprach.

Beim Chef hilft es nicht, auf bewährte Methoden zu setzen. Weder deutsches Bier noch deutschen Bohnenkaffee will er zu sich nehmen. Er ignoriert Ampeln und Verkehrszeichen, futtert unablässig Amarettini aus der Tüte und lässt sich nur mit Mühe davon abhalten, sich bei einem Florentiner Barbier den Schnauzer abnehmen zu lassen. In Trance lasse ich mich hinter ihm herziehen und mir Eis- und Käseproben in den Mund stecken. Als er mich an einem Marktstand zum Verzehr von Hühnerleber-Crostini nötigen will, kommt mir die rettende Erkenntnis: »Mir ist schlecht. Möglicherweise Magen-Darm.«

Der Chef schnaubt. Reste von Mandelgebäck zittern in seinen Barthaaren. »Das ist jetzt wirklich nicht der richtige Augenblick, Frau Balbutis!«

»Ich muss mich übergeben«, unke ich.

»Hm. Und morgen?«

»Morgen auch. Schlimmstenfalls die ganze Woche.«

Und endlich scheint er zu verstehen.

Am nächsten Morgen treffe ich den Chef frisch ausge-
ruht und mit dem Fortbildungsverzeichnis in der Hand am
Frühstücksbüfett. Er trägt Sakko und eine neue italienische
Krawatte. Mit Leidensmiene, Weißbrot und Tee setze ich
mich zu ihm. Sicher wartet er nur darauf, dass ich wieder
gerade gehen kann.

»Der Tag mit Ihnen war herrlich, Frau Balbutis«, sagt
der Chef. »Mit meiner Tochter bereise ich regelmäßig die
Toskana. Aber sie hat nicht Ihre Disziplin.«

»Sehr bedauerlich. Aber vielleicht überschätzen Sie
mich.«

»Das habe ich auch in Erwägung gezogen.« Der Chef
lässt den Blick in weite Ferne schweifen. »Vielleicht haben
wir es gestern ein wenig übertrieben.«

Ich entspanne mich und schlürfe den Tee.

»Übrigens, die nächste Kongressreise ist schon gebucht«,
fährt der Chef fort. »Jerusalem im Juli. Sagen Sie jetzt nichts,
Frau Balbutis. Ich sehe das Leuchten in Ihren Augen.«

In meinen Augen leuchtet nichts. Die sind höchstens
etwas feucht. Vor Erschöpfung und Fieber. »Der Doktor
Bastlhuber«, höre ich mich sagen, »der träumt sein Leben lang schon von Israel. Das hat er mir im Bereitschaftsdienst erzählt. Der wollte früher mal Historiker werden,
wussten Sie das?«

Der Chef wusste es nicht. Aber es gefällt ihm. »Dann
eben der Bastlhuber«, sagt er und verschlingt sein Hörn-
chen.

Natürlich hat mir Johann kein Wort von Jerusalem erzählt. Aber Ende Juli, schätze ich, da wird er eine Menge
berichten können.

LUFT UND LIEBE
Phantomschwangerschaft

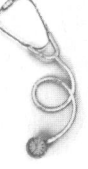

Alles tut weh, hab Flugzeuge in meinem Bauch.
Herbert Grönemeyer, »Flugzeuge im Bauch«

Babybäuche sind keimfrei und trotzdem hochinfektiös. Das besagt jedenfalls eine Studie der Universität Bamberg mit 42 000 Probandinnen. Arbeitskolleginnen sind demzufolge besonders gefährdet: Sobald auch nur eine Kollegin einen Braten in der Röhre hat, verdoppelt sich die Wahrscheinlichkeit, dass eine andere innerhalb der nächsten zwölf Monate nachzieht.

Alles Unsinn, wenn Sie mich fragen! Wenn man alle Riesenkürbisse in meiner Umgebung zusammenzählt – zwei Freundinnen, eine Krankenschwester, eine ärztliche Kollegin und noch dazu meine eigene Schwester mit Kind Nr. 3 –, beträgt meine eigene Wahrscheinlichkeit, schwanger zu werden, nach dieser Rechnung fast hundert Prozent.

Auch die anderen scheinen die Kalkulation zu kennen. Kaum hat uns Tine in der Morgenrunde die (längst überfällige) frohe Botschaft ihrer Schwangerschaft verkündet, wendet sich der Chef an mich. »Na, Frau Balbutis, haben Sie uns auch noch was mitzuteilen?« Zwanzig Augenpaare sind auf mich gerichtet. Beziehungsweise auf meine Leibesmitte unter dem Arztkittel. Da trage ich eine Bauchtasche mit Stiften und Pupillenleuchte, das weiß inzwischen doch jeder. Kurz vor der Mittagspause wird ein Patient mit Lungenentzündung eingeliefert, der trotz Atemnot noch Zeit findet, mir mit bläulichen Lippen zuzuflüstern: »Ihre Kollegen sollten etwas mehr Rücksicht auf Sie nehmen. Denken Sie an Ihr Kleines.« In der Kantine fragt mich die

Kassiererin, ob rohe Mettbällchen in meinem »Zustand« wirklich angebracht sind. Und dann nimmt mich auch noch Gabriel, der schwule Pfleger mit dem siebten Sinn für andere Umstände, beiseite und offenbart mir, dass ich seit Tagen so »toll von innen heraus leuchte«.

Ich denke mir nichts dabei. Noch nicht.

Nachts um drei wache ich auf. Schweißnass. Was, wenn ich die Signale einfach nicht sehen *möchte*? Um ehrlich zu sein: Es gibt schon das eine oder andere Anzeichen für eine Schwangerschaft. Seit zehn Tagen warte ich ungeduldig auf mein längst überfälliges PMS. Stattdessen drückt und kribbelt es bei mir im Untergeschoss, als knetete sich mein Uterus für neue Aufgaben in Form. Und seit geraumer Zeit schmeckt es hinten im Mund merkwürdig säuerlich. Schon beim Drübernachdenken wird mir schlecht.

Ich befreie mich aus Torstens Ganzkörperumklammerung und schleiche leise aus dem Schlafzimmer. Im Nachthemd stelle ich mich vor den Spiegel. Faktencheck: Sieht mein Bauch nicht ein ganz klein bisschen gewölbter aus als üblich? Was ist mit den Brüsten? Liegt es nur an diesem albernen Trägerkleidchen, oder sind sie wirklich größer als sonst? Ich versuche es mit psychologischer Kriegführung: Alles Quatsch, Einbildung, bloß 'ne Phase! Tines Schwangerschaftsgequatsche und Evas unaufhörliche Kotzerei haben mich mürbegemacht, dann noch die ganzen Sprüche – da fragt sich doch jeder, ob nicht etwas im Busch ist.

Ein Baby käme wirklich zum falschesten Zeitpunkt aller falschen Zeitpunkte. Es würde alle Pläne durchkreuzen, die ich schon ein Jahr vor dem Examen sorgfältig auf einer DIN-A3-Pappe festgehalten habe: ärztlicher Ausbildungskatalog, Wunschrotation in die fünf wichtigsten Abteilungen inklusive Ultraschall sowie Facharztprüfung zum frühestmöglichen Termin. Ganz zu schweigen davon, dass Torsten und ich erst seit ein paar Wochen zusammen sind … Halt! Ich darf jetzt nicht verrücktspielen. Keine Gedanken an Torsten, ehe kein Schwangerschaftstest vorliegt, mehr noch: ein positiver Ultraschall von der Frauenärztin, nein: ein positiver Ultraschall mit embryonaler Herzaktivität! Schwangerschaftstests aus der Apotheke sind was für Anfänger.

Ich könnte mir selbst Blut abnehmen, irgendeinen Patientenkleber drauf und ab ins Kliniklabor. Oder mich erst mal beruhigen und frühstücken. Was beides nicht geht: Mir ist schon wieder so flau im Magen.

Manche Frauen kriegen die halbe Schwangerschaft lang ihre Regel. Und merken erst was, wenn das Baby im Bauch anfängt zu zappeln. Ich starre auf meinen Schwimmring und konzentriere mich. Da hat nichts gezappelt, das war höchstens Luft. Oder nicht? Alles andere wäre ja nun wirklich lächerlich. Eine Ärztin, die ungeplant schwanger wird und es nicht schnallt. Lächerlicher geht es kaum.

Am nächsten Morgen schlüpfe ich in den dicksten Wollpulli, der auch drei Wochen Feiertagsfressen kaschiert, und einige mich mit mir selbst auf »Scheinschwangerschaft«. Das ist keine Schande. Gravitas imaginata kann jede Frau treffen, selbst Frauenärztinnen sind nicht vor dem eingebildeten Embryo gefeit. Aber immerhin können die sich erst mal selbst ultraschallen, bevor sie ihr Glück in die Welt hinausposaunen und dann im Nachgang zugeben müssen, dass die Frucht ihres Leibes nur aus Luft und Liebe besteht.

Auch wenn angloamerikanische Mediziner gern mal von »hysterical pregnancy« sprechen, so sind Scheinschwangere in der Regel keineswegs hysterisch, geschweige denn verrückt, zumindest nicht mehr als die nichtschwangere Bevölkerung. Die Scheinschwangerschaft ist bloß ein eindrucksvolles Beispiel dafür, wie einflussreich unsere Vorstellungskraft sein kann.

Manchmal reicht es, sich gesünder oder fettreicher zu ernähren als sonst – schwups, ist ein kleines Bäuchlein da. Auch Verliebtsein, ein Gefühlscocktail aus Glück und Panik, kann dazu führen, dass die Monatsblutung ungewöhnlich lange auf sich warten lässt. Spätestens jetzt wird ein Schwangerschaftstest gemacht. Und auch der kann täuschen, was man falsch-positiv nennt. Die anschließende Stressreaktion setzt eine Signalkette von der Hirnrinde bis zu den Hormondrüsen in Gang, die den weiblichen Körper in den Schwangerschaftsmodus katapultiert.

Ein dicker Bauch kann aber auch höchst unerfreuliche Ursachen haben: Magen-Darm-Infektionen, Tumoren oder eine Wassereinlagerung im Bauch. Seltener steckt etwas ganz Garstiges dahinter – die Blasenmole: Durch eine Störung in der Embryonalentwicklung entwickelt sich aus einer befruchteten Eizelle nicht etwa ein Baby, sondern ein Tumor. Tückischerweise produziert der auch noch das Schwangerschaftshormon ß-hCG, der Schwangerschaftstest ist also positiv, der Bauch wächst rasant, und durch den hohen Hormonspiegel kotzt die Scheinschwangere, bis der Arzt kommt. Statt einer Geburt findet bei diesen Scheinschwangeren dann aber eine Ausschabung statt. Und wenn die Blasenmole bösartig entartet ist, gibt es noch eine Chemotherapie als Sahnehäubchen obendrauf. Die Blasenmole erwischt eine von 45 000 Schwangerschaften. Und hin und wieder einen Mann. Immerhin nicht im Uterus, sondern im Hoden – was ebenso verrückt wie gemein ist.

Während ich so über Tumoren und Ausschabungen

nachdenke, erscheint mir eine Schwangerschaft plötzlich fast attraktiv. Aber was soll die ganze Theorie? Ich brauche Gewissheit.

Dieser Schwangerschaftstest ist nicht mein erster. Den habe ich mit vierzehn gemacht, auf der Mitarbeitertoilette des Friseursalons von Annikas Mutter. Zusammen mit Annika natürlich, die – genau wie ich – keineswegs schwanger sein konnte und die – genau wie ich – es wahnsinnig verboten und erwachsen fand, mal auf das Plastikteil zu pinkeln.

Es ist in der Tat sehr erwachsen draufzupinkeln, stelle ich fest. Heute steht keine zahnspangige Achtklässlerin neben mir. Ich bin allein, kichere kein bisschen und weiß, dass ein kleiner schwarzer Balken harmlos und langweilig ist – und ein zweiter schwarzer Balken sehr, sehr aufregend.

Im Fenster erscheint aber kein zweiter schwarzer Balken. Sondern bloß ein schmieriger Fleck. Ich pfeffere das Billigding in den Müll und checke meine Möglichkeiten: Renne ich in die Apotheke und kaufe noch einen – oder besser gleich eine Familienpackung? Eile ich zu meiner Frauenärztin und lasse den Schallkopf draufhalten? Oder rufe ich Henning an, meinen besten schwulen Frauenarztfreund, der mir bestimmt erklärt, dass man sich freuen sollte, überhaupt noch schwanger zu werden, wenn man über achtundzwanzig ist und zehn Jahre die Pille genommen hat?

Als ich den Schwangerschaftstest aus dem Müll fische, ist der Schmierfleck verschwunden. Nur ein leerer Balken. Nicht schwanger. Ende der Durchsage.

Ich appelliere an meine Organe: Ihr könnt die Phantomschwangerschaftssymptome jetzt einstellen. Mein Magen antwortet mit einem unwilligen Blubbern. Der Uterus zwickt. Sie weigern sich. Miese Bande.

Henning meint, hinter der ganzen Sache steckt was Psychologisches. Vielleicht hat er recht, immerhin ist er ja von Beruf Frauenversteher, und zwar in jeder Hinsicht, auch wenn er sonst nicht viel mit ihnen anfangen kann. »Auch ein Kinderwunsch kann sich so äußern«, sagt er und nippt bedächtig wie ein Rentner mit zu viel Freizeit an seinem IKEA-Kaffee. Drei Dutzend Familien mit je drei Dutzend Kindern toben um uns herum. Alle wollen zum Eisautomaten, schwedische Möbel kaufen, Kinderzimmer verschönern. Alle außer mir.

»Kinderwunsch … Alles Quatsch!«, behaupte ich.

Mein Uterus ziept vorwurfsvoll. Möchte ich vielleicht *insgeheim* schwanger werden? Schwanger kann toll sein. Kaum ein weiblicher Zustand ist so sagenumwoben. Von vielen Kulturen wird die Gravidität als heilig verehrt – nur Zyniker bezeichnen sie als hormonelle Belästigung. Manche werdende Mütter werden von Stimmungsschwankungen, Hämorrhoiden und dicken Füßen geplagt und sind froh, wenn das Balg endlich das Licht der Welt erblickt. Andere verbringen neun Monate in purer Glückseligkeit und verklären Presswehen als »ekstatisches Orgasmuserlebnis«. Die einen halten Nierenkoliken für Senkwehen, die anderen sind felsenfest davon überzeugt, dass ihre Senkwehen eigentlich Nierenkoliken sind. Das ist völlig normal und kein bisschen verrückt.

Auch im Tierreich kennt man Scheinschwangerschaften, bloß nennt man sie dann etwas weniger charmant Scheinträchtigkeiten – als ob man denen nichts Besseres zutraut als eine Mischung aus scheinheilig und niederträchtig. Bei Mäusen, Hunden und Pferden trifft man

Möchtegernbabybäuche gehäuft an. Besonders, wenn das Weibchen kein Interesse an den Paarungsabsichten ihrer männlichen Artgenossen hat. Wird eine Schwangerschaft vorgetäuscht, trollt sich der lästige Lüstling.

Bin ich scheinschwanger, um Torsten zu vertreiben?

»Ich glaube, ich möchte nicht schwanger sein«, sage ich. »Und scheinschwanger auch nicht. Gar nichts. Einfach nur ich.«

Henning nippt und schweigt und schaut so verständnisvoll, dass ich ihm eine proppenvolle Praxis prophezeie, sofern er denn endlich mal der Klinik den Rücken zukehrt.

»Es gibt bestimmt auch Scheingeburten«, werfe ich ein, »nach neun Monaten Scheinschwangerschaft presst man alles raus, was keine Miete zahlt, und dann ist es endlich vorbei.«

»Vielleicht möchtest du ja ein Scheinbaby haben«, gibt Henning zu bedenken.

»Wozu sollte das gut sein?«

Henning schweigt und nippt bedächtig. Dann lächelt er so rundum zufrieden, als hätte er eines zu Hause.

Die ersten Berichte von Möchtergernschwangerschaften stammen aus der Antike, schon Hippokrates setzte sich mit dem Phänomen wissenschaftlich auseinander. Maria »Bloody Mary« I., Königin von England und Irland im 16. Jahrhundert, musste zwei Scheinschwangerschaften ertragen. Erschwert wurden diese Umstände dadurch, dass ihr Ehemann sie für unattraktiv hielt und sie kurzerhand sitzen ließ – noch dazu scheinschwanger. Der Schuft. Historiker mutmaßen, dass die Leibärzte einen königlichen Unterleibstumor mangels noch nicht erfundenem Ultraschall übersahen. Auch hier hat der eingebildete Embryo also das paarungswillige Männchen vertrieben.

Ich sollte Torsten da zunächst raushalten.

Und wenn die Pseudo-Scheinschwangerschaft mein Geheimnis bleibt? Schwangere dürfen nämlich tolle Sachen. Sich auf den »Hier-dürfen-Sie-sich-nicht-hinsetzen«-Platz im Bus setzen. Pünktlich Feierabend machen. Eine unnötige Blutentnahme auf Montag verschieben oder gleich den Schwestern unterjubeln. Sich nach dem Abendbrot noch eine Tüte Chips reindrücken und mit einer Riesenfanta runterspülen.

Ich falte die Hände über meinem Bäuchlein. Es fühlt sich gar nicht mehr so groß an. Versöhnlich stupse ich meinen Uterus an. Er reagiert nicht. Hoffentlich hat er nicht schon aufgegeben.

»Gehen wir nachher noch einen Weißwein trinken?« Henning reißt mich aus meinen Träumen. Er hat den IKEA-Kaffee ausgetrunken und möchte jetzt Gardinen gucken. »Ben kommt auch, der freut sich.«

»Weißwein?« Ich zögere. Das passt nicht ins Konzept.

»Nur ein Glas«, sagt Henning. »Ich muss früh ins Bett.«

»Das Scheinbaby schläft noch nicht durch, richtig?«

Henning schmunzelt nicht einmal, sondern setzt wieder diesen unverschämt verständnisvollen Blick auf. »Wir sind durchs Gröbste durch«, versichert er mir.

Er ist wirklich ein ausgezeichneter Arzt.

VON DOPINGMÄUSEN UND ASTHMAKRANKEN HUNDEN
Leistungssteigerung im Freizeitsport

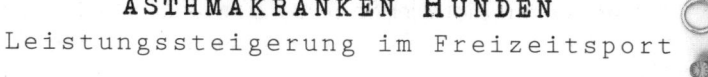

Ich hab nicht gedopt. Ich hab bloß Avocados gegessen.
**Linford Christie, britischer Sprinter, nachdem bei ihm
erhöhte Nandrolonwerte nachgewiesen wurden**

Das Spannendste am internationalen Spitzensport sind
nicht die immer neuen, unglaublichen Rekorde. Sondern
die Tricks, die zuweilen dahinterstecken. Der italienische
Langstreckenläufer Devis Licciardi etwa wollte die Doping-
kontrolleure auf ganz eigene Art zum Narren halten. Statt in
einen Becher zu pinkeln, versuchte er, mitgebrachten Urin
in das Gefäß zu schummeln – aus einem Penisimitat. Dieser
Plastikdödel, der für Freunde des stilvollen Dopings in verschiedenen Hautfarben hergestellt wird, sondert Urinpulver
ab – frei von verbotenen Substanzen, versteht sich. Licciardi erregte trotzdem Verdacht, weil er ohne Aufsicht pinkeln wollte. Ihm droht nun eine zweieinhalbjährige Strafe.

Auch andere Athleten unterhalten ihre Fans nicht nur
durch ihre sportliche Leistung, sondern durch den Einfalls-
reichtum ihrer Ausreden. Hier ein paar Klassiker.

Die Erschrockene: Mountainbikerin Ivonne Kraft gab 2007
an, der Asthma-Inhalator ihrer Mutter sei in ihrem Bei-
sein explodiert. »Vor Schreck habe ich ›Huch!‹ gesagt und
wohl versehentlich etwas inhaliert.«

Die Gourmets: »Ich habe ein verunreinigtes Steak gegess-
sen«, sagte der Radprofi Alberto Contador, als man 2010
Clenbuterol bei ihm nachwies. Karamellbonbons aus Süd-

265

amerika hatte dagegen sein Kollege Gilberto Simoni nach dem positiven Kokaintest im Verdacht.

Der Tierfreund: Frank Vandenbroucke (Radprofi) ließ verlauten, das in seinem Haus sichergestellte EPO und Testosteron sei für seinen asthmakranken Hund. Seit wann Hundeasthma mit diesen Mitteln behandelt werde, ließ er ungeklärt.

Der Verruchte: Denis Mitchell vermutete Sex als Grund für seine erhöhten Testosteronwerte: »Die Lady hatte Geburtstag, sie hatte etwas Besonderes verdient.« Anlässlich dieser grandiosen Ausrede verdiente er ebenfalls etwas ganz Besonderes, befand der Leichtathletikweltverband IAAF und sperrte den Sprinter 1999 für zwei Jahre.

Der Patient, den ich heute aufgenommen habe, hat mit Plastikpimmeln und Hundeasthma nichts am Hut. Herr Neumann ist zweiundvierzig Jahre alt, weder Adrenalinjunkie noch muskelsüchtig, sondern ausgesprochen sozial engagiert. Ehrenamtlich bringt er erwachsenen Analphabeten das Lesen bei. Zumindest tat er das, bis er auf einem Spenden-Marathon zugunsten benachteiligter Kinder umgekippt ist und zu uns gebracht wurde.

Auch bei Charity-Rennen geht es um Leistung: Nur wer die 42,195 Kilometer durchhält, sichert den armen Kleinen die Prämie. Für den erfahrenen Läufer Neumann war es deshalb Ehrensache, so viel aus seinem Körper herauszuholen wie irgendwie möglich. Sein Geist war willig, doch sein Fleisch war schwach und wollte sich bei Kilometer 37 zu einer vor Schmerzen wimmernden Kugel zusammenrollen. »Denk an die armen Kinder!«, wird sich Neumann gedacht haben, ehe er eine äußerst großzügige Dosis Schmerzmittel einwarf. Er erreichte das Ziel als Siebzehnter. Drei Stunden später bekam er Herzrasen, und statt Urin pinkelte er Blut. Jetzt darf er endlich ruhen. Auch dafür sind Krankenhäuser gebaut worden.

»Papa wird wieder gesund!«, stellt sein achtjähriger Sohn klar, der sich neben dem Bett aufgebaut hat und die Hand des schlafenden Vaters nicht einen Moment loslässt. Der Knabe ist immer noch ins übergroße »Wie-weit-würdest-du-gehen-um-die-Welt-zu-verbessern?«-Shirt gehüllt. »Morgen müssen Sie ihn entlassen. Schalke kommt. Das will er unbedingt sehen!«

Kinder soll man nicht anlügen. Man soll ihnen aber auch keine falschen Hoffnungen machen. Verzwickt.

»Du bist ja ganz schön auf Zack. Hast du in der Halle den großen Eisautomaten gesehen? Superleckere Sorten gibt's da.«

»Sie lenken vom Thema ab. Glauben Sie, ich merk das nicht, bloß weil ich ein Kind bin?«, fragt der Kleine. »Sollten Ärzte nicht immer ehrlich sein?«

Ich werfe einen Blick auf den Auszug mit den Blutwerten. »Also gut. Mit Schalke wird's womöglich nichts.«

Er wirft mir einen strengen Blick zu. »Wenn es echt noch *so* lange dauert, hol ich mir jetzt doch ein Eis.«

Schmerzen sind ein wichtiges Warnsignal für Über- und Fehlbelastungen. Leider wollen viele ehrgeizige Freizeitsportler davon nichts hören und greifen zu Schmerzmitteln. Die eignen sich zwar prima, um bei der Körperertüchtigung länger durchzuhalten. Doch nur die wenigsten wissen: Wer Analgetika einnimmt und seinem Körper Hochleistung abverlangt, riskiert nicht nur fiese Probleme an Nieren, Leber und Herz, sondern auch, schon als Jungspund mit künstlichen Knie- und Hüftgelenken herumzulaufen.

Beim Berliner Marathon 2010 gab die Hälfte der knapp zweitausend Befragten an, vor dem Start schmerzlindernde Substanzen eingeworfen zu haben, am häufigsten Diclofenac. Viele hatten Angst, den Lauf vorzeitig abbrechen zu müssen, andere hatten schlicht keine Lust auf Muskelkater. Jeder siebte Läufer litt nach Übertreten der Ziellinie an Bauchkrämpfen, vier Teilnehmer wurden mit Blutungen aus dem Magen-Darm-Trakt ins Krankenhaus gebracht. Bei jedem Zehnten schlugen die Pillen aufs Herz: Herzrhythmusstörungen, Herzinfarkte und Angina Pectoris waren die Folge. Dutzende andere fanden Blut im Urin, einige kamen wegen Nierenversagens ins Krankenhaus. Experten gehen davon aus, dass im Freizeitsport in noch größerem – und gefährlicherem – Umfang gedopt wird als bei den Profis. Zum einen fehlt das Problembewusstsein (»Es ist erst dann Doping, wenn es um Preisgelder und Rekorde geht!«), vor allem aber die Kontrollen. Freizeitsportler schlucken, spritzen, cremen oder inhalieren Substanzen, die auf der Verbotsliste der Welt-Anti-Doping-Agentur stehen, ohne Sperren befürchten zu müssen.

Wer sich den Traum von der Victoria's-Secret-Figur oder dem gestählten Sixpack erfüllt, dem winken zwar keine Pokale, dafür jedoch jede Menge sozialer und beruflicher Anerkennung. Allerdings nicht bei meinem Kollegen Johann. Der war nicht schlecht überrascht, als er herausfand, dass seine Exfreundin ihre Wespentaille nicht den guten Genen, sondern einer Mischung aus Koffein, Aspirin und Ephedrin (einem Kreislaufmedikament) verdankte. Die Kombination hört sich gefährlich an? Und wenn schon! Endlich normal essen können und dabei fantastisch aussehen! Bei Fans von Zumba, Aerobic und Tae Bo erfreut sich diese Chemie-Kombi zunehmender Beliebtheit; immerhin schlägt das Herz schon morgens nach dem Aufwachen mit 170 Schlägen pro Minute. Und auch die Körpertemperatur von 38 Grad wird bei manchen Konsumenten unter »Schönheit hat ihren Preis« verbucht.

Nicht mal der Nachwuchs ist von Optimierung ausgenommen. Superschlaue Eltern verabreichen dem Kind den Rotbäckchen-Saft »Lernstark«, der dank Eisen und B-Vitaminen laut Werbung zu einer »normalen kognitiven Funktion« beitragen soll. Der vermeintliche ADHS-Nachwuchs soll mithilfe von »zappelex«-Kapseln auf Linie gebracht werden, welche die Informationsweiterleitung im Gehirn anregen sollen. Doch die Kleinen sind, so eine große Studie, vollständig immun gegen die Mittelchen, die mit Slogans wie »Klugstoff für Kinder«, »Das kauen die Schlauen« oder »Inhaltsstoffe: Gehirnproteine« allenfalls die Eltern für dumm verkaufen. Etwa vier Prozent einer Gruppe befragter Schüler und Studenten gab an, schon einmal Medikamente oder Drogen eingenommen zu haben, um ihre mentale Leistung zu steigern. Das Ganze wird dann gern als »pharmakologische Lernhilfe« oder »smart drugs« verharmlost.

Die Einnahme aufputschender Mittel am Arbeitsplatz hat übrigens Tradition – und das seit langer Zeit. Schon im Mittelalter wurde Bier als stimmungsaufhellendes Stärkungsgetränk während der Arbeit getrunken. Bis in die Sechzigerjahre hinein war es in einigen bayerischen Krankenhäusern üblich, dem Operateur »zur Beruhigung der Nerven« ein oder zwei Weizen einzuflößen, und auch das Rauchen am OP-Tisch war kein Problem: »Asche ist doch steril!« Ach ja, die gute alte Zeit …

Die heutige Arbeitswelt fordert in noch nie da gewesenem Ausmaß geistige Leistungsbereitschaft, Konzentration, Wachheit und hochflexible Arbeitszeiten. Um das biochemisch in den Griff zu kriegen, hat man das Hirndoping entwickelt: Gesunde Menschen bedienen sich ohne medizinische Indikation an Medikamenten, die für Depressive, Demenzkranke oder Menschen mit Narkolepsie oder ADHS entwickelt wurden.

Kann denn jeder Bereich des Lebens chemisch optimiert – oder vielmehr verschlimmbessert werden? Aber nicht doch, werden Romantiker sagen. Zumindest die menschliche Seele bleibt als letzte Bastion vor dem Angriff der Chemiekeulen sicher.

Leider ist auch das schon überholt. Der neueste Clou heißt nämlich: Doping für die Liebe. Oder besser gesagt: für mehr Treue. Manche Mediziner empfehlen, dem Partner präventiv ein paar Portionen Oxytocin in die Nase zu sprühen. Angeblich wird die Seitensprungrate dadurch ebenso stark eingedämmt wie aufkeimende Anwandlungen von Eifersucht. Das kann man natürlich auch einfacher haben, denn Oxytocin wird automatisch ausgeschüttet, wenn man ausgiebig kuschelt oder das Herzblatt hin und wieder streichelt. Vielleicht ein etwas romantischerer Weg, als dem Partner ein paar Hormone unterzujubeln, deren Langzeitwirkung auf Gesunde noch völlig unklar ist.

Auch ohne Aufputschmittel und Stärkungsbierchen lässt sich gut auf Herrn Neumann aufpassen. Schalke kommt und gewinnt, und am dritten Tag lässt Neumanns Sohn das Charity-Shirt zu Hause. Leider interessiert das die Nierenwerte vom Herrn Vater kein bisschen. Er ist zwischenzeitlich so schlecht beieinander, dass ich ihn kurzfristig bei der Dialyse anmelden muss. Das Nierengewebe ist entzündet und macht Anstalten abzusterben. Dieser Mann nimmt nicht zum ersten Mal Schmerzmittel. Aber hoffentlich zum letzten Mal. Zumindest, wenn es nach mir geht.

Es ist Dienstagmorgen, Zeit für ein klärendes Gespräch.

»Den Bandscheibenvorfall letztes Jahr hab ich einfach weggejoggt«, sagt Neumann. »Keine Operation, einfach nur Sport. Sie glauben gar nicht, wie stolz ich da war.«

»Sport. Und Voltaren. Als Tabletten? Oder Gel?«

»Beides, wie es gerade gepasst hat.« Neumann zuckt mit den Achseln. »Die Schmerzen machen einen sonst wahnsinnig. Aber das ist vorbei. Und der Marathon war zu viel für mich, das habe ich jetzt verstanden. Ich muss mich schonen und auch mal auf mich achten und auf die Signale meines Körpers hören. Hab's kapiert, Frau Doktor.«

Er rasselt die ganzen guten Vorsätze runter, als hätte er sie sich siebenunddreißig Kilometer lang zurechtgelegt. Und wirkt dabei so fröhlich-unbeteiligt, als ginge es nicht um ihn. Als müsste er mich motivieren und bei der Stange halten, damit mein Arbeitstag schön schmerzfrei verläuft.

»Außerdem haben sich die Blutwerte etwas verbessert, hab ich gehört? Ihr Kollege meinte heute früh, mit Dialyse ist Schluss?« Neumann klopft sich gegen die Flanken. »Die Nierchen laufen wieder, richtig?«

»Richtig«, sage ich zögerlich. Es fühlt sich plötzlich unangenehm an, ihm recht zu geben. Noch unangenehmer ist es aber, ihm zu sagen, dass seine Nierenfunktion nur noch bei knapp fünfzig Prozent liegt – und sich daran wohl nichts mehr ändern lässt. Der Schaden ist da und geht nicht mehr weg.

Einen Augenblick warte ich darauf, dass die Information bei Neumann ankommt. Doch er sieht mich zuversichtlich an und wird jeden Moment anfangen, mir zu erklären, dass man auch mit halber Nierenkraft eine Menge Spaß im Leben haben kann. »Ich schaffe das«, sagt Neumann. Das Lächeln klebt ihm im Gesicht. Und endlich kapiere ich, dass ich aus dem Zimmer verschwinden muss, ehe er fühlen darf, was es nach einer solchen Diagnose zu fühlen gibt. Leute wie er, Erfolgsmenschen und Weltenretter, zeigen keine Schwäche. Zumindest nicht, solange jemand zusieht.

Sport ist Mord, sagte angeblich Winston Churchill. Das ist natürlich Kokolores, aber Sport kann einen suchtähnlichen Charakter entwickeln. Und besonders schnell geschieht das in Verbindung mit pharmakologischem Feintuning. Denn anstelle des körperlichen Tiefs, das in Trainingsphasen unvermeidlich ist, verspürt man einen rauschartigen Kick, vergleichbar mit dem Hochgefühl von aufputschenden Drogen. Manche Sportler bezeichnen ihr erstes Doping als quasireligiöses Erweckungserlebnis, das ihr Leben in ein »Davor« und ein »Danach« aufteilt. Und genau wie viele Drogenabhängige kombinieren Doper gern unterschiedliche Substanzen – und potenzieren gleichzeitig die Nebenwirkungen.

Ihren Stoff beziehen Freizeitdoper am liebsten billig und anonym über das Internet. Das Institut für Biochemie der Deutschen Sporthochschule analysierte Proben, die vom Zoll beschlagnahmt wurden, mit verheerendem Resultat: Vierzig Prozent der erworbenen anabolen Steroide wichen stark von den bestellten Produkten ab. Anstelle des georderten Testosterons befand sich beispielsweise Methyltestosteron in den Proben, eine Substanz, die weitaus leberschädigender ist als das Testosteron. Die angeblichen Muskelaufbaupräparate enthielten Insulin, das zwar tatsächlich leicht anabol wirkt, aber lebensgefährliche Unterzuckerungen verursachen kann. Sogar Medikamente aus der Tiermedizin werden von Sportlern eingeworfen. Das Hormon TB500 regt das Wachstum von Muskeln und der Gefäße an und hat den weiten Weg vom Pferderennen zum Radrennsport bereits zurückgelegt. Auch die Genetik bietet Möglichkeiten zur Leistungsverbesserung. Mithilfe eines Virus gelang es, ein Gen in die Zellen von Mäusen einzuschleusen, das die beliebte Dopingsubstanz EPO kostenlos herstellt. Solche Viren kann sich heute jeder online bestellen. Preis: 500 Dollar. Organschäden: steuerfrei.

In einer anderen Studie fand man übrigens heraus, dass Sportler besonders dann viel Leistung erbringen, wenn sie von einer Sache ganz besonders viel bekommen. Gemeint sind weder Eiweißshakes noch ungeprüfte Substanzen aus abgebrochenen Tierstudien, sondern Schlaf. Ordinärer, profunder Schlaf. Wer mehr pennt, nimmt tagsüber außerdem nachweislich weniger Kalorien zu sich. Dass ausgeruhte Arbeitnehmer leistungsstärker sind, weiß fast jeder – trotzdem konnte sich das Powernapping am Arbeitsplatz bei uns nie so recht durchsetzen. Auch oder gerade nicht im Krankenhaus.

Die Idee, am Tag nach dem Nachtdienst am »Mai-Lauf gegen Bluthochdruck« teilzunehmen, gehört nicht zu meinen besten. Herr Neumann hat mich nicht direkt überredet, es war mehr die Art, wie er mich ansah, als er den Flyer erspähte, den der Veranstalter, eine große Genossenschaftsbank, auf den Stationen verteilen ließ. »Für jeden gelaufenen Kilometer spendet der Veranstalter fünfzig Cent an Präventionsprojekte und ein Rehazentrum.« Er las vor, der Sohnemann hing an seinen Lippen. »Ich kann ja nicht. Und allein darfst du nicht laufen, Jan-Philipp.«

»Zeigen Sie mal her, am Sonntag habe ich frei«, sagte ich. Gott allein wusste, warum.

Es stellte sich heraus, Neumann junior kann gar nicht teilnehmen, weil er heute ein Hockey-Punktspiel hat. Und ich erklärte großzügig, für den Kleinen ein paar Kilometer mitzulaufen. Die Charityfalle: Einen Moment denkt man an hungernde Kinder, und im nächsten Augenblick sehnt man sich nach einer beherzten Fußmassage, einer kochend heißen Badewanne und ein paar Litern isotonischer Flüssigkeit.

Ich laufe. Momentan liege ich bei acht Euro fünfzig – das reicht, um einen Projektmitarbeiter eine Stunde lang zu beschäftigen. Vorausgesetzt, er arbeitet zum Mindestlohn. Mein Atem schmeckt metallisch, meine Waden brennen. Sie jucken nicht, sie kribbeln nicht, sie stehen in Flammen. Als hätte eine Horde Feuerameisen darauf eine Runde Charity-Wettbeißen veranstaltet. Am Straßenrand lege ich eine kurze Pause ein. Da vorn steht eine Bank. Ich werfe mich drauf, reiße mir die Laufschuhe von den Füßen und tue so, als müsse ich einen Krampf wegmassieren, während Johann mit neongelbem Schweißbändchen im Haar und in Begleitung zweier Bauchchirurginnen in hautengem Laufdress an mir vorbeischwebt.

»Magnesium vergessen?«, flötet ein drahtiger Anästhesiepfleger mit rasierten Beinen. Er zieht in unnatürlich langen Schritten an mir vorbei und winkt mit seiner Trinkflasche.

»Ich hatte Nachtdienst!«, schnauze ich zurück. Aber das schockt ihn nicht. Hier zählen nur die Kilometer.

Am nächsten Tag liege ich mit einem bösartigen Muskelkater im Bett. Ich versuche nicht an die Schäden zu denken, die widernatürliche Anstrengungen dem menschlichen Körper zufügen können, geplatzte rote Blutkörperchen und zermalmte Muskelfasern zum Beispiel, verstopfte Nierenkanäle durch das ganze ausgeschwemmte Eiweiß oder eine bleibende Abneigung gegen ehrgeizige Charity-Veranstaltungen.

Hier liege ich also. Ungedopt, unoptimiert und ungeduscht. Wie ein Mehrwert der Gesellschaft fühle ich mich nicht gerade. Neun Euro fünfzig habe ich erlaufen, ehe mir dankenswerterweise und mit nur wenig Nachhelfen ein Schnürsenkel gerissen ist. Wenn ich das Geld direkt gespendet hätte, könnte ich es wenigstens von der Steuer absetzen. So komme ich nicht mal anständig zum Klo.

Auch wenn ich fast zwanzig Kilometer abgelaufen habe, komme ich mir vor, als hätte ich versagt. Ja, versagt. Das ist gut, sage ich mir, das gehört zum Sport dazu. Nicht nur Doping liegt im Trend, sondern auch die Gegenbewegung. »Schöner scheitern« hat tatsächlich viele Anhänger. Bloß an geeigneten Idolen hapert es noch ein wenig. Ein Vorbild könnte Michael Edwards sein, besser bekannt als »Eddie The Eagle«, der als der schlechteste (und übergewichtigste) Skispringer aller Zeiten in die Geschichte der Olympischen Spiele einging. »Fett fliegt nicht«, ätzte 1988 selbst sein Trainer. Edwards machte das Beste draus: Er hatte jede Menge Anhänger, die ihn wegen seiner Ablehnung gegenüber der Gewinner-Verlierer-Einstellung verehrten. 2010 kam der Höhepunkt seiner Karriere: Bei den Olympischen Spielen in Vancouver durfte er die Fackel tragen.

Akzeptieren, dass wir nicht perfekt sind – ein bescheidenes, demütiges Ziel, das schon für manche meiner Patienten mit Stinknasen oder Haarzungen unerreichbar scheint. Schöner scheitern – so weit sind wir noch nicht. Dopenden Idolen wird noch immer nachgeeifert, aus Angst, nicht vollendet zu sein, nicht mithalten zu können. Dicke werden für dumm und faul gehalten. Und unretouchierte Selfies von Lana del Rey werden mit Shitstorms quittiert, bloß weil ein paar Besenreiser zu sehen sind.

Im Schrank habe ich sicher noch ein paar Ibuprofen, etwas Magnesium und einen Klacks Voltarensalbe. Sie rufen nach mir, ich kann sie hören. Aber heute bleibt jeder dort, wo er hingehört. Die Medikamente im Schrank. Und ich in der kochend heißen Badewanne.

Winston Churchill war ein schlauer Mann. Er hat ganz ohne Sport den Friedensnobelpreis gewonnen. Das nenne ich wahres Engagement.

DAS BUSENWUNDER
Gynäkomastie

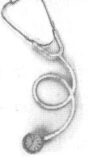

Ich hätt so gern Brüste
Ich wär so gern eine Frau [...]
Ich wär in Discos nie alleine
Ich sänge jeden Tag »Männer sind Schweine«
LiLi, »Ich hätt so gern Brüste«

Der Neue in Zimmer 4 heißt Merlin. Einundzwanzig Jahre, hundertfünfundzwanzig Kilo, Verdacht auf Überhitzung. Er hat das Gesicht eines Vierzehnjährigen, der zum ersten Mal ein Krankenhaus von innen sieht. Inzwischen kann er wieder gerade gehen, schwitzt aber immer noch wie ein Iltis. Kein Wunder, draußen sind es junihafte dreißig Grad, und er trägt einen schlabberigen Kapuzenpulli, in dem selbst die Eiskönigin kollabieren würde. Merlins schulterlanges Haar glänzt fettig im Neonlicht des Untersuchungszimmers, aber das scheint ihn nicht zu stören. Ein Nerd der alten Schule.

»Jetzt muss ich noch kurz auf Lunge und Herz draufhorchen, dann sind wir fertig«, sage ich und zücke das Stethoskop.

Merlin stemmt sich von der knarrenden Untersuchungsliege. »Das muss echt nicht sein, mir geht's ja schon besser. Ich würde lieber gehen.« Verlegen zupft er an seinem Pulli herum, von dem mich eine merkwürdige Figur angrinst: grünes Gesicht und spitze lange Ohren.

»Klar, bei dem schönen Wetter. Aber damit ich nichts übersehe, muss ich Sie gründlich untersuchen.«

»Und wenn schon«, erwidert Merlin kaum hörbar und krallt die Finger in den Pulli.

277

Bei jemandem, der so schüchtern ist und noch dazu gerade erst einen Hitzekoller hatte, muss man etwas spielerischer vorgehen. Ich muss Vertrauen schaffen, ihm eine Brücke bauen, ein vertrautes Thema anschneiden.

»Was ist das da eigentlich? So was habe ich ja noch nie gesehen«, frage ich im Plauderton und deute auf Merlins Brust. Doch er verschränkt blitzartig die breiten Arme davor. Nur die koboldigen Fledermausohren lugen noch hervor.

»Das geht keinen was an!« Merlin klingt not amused.

»Sieht aus wie diese Figur aus dem Kinofilm. Wie heißt der doch gleich … Shrek? Nein … ich hab's: Meister Yoda!«

Merlins Hände lösen sich aus der Verkrampfung. Er schaut an sich herab. »Ach so, *das* meinen Sie. Das ist ein Goblin-Priester vom Dampfdruckkartell. Sie spielen wohl kein WoW?«

»Eher nicht. Trotzdem glaube ich, der … äh … Kartell-Priester-Dings möchte einen Augenblick auslüften, während ich Sie kurz untersuche.«

»Den zieh ich nicht aus. Vergessen Sie's.«

In diesem Moment steckt mein Kollege Johann den Kopf zur Tür herein. »Mann, Bettina, du blockierst das Untersuchungszimmer. Wir brauchen den Raum, mach hinne!« Mit *wir* meint er das halbe Dutzend junger schnatternder Medizinstudentinnen hinter ihm.

»Dann sucht euch halt ein anderes Zimmer! Irgendwas wird schon frei sein. Wir brauchen hier noch ein paar Minuten.«

Johann lehnt lässig im Türrahmen, eine einzelne Locke hängt ihm in die Stirn. »In den anderen Räumen sitzen die Chirurgen. Komm schon, Betti, die Mädels sind im fünften Semester, die wollen was Spannendes sehen.« Er mustert Merlin von oben bis unten. »Was meinen Sie, haben Sie Lust, ein paar Ladys zu beeindrucken? Wenn es einen krassen Befund gibt, machen wir sogar 'nen Fallbericht draus. Soll ich ab hier übernehmen?« Von draußen hört man lautes Gekicher.

»Du übernimmst dich schon viel zu oft!« Ich schiebe Johann mit erhobenem Reflexhammer raus zu seiner Girlgroup. Bei Frau Balbutis werden keine Patienten vorgeführt!

Als ich mich umdrehe, hängt der Yoda-Priester zusammengeknüllt über der Stuhllehne. Merlin hat die Arme vor der Brust verschränkt. »Wenn Sie einen Fallbericht über mich schreiben wollen, dann ist das in Ordnung. So was haben Sie bestimmt noch nie gesehen.«

Ich winke ab. »Da machen Sie sich mal keine Sorgen.«

Merlins Arme sinken herab. Und enthüllen ein Dekolleté, an dem Johann seine Freude gehabt hätte. Auf seinem Brustkorb spannen sich halbkugelförmige, pralle, vollkommen symmetrische Brüste. Wie reife Mangos hängen sie an Merlin und wippen kaum sichtbar, als seine Schultern zu beben beginnen.

Männer mögen wohlgeformte Brüste – nur nicht an sich selbst. Leider können sie trotzdem welche bekommen. Man nennt dies Gynäkomastie – von griechisch »gynä« (Frau) und »mastos« (Brust). Männliche Busenwunder sind in allen Altersklassen anzutreffen, beim Rentner ebenso wie beim pubertierenden Knaben, beim Börsenmakler genauso wie beim Bademeister. Satte vierzig Prozent der männlichen Jugendlichen leiden an einer sogenannten Pubertätsgynäkomastie: Im allgemeinen Hormonchaos wird zu viel Östrogen produziert, worauf das jugendliche Brustgewebe sehr sensibel reagiert. So wächst den Jungs dann nicht nur ein Oberlippenflaum, sondern hin und wieder auch eine Brust. Oder zwei. Der pubertäre Busen verschwindet oft von selbst wieder. Doch vorher erleiden die Heranwachsenden monate- oder jahrelange Höllenqualen. Sie wagen sich nicht mehr ins Schwimmbad, tragen sackartige Klamotten mit merkwürdigen Figuren drauf und binden die verhassten Glocken mit Tapes an den Körper.

Mit zunehmendem Alter wird es statistisch gesehen nicht besser. Unter den Erwachsenen leidet jeder Dritte, im Seniorenalter sogar jeder Zweite an Verbusung. Das Ergebnis ist übrigens nicht immer ästhetisch gerundet. Mitunter machen den Männern asymmetrische, schlauch- oder euterartige Hängebrüste zu schaffen, die noch dazu unangenehm drücken.

Die Ursachen der Herrenbrüste sind vielfältig. Nicht selten hat die Ernährung etwas damit zu tun, nicht umsonst spricht der Volksmund von Biertitten. Zwar sind Dickmacher allgemein dazu geeignet, dem Mann das Holz vor der Hütte zu stapeln, der Gerstensaft hat es jedoch am meisten in sich: Er enthält nicht nur jede Menge Kalorien, sondern auch Phytoöstrogene, also pflanzliche Stoffe, die weiblichen Hormonen ähneln.

Den Herren der Schöpfung ist oft herzlich egal, woher die Brüste kommen, Hauptsache, sie verschwinden wieder. Trotzdem hat eine gründliche Diagnostik oberste Priorität. Immerhin können sich in seltenen, aber umso tragischeren Fällen hormonproduzierende Tumoren wie Prostatakrebs oder fiese Erkrankungen von Leber, Niere oder Schilddrüse hinter der neuen Körbchengröße verbergen.

Auch wer sich regelmäßig Alkohol, Cannabis, Amphetamine oder Heroin reinpfeift, riskiert Herrentitten. Ein Patient verzweifelte über seine drallen Möpse, bis die ärztliche Recherche zutage brachte: Regelmäßig schmierte er sich etwas aus dem verführerisch duftenden Kosmetiktiegelchen seiner Angetrauten ins Gesicht, das er für ein Anti-Falten-Präparat hielt. Was er nicht wusste: Es handelte sich um ein verschreibungspflichtiges Präparat, das seine Wirkung über den hohen Anteil weiblicher Hormone entfaltete. Sogar ätherische Öle sind in Verruf geraten. In einigen Fällen ließ sich der präpubertäre Busen darauf zurückführen, dass die Jungs sich ausgiebig mit entsprechendem Hautbalsam, Shampoo und Haargel pflegten.

Übrigens schützt auch eine Extraportion Testosteron vor Brustwachstum nicht. Ganz im Gegenteil. Ein Zuviel an männlichen Sexualhormonen wird im Fett- und Muskelgewebe zum Teil umgewandelt, und zwar – tada! – in weibliche Hormone.

Merlin hat keine Schlauchtitten, ganz im Gegenteil. Seine Brüste stehen wie eine Eins, jede für sich ein vollkommenes alabasterfarbenes Halbrund mit prächtigen rosa Brustwarzen. Solche Exemplare gehören auf die Cover von Herrenmagazinen. Aber nicht auf den Oberkörper eines Beinahe-noch-Jugendlichen, der vor Scham nicht weiß, was er sagen soll.

Ebenso wenig wie ich. »Nur mal kurz auf Herz und Lunge draufhorchen«, höre ich mich murmeln. Ich versuche, die Brüste nicht ins Visier zu nehmen, doch weggucken geht nicht. Also schiele ich Merlin aufs Brustbein, während ich das Stethoskop auf die Haut setze.

Gedämpft klopft Merlins rasender Herzschlag durch die Brust. Ich sollte da vorne nicht so draufstarren.

Ich sollte etwas Tröstendes sagen.

Ich sollte Ruhe und Selbstsicherheit ausstrahlen.

Ich sollte Merlin stecken, dass er verdammt stolz auf seinen Mut sein kann, vor einer fremden Ärztin die Hüllen fallen zu lassen.

Ich sollte ihm sagen, dass er sich nicht schämen muss und mit ein bisschen Geduld und vielleicht auch einem guten plastischen Chirurgen alles in Ordnung kommt und ich als Ärztin selbstverständlich schon alles gesehen habe und mich nichts schocken oder mir gar die Sprache verschlagen kann.

»Ihr Herz hört sich ... gut an.«

Wow. Ich bin so ... gut.

»Danke«, erwidert Merlin.

Als er sich wieder anzieht, wendet er sich von mir ab. Die Brüste verschwinden unter dem Goblinpriester vom Dampfdruckkartell. Ich werde sie nie wiedersehen.

»Danke«, sagt Merlin noch einmal. Seine Augen sehen so schutzbedürftig aus, verletzlich. Die letzte Gelegenheit, ihm zu sagen, dass er sich dringend seinem Hausarzt vorstellen soll. Und die letzte Gelegenheit, mit einer vielleicht taktlosen Bemerkung sein Vertrauen zu verspielen.

»Der Schwindel ist weg, und zu Fuß nach Hause gehen trauen Sie sich zu, ja?«

Eigentlich bleibt in der Notaufnahme selten genug Zeit, um zu warten, bis sich die Patienten zu Ende eingepackt haben. Alles dicht getaktet. Aber heute lehne ich an der Untersuchungsliege und harre aus, während sich Merlin quälend langsam die Turnschuhe zubindet.

»Danke«, sagt er, als er geht.

Und ich weiß nicht, wofür.

Ich bezweifle, dass Merlin seine Brüste beim Hausarzt vorgestellt hat. Wahrscheinlich ist: Er wartet, dass sie verschwinden. Aber aus dem Alter ist er allmählich raus.

Bei der Pubertätsgynäkomastie ist Abwarten das Mittel der Wahl. Das ist einerseits grausam, andererseits kommt man so mit etwas Glück um unnötige Medikamente oder einen vorschnellen chirurgischen Eingriff herum. Oft bilden sich die jugendlichen Brüste innerhalb eines Jahres von selbst zurück.

Eine Operation behandelt außerdem nur das Symptom, nicht die Ursache. Bei Übergewichtigen reicht oft eine Gewichtsabnahme aus, um dem Busen den Garaus zu machen. Wer hingegen dopt, Drogen einwirft, Alkohol trinkt oder sich großzügig mit Lavendel oder Teebaum einölt, kann sich ebenfalls Skalpell und Absaugkanüle sparen – sofern er sich andere Hobbys zulegt.

Das Samstagvormittagsshoppen mit Mareike ist anders als sonst. Und das liegt nicht daran, dass sie zum ersten Mal seit der Entbindung des kleinen Friedrich wieder allein unterwegs ist. Auf der Rolltreppe starre ich gedankenversunken ins Nichts, bis mich Mareike ins Hier und Jetzt zurückzerrt.

»Diese Online-Dating-Portale sind ja umstritten«, raunt sie mir zu, »aber so allmählich sehe ich in dir einen echten Notfall. Hör auf zu starren!«

»Ich starre niemanden an«, sage ich und senke den Blick.

Eine schamlose Lüge. Denn es gibt sie in Massen: die schüchternen und dicken, die verschämten und dick eingepackten jungen Männer in weit fallenden Sweatshirts und Jeansjacken bei knapp achtundzwanzig Grad im Schatten. Vornübergebeugte Familienväter, die ihre Hemden bis obenhin zuknöpfen. Und ein paar aufrechte Rentner, die den spitzen Vorbau unterm hauchdünnen Polohemd spazieren führen.

»Wenn die sehen würden, wie gnadenlos du sie abcheckst, würden die doch glatt nach einem Gleichstellungsbeauftragten schreien«, murmelt Mareike in ihre fünf Einkaufstüten.

Aber ich höre schon gar nicht mehr hin. Ich verstehe sie, die busengeknechteten Männer, ich habe einen Blick für ihr Leiden. Betti Balbutis lacht nicht, sie spöttelt nicht. Nein. Da steht sie drüber. Sie hat verstanden, welcher grausame gesellschaftliche Druck auf Männern mit Titten … Stopp.

»O mein Gott, ich bin ein Spanner, Mareike«, sage ich zu ihr, als wir oben bei den Schuhen ankommen. »Ich starre. Ich stiere. Ich glotze!«

»Auch Frauen haben Bedürfnisse«, erwidert sie salbungsvoll. »Da hast du mein vollstes Verständnis. Nur an der Methode solltest du noch feilen.«

Ich lasse mich hinter einem Stapel Schuhkartons auf einen Hocker sinken – weit weg von Männerbrüsten. Ob es sich so anfühlt, ein Mann zu sein? Man rennt durch die Stadt und geifert dem anderen Geschlecht ununterbrochen auf die Möpse, während die Gedanken quasi nur darum kreisen? Man glotzt schamlos und reduziert das Gegenüber auf die Oberweite? Man versucht abzuschätzen, welche Körbchengröße wirklich unter dem weiten Oberteil steckt?

»Ich glaube, ich brauche Urlaub. Zu viel Medizin.«

»Genau das«, sagt Mareike. Sie könnte jetzt etwas Heiteres einwerfen, mit einem Bonmot die Stimmung lockern und mir sagen, dass es vollkommen natürlich ist, sich mal zum Affen zu machen. Aber sie ist eine gute Freundin und wartet, bis ich mich gründlich zu Ende geschämt habe und aus dem Schuhkartonversteck komme. Bei Mareike darf man so sein, wie man ist.

»Danke«, sage ich.

Bestimmt weiß Mareike nicht, wofür.

DIE HEILIGTÜMER DES HOMERS
Jerusalem-Syndrom

Erst die Fremde lehrt uns, was wir an der Heimat haben.
Theodor Fontane

Johanns Kongressreise nach Jerusalem habe ich mir schon Monate vorher rot im Kalender markiert. Zwei herrliche Wochen, ohne dass er während der Visite dazwischenquatscht und die Patienten ständig unterbricht. Zwei Wochen ohne Johann, dessen Gesprächsbeiträge zu wenig Empathie und zu viel Meinung über silikonfreie Haarspülungen beinhalten.

Die erste johannfreie Woche ist fantastisch. Das Team ist gut gelaunt, und die Patienten trauen sich, während der Visite Fragen zu stellen. Sogar die Sonne scheint, als würde sie dafür bezahlt. So könnte es ewig weitergehen.

Am sechsten Tag ruft sich Johann in mein Gedächtnis. Um fünf Uhr dreißig in der Früh reißt mich das Gepiepe des Smartphones aus dem Schlaf. Dr. Johann Bastlhuber grüßt vom viel zu hellen Display, direkt aus Jerusalem. Pling – mit Ray-Ban-Sonnenbrille vor einer Moschee. Pling – mit einer arabischen Bierflasche in einer Bar. Pling – nur mit einer knappen Badehose bekleidet neben dem Pool. Auf dem letzten Bild hat ihn jemand so fotografiert, als würde er auf dem kristallblauen Wasser stehen. Sehr witzig.

Das letzte Foto ist nicht schlecht gemacht. Und es passt hervorragend zu Johann, der bekanntlich alles kann (»Es gibt keine Körperöffnung, die man nicht mit einer 14er Kanüle und einem starken Arm erreicht!«). Im Notfall läuft Dr. Johann Bastlhuber eben auch über das Wasser. Das hat er offenbar spätestens in Jerusalem gelernt. Kein Wunder. Die Heilige Stadt begeistert Menschen schon seit dem frühen Mittelalter. Damals waren Kongressreisen selten, man unternahm dafür gepflegte Pilgerfahrten. Diese Tradition hat sich bis heute gehalten, allerdings geht es in diesen Tagen meistens etwas gesitteter zu. Vielleicht, weil die Anreise unkompliziert über den klimatisierten Flughafen »Ben Gurion« läuft und nicht jahrelange Fußmärsche durch aller Herren Länder voraussetzt.

Bis heute werden Pilger von der Atmosphäre der vermutlich heiligsten Stadt der Welt in den Bann geschlagen. Nicht umsonst balgen sich gleich drei Weltreligionen um die alten Pflastersteine. Jerusalem geht unter die Haut. Und das endet nicht unbedingt beim religiösen oder kulturellen Erweckungserlebnis. Im Gelobten Land werden jedes Jahr mehr als hundert Touristen wahnsinnig, meist im Zusammenhang mit göttlichen Visionen.

Der Jerusalem-Wahnsinn hat Tradition: Im Jahr 1413 brach die Engländerin Margery Kempe zur Pilgerreise nach Jerusalem auf. Doch die Fremde war wohl zu viel für sie. Kaum hatte sie heiligen Boden unter den Füßen, bekam sie göttliche Visionen und brach in Wein- und Schreikrämpfe aus. Mitreisende bezweifelten allerdings die heilige Beschaffenheit ihrer Wahrnehmungen. Stattdessen nahm man an, sie sei mit dem Teufel im Bunde.

Der australische Schafbarbier Michael Rohan löste 1969 beinahe eine Intifada aus, als er den göttlichen Spezialauftrag erhielt, die Al-Aqsa-Moschee in Brand zu stecken. Der Brandanschlag versetzte die arabische Welt in Raserei, man vermutete eine jüdische Verschwörung. Erst nachdem sich herausstellte, dass der christliche Schafscherer reisebedingt nicht mehr alle Latten am Zaun hatte, beruhigten sich die Gemüter.

Einem Lehrer aus Kopenhagen erschien auf der Kuppel des Felsendoms die Gottesmutter. Bei seinem Versuch, die Heilige Jungfrau gebührend zu begrüßen, schlug er aus Versehen einen Wärter der Anlage nieder. Und eine Dame, die den weiten Weg aus Argentinien auf sich genommen hatte, riss sich sämtliche Kleider vom Leib und führte wie von Sinnen einen Tanz auf den Mauern der Altstadt auf, um den verdorrten Boden Israels zu befruchten. Selbst die Simpsons werden vom Jerusalem-Syndrom nicht verschont. In *The Greatest Story Ever D'ohed* verläuft sich der kulturphobische Homer in der Wüste und genehmigt sich ein Schlückchen aus dem Toten Meer. Prompt erscheint ihm die Mächtige Gurke und offenbart ihm, er sei der Auserwählte. Homer hüllt sich in ein Laken und predigt im Felsendom den Christen, Juden und Muslimen. »Frieden und Hühnchen«, darauf allein komme es an.

Frieden zieht eigentlich immer. Auch auf meiner Station. Sogar nach Johanns Rückkehr.

»Dass Sie sich so viel Zeit nehmen, um mir alles zu erklären, ist wirklich ganz reizend von Ihnen, Frau Balbutis«, sagt Frau Schröder in Zimmer 4. »Aber das ist wirklich nicht nötig. Gestern Abend saß der Doktor Bastlhuber noch hier auf der Bettkante und hat mir alle Fragen zu den Gallensteinen ausführlich beantwortet. Wirklich ein feiner junger Bursche. Wenn nur mein Mann so gut zuhören könnte wie der Doktor Bastlhuber ... mei!« Frau Schröders Bäckchen laufen rosa an.

»Dr. Bastlhuber?«, frage ich skeptisch. »Locken, leicht gebräunt?«

»Er roch so gut, und so schöne Haare hat der auch. Bis halb zehn war er hier.«

Gestern? Da lief Champions League. Johann, der freiwillig die Champions League verpasst? Da stimmt irgendwas nicht.

Doch Schwester Sabine bestätigt die Story. Und auch von den anderen Patienten bekomme ich nur Gutes über meinen sonst so unbeliebten Kollegen zu hören. Er fragt nach dem Wohlbefinden. Die Patienten! Und die Krankenschwestern. Er hat jedem eine Kleinigkeit aus Jerusalem mitgebracht, taucht pünktlich zur Visite auf und macht sich Notizen, handschriftlich. Und was noch unfassbarer ist: Sein sonst perfekt onduliertes Haar fällt ihm ungebändigt über die Ohren, und Johann scheint es nicht einmal zu merken.

Unheimlich. Nach nur zwei Wochen Jerusalem. Was ist geschehen? Wurde Johann bekehrt und erleuchtet? War es Zeit für eine Gehirnwäsche durch den Mossad? Oder ist eine Reisepsychose am Werk?

Früher waren die Rollen klar verteilt: Wenn die Patienten auf der Visite flehentlich zu mir herübersahen, schenkte ich ihnen ein aufmunterndes Lächeln. Zuhören, Händchen halten, im Zweifelsfall potenziell infiziertes Patientenbackwerk futtern und meine Hälfte des Arztzimmers bis oben hin voll mit patientenenkelgebastelten Dankeskarten hängen. Aber jetzt hängt der Haussegen in der Arztzimmergemeinschaft Balbutis/Bastlhuber so richtig schief.

»Du siehst bedrückt aus, Betti.« Ungefragt legt Johann seine Hand auf meine, ehe er anfängt, an meinem Handgelenk herumzudrücken.

»Tastest du da gerade meinen Puls?«, frage ich.

»Als Arzt macht man das so nebenher. So vollautomatisch.«

Er hat keine Ahnung, wie knapp er in diesem Moment

einer Kopfnuss entgeht. Einer vollautomatischen, versteht sich.

Als ich in Gedanken versunken ins Sekretariat einbiege, renne ich beinahe den Chef über den Haufen, der sich offenbar freut, mich zu sehen. »Ich hab unsere gemeinsame Florenzreise so gut in Erinnerung.« Er schnurrt wie ein alter Kater. »Wollen Sie mich nicht dieses Wochenende nach München begleiten? Dort tagt der Kongress der Bluthochdruckvereinigung.«

Und vor allem tagt das Oktoberfest. Zeltweise Besoffene, Krankenwagenladungen voller Schnapsleichen, garniert mit einer Extraportion Schickeria und Haareschön. Vielleicht ist das ein Wink des Himmels.

»Besser, Sie entscheiden sich gleich, Frau Balbutis.« Der Chef schaut auf die Uhr und düst los.

»Warten Sie!« Trotz der kurzen Beine hat er einen mächtigen Antritt. »Der Bastlhuber, der hat am Wochenende frei. Der würde verrückt vor Freude, wenn Sie ihn fragen!«

Der Chef bremst jäh ab. »Der Bastlhuber und ich, wir haben verschiedene Vorstellungen von so einer Kongressreise. Jerusalem war nicht so harmonisch, um ehrlich zu sein. Deshalb hatte ich auch Sie für München im Sinn.«

»Aber er hat sich doch verändert, finden Sie nicht? Geben Sie ihm noch eine Chance.«

Einen Moment lang sträuben sich die chefigen Barthaare. Doch mein Argument scheint zu ziehen. Seidenweich sinken sie herab.

Angeblich achten sogar manche Reiseleiter auf die typischen Zeichen eines Jerusalem-Syndroms, um Risikopersonen rechtzeitig in eine psychiatrische Einrichtung zu bringen. Betroffene zeigen zunächst ausgeprägte Nervosität und Ängstlichkeit und äußern den Wunsch, sich von der Reisegruppe zu trennen und Jerusalem allein zu erkunden. Das mutet zunächst sehr gesund an – doch das täuscht. Endlich allein, fallen sie klassischerweise durch auffällige Reinlichkeit auf und führen oft umfangreiche Leibeswaschungen durch, um sich anschließend in weiße Laken zu hüllen und an göttliche Stätten von Jerusalem zu pilgern. Das Ganze gipfelt meist in einer Predigt, in der es darum geht, Ortsansässige und Touristen zu einem besseren Leben zu bekehren.

Die spontanen Prediger sind in der Regel Menschen aus hochreligiösen Elternhäusern: Juden halten sich häufiger für Personen aus dem Alten Testament, während sich Christen – mit großer Mehrheit Protestanten – Figuren aus dem Neuen Testament zum Vorbild nehmen. Forscher vermuten, dass den Protestanten der irdische Mediator zum abstrakten Gott fehlt und sie deshalb durchdrehen. Katholiken kollabieren dagegen nur selten beim Anblick der Heiligen Maria. Der Papst als Mittelfigur erdet sie offenbar ausreichend. Und am Verstand von Muslimen scheint das Heilige Land nur äußerst selten zu rütteln. Sie sind vermutlich an den Anblick gewöhnt, immerhin haben sie am längsten hier gelebt.

Über die Ursachen des Jerusalem-Syndroms scheiden sich die Geister. Nur ein Teil der Betroffenen hatte bereits vor Ankunft in der Stadt psychische Probleme. Der geistig vorerkrankte Pilger reist oft allein in die Heilige Stadt. In so einem Fall ist die Wallfahrt nicht selten der traurige Höhepunkt einer jahrelangen Krankengeschichte. Der schizophrene russische Schriftsteller Gogol zum Beispiel fuhr nach Jerusalem, um dort durch Beten von seinem Leiden erlöst zu werden. Vor Ort verstärkte sich sein religiöser Wahn aber, nach der Rückkehr verbrannte er seine »verderbten« Manuskripte und starb schließlich an den Folgen rituellen Fastens.

Doch nicht alle Erkrankten hatten vor ihrer Ankunft in Jerusalem seelische Nöte – ein bedeutender Anteil war vorher psychisch vollkommen gesund, wie umfangreiche Studien gezeigt haben. Diese Betroffenen werden von der geistigen Umnachtung heimgesucht wie von einem Blitzschlag und erinnern sich später in der Regel klar und deutlich an die Details ihrer heiligen Handlungen. Wenn auch nicht immer gern.

Und schließlich gibt es noch die Menschen, die den Jerusalem-Wahn als höchstspirituelles Gruppenerlebnis teilen. Sie kommen aus allen Ecken der Erde, kleiden sich in altertümliche Gewänder und harren im Heiligen Land aus, in der Hoffnung, die Auferstehung der Toten oder die Wiederkehr Christi als Augenzeugen miterleben zu dürfen. Gerüchteweise lebt eine Enklave von Apokalypse-Jüngern in der Nähe von Jericho, eine andere wurde in den Wäldern rund um Jerusalem gesichtet. Auch aus Mekka, den heiligen Stätten Indiens und christlichen Wallfahrtsorten sind ähnliche Phänomene bekannt.

Am Montag nach dem München-Kongress kommt Johann zu spät zur Arbeit. Ganz wie in alten Zeiten knallt er seine Designertasche aus italienischem Knautschleder grußlos neben mir auf den Schreibtisch und verschwindet im Klo. Und kommt nicht mehr raus.

Ganz zufällig schlendere ich an der Klotür vorbei. Was er wohl tut? Bluthochdruck-Leitlinien büffeln? Richtet er sich bloß die Frisur? Oder sendet er ein Gebet gen Himmel? Es ist nichts zu hören.

»Ich schlendere hier nur zufällig vorbei«, sage ich, als Johann plötzlich die Klotür aufreißt. Er antwortet nicht, sondern schenkt mir ein keramikweißes Lächeln, das jede Studentin in die Hyperventilation treiben würde. Die Frisur sitzt perfekt, und er duftet wie eine Douglas-Filiale.

»Das sagen sie alle«, sagt Johann.

»Das war kein Kompliment. Du siehst anders aus als letzte Woche. Da war bei dir alles so … natürlich.«

Johann fühlt sich offenbar geschmeichelt. »Ach, dir ist aufgefallen, dass ich mich verändert habe?«

»Ich meine, nach Jerusalem. Da war alles irgendwie anders bei dir.«

»Ach das.« Johann winkt ab. Seine Fingernägel glänzen verdächtig nach der Glasfeile, die er immer in der Kitteltasche spazieren führt. »Das hat alles nicht so funktioniert. In Jerusalem, da dachte ich: Mensch, Johann, versuch's doch mal anders. Ich habe mir echt Mühe gegeben. Wollte mal probehalber den Balbutis-Style durchziehen. Aber das Ergebnis hat nicht so geschockt. Ich glaube, die Patienten haben mich nicht mehr so richtig ernst genommen.«

»Unsinn, die fanden dich richtig gut!«

Zu gut sogar, das war ja das Problem.

»Vielleicht war es auch das«, sagt Johann. »Die wollten mit mir nach Feierabend selbstgebackene Kekse essen und so. Und ich kann so schlecht Nein sagen, verstehst du?«

»Nein«, sage ich. Dieser Charakterzug ist mir an Johann tatsächlich noch nicht aufgefallen.

»Über mir wohnt so ein alter Opa«, erklärt er, »der hat angefangen, mir von seinen Wehwehchen zu erzählen. Der ist ganz allein, der hat sonst keinen.«

»Das ist ja schrecklich.«

»Ja, absolut.« Johann sieht aus, als wollte er sich die Frisur zerraufen, entscheidet sich aber dafür, mit einem Druckbleistift vorsichtig darin herumzukratzen. »Total schrecklich, vor allem für meinen Nachtschlaf. Wegen dem Opa hab ich angefangen, nachts alles nachzuschlagen. Ich komme mit Augenringen zur Arbeit und stopf mir Bücher in die Kitteltaschen. Schau mal!« Er zieht den »Almanach der seltenen Syndrome« und das »Medizinische Wörterbuch Deutsch-Türkisch« aus dem Kittel.

Ich bin ein bisschen sprachlos. »Das hört sich an, als würdest du dich dafür schämen.«

»Quatsch, schämen. Ich halte das einfach nicht aus! Ich bin nicht wie du, Bettina«, sagt Johann. »Ich hab einfach ein zu großes Herz. Du bist anders, du kennst deine Grenzen. Versorgst du abends noch den Abszess des Nachbarn? Nein. Hilfst du der halbblinden Oma aus dem Erdgeschoss beim Sortieren ihrer Pillen? Bestimmt nicht. Du hast das im Griff, Betti, du gehst das professionell an. Und das werde ich von nun an auch wieder machen.«

Er pfeffert das Türkischbuch in den Mülleimer neben dem Waschbecken. Jerusalem-Johann meldet sich ab.

In der Visite bin ich seltsam wortkarg. Ich lasse Johann reden, und er zieht das ganze Register: Er fällt Schwester Simone ins Wort und blafft den Fensterplatz aus Zimmer 2 wegen zu hoher Cholesterinwerte an. Und statt sein hochtrabendes Fachchinesisch zu übersetzen und die flehenden Patientenblicke zu erwidern, schaue ich einfach zu. Die Patienten kommen zwar nicht zu Wort und verstehen kaum etwas von dem, was Dr. Bastlhuber von sich gibt, aber sie hängen trotzdem an seinen Lippen. Sie scheinen ihm zu vertrauen. Und das trotz seines selbstgefälligen Lächelns, eingeklemmt zwischen dem gestärkten Hemdkragen und der tadellosen Bradley-Cooper-Frisur. Oder gerade deswegen.

»Geht's Ihnen heute nicht so gut, Frau Doktor?«, fragt der Fensterplatz, ehe ich als Letzte Zimmer 2 verlasse.

»So wie immer«, sage ich achselzuckend.

Wie rede ich eigentlich? Der *Fensterplatz* heißt Horst Winter, hat drei Bypässe, fünf Enkel und liest einen John-le-Carré-Roman nach dem anderen. Das weiß ich. Und trotzdem versuche ich, mir ein höfliches, kühles Lächeln abzuringen. Professionell bleiben, Betti.

Winter zwinkert mir zu. »Falls Sie es vor Feierabend noch schaffen, meine Frau kommt nachher, und sie bringt Käsekuchen mit. Einen mit und einen ohne Rosinen.«

Mit einem knappen Nicken schlüpfe ich zur Tür raus und lehne mich an die Wand, während die Visite schon in Zimmer 3 rollt. Kenne ich meine Grenzen, nehmen mich die Patienten ernst genug?

Beim Gedanken, dass der Balbutis-Style auch Nachteile haben kann, spüre ich einen Stich in der Magengegend. Vielleicht ist es auch nur Kuchenhunger. Scheu vor Patientenbackwerken … Ist das der Anfang? Was kommt als Nächstes? Checke ich während der Visite mein Make-up in spiegelnden Flächen? Frage ich Johann irgendwann nach der Glasfeile? Und werde auch ich irgendwann den Studenten im blütenweißen Kittel predigen, dass Patienten uns belügen und infizieren?

Der Wahnsinn muss ein Ende haben, beschließe ich, als ich den Kopf noch einmal in Zimmer 2 stecke. »Ohne Rosinen, wenn es geht«, sage ich so streng wie möglich und zwinkere Herrn Winter zu. Bettina Balbutis meldet sich zurück.

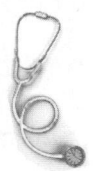

GEGEN DEN STROM
Penisfisch

Überall herrscht Zufall.
Lass deine Angel nur hängen;
wo du's am wenigsten glaubst,
sitzt im Strudel der Fisch.
Ovid

Der Sommer ist etwas für Frohnaturen. Für Würstchengriller und Wochenendcamper, für Sangriatrinker und Surfbrettausleiher. Auf jeden Fall nichts für mich. Nicht kurz vor der Facharztprüfung.

Aber heute will ich mal nicht so sein. Ich möchte Mareike und Jonas ihre kindliche Freude am schönen Wetter nicht verderben und vor allem daran nicht, dass sie nach einem Jahr mit Klein-Friedrich endlich mal wieder allein unterwegs sein können, weil Jonas' Mutter den Babysitterdienst übernommen hat. Darum begleite ich sie pflichtschuldig zum See. Sollen sie meinetwegen juchzend in der Jauche herumspringen, ich sitze lieber mit langem Shirt im Schatten, trinke Eistee, passe auf unsere Sachen auf und klebe medizinische Fachzeitschriften mit bekritzelten Postits voll. Und ziehe, wenn keiner guckt, den zweibändigen *Harrison* aus der Sporttasche und dröhne mich mit Gefäßkrankheiten voll.

»Das Wasser ist sooo herrlich«, sagt Mareike zum hundertsten Mal und tropft auf mein Buch.

»Die Prüfung kommt«, murmele ich, »der Spaß muss warten.«

»Du kannst ja nur mal 'ne Viertelstunde was anderes machen.«

»Du auch. Übrigens hängen dir Glibberalgen am Bein.«

Mareike juchzt schon wieder. Diesmal allerdings vor kindlichem Ekel. Selbstverständlich hat sie keinen Glibber am Bein. Und sie findet auch keine rechte Freude an meinem Scherz, bewirft mich ein bisschen mit Sand und trollt sich dann wieder ins Wasser.

Ich widme mich wieder meiner Lektüre. Lauter gruselige Krankheiten, da weiß man gar nicht, wo man anfangen soll. Gerade habe ich mich in einen drögen Abschnitt über Entzündungen mittelgroßer Blutgefäße vertieft, als Licht in meinen Schatten fällt. Jonas steht über mir, biegt die Äste des Baumes zurück und tropft. In den *Harrison* natürlich.

»Du kriegst ja gar keine Sonne ab, Betti.« Fröhlich winkt er mit einer nassen Frisbeescheibe. »Spiel doch 'ne Runde mit.«

»Das Buch ist mein Heiliger Gral! Und es kostet mehr als dein iPod«, meckere ich. »Soll ich den auch mal volltropfen?«

»Früher warst du lustiger«, sagt Jonas.

Okay, das war unter der Gürtellinie. Da kann er sonnenstichig rumgrinsen, wie er will. Er kriegt, was er verdient. »Gut. Ich komme mit ins Wasser. Aber vorher setzt ihr euch kurz zu mir, okay? Es gibt da nämlich eine kleine Geschichte, die ihr unbedingt hören solltet.«

Mit leuchtenden Augen und nassen Badesachen setzen sich Jonas und Mareike zu mir aufs Handtuch. »Geht ganz schnell«, sage ich. »Und hinterher könnt ihr im Wasser plantschen, so viel ihr wollt.«

Und dann erzähle ich ihnen vom Penisfisch.

Der 23-jährige Brasilianer Silvio Barbosa nahm vor einigen Jahren ein kühles Bad im Amazonas. Der wasserreichste Fluss der Welt ist nicht nur für Piranhas berühmt, sondern auch für grenzenloses Planschvergnügen. Als Silvio pinkeln musste, ließ er es einfach laufen. War ja niemand da, der ihn erwischen konnte. Kein Bademeister. Kein anderer Schwimmer. Dennoch: ein böser Fehler. Denn ein fast unsichtbarer Pirat enterte Silvios Harnröhre.

Drei Tage lang litt er unter entsetzlichen Schmerzen, bevor er ein Krankenhaus aufsuchte. Der zuständige Urologe konnte den etwa fünfzehn Zentimeter langen Penisbeißer entfernen. Wie man hört, soll der Patient nicht nur die Vampirfischattacke, sondern auch die zweistündige chirurgische Prozedur ohne bleibende Schäden überstanden haben.

Solche plastischen Augenzeugenberichte über den Penisfisch haben bis heute Seltenheitswert. Er heißt mit vollem Namen Vandellia cirrhosa – im Volksmund Harnröhrenwels – und ist ein sehr scheues Geschöpf. Um des Fisches Lust aufs menschliche Gemächt ranken sich einige Mythen. Es gibt Wissenschaftler, die behaupten, Candirú (das ist sein brasilianischer Name) interessiere sich gar nicht für Liebesstängel, sondern bloß für die Kiemen von Großfischen im Amazonasbecken. Laaangweilig! Spannende Erfahrungsberichte aus mehreren Jahrhunderten und Anekdoten von Tropenmedizinern zeugen nämlich vom blutigen Gegenteil.

Man sagt dem Fisch nach, notfalls auch in andere menschliche Körperöffnungen zu kriechen. Gehörgänge, Anus, Vagina, Nase – der Penisfisch ist für alles offen, und der badende Mensch, wie er glaubt, ebenfalls. Fast könnte man meinen, die Amazonasvölker hätten diese Legende in die Welt gesetzt, um die Eroberer davon abzuhalten, allzu oft in Ufernähe blankzuziehen. Tatsache ist: Ortsansässige im brasilianischen Amazonasgebiet binden sich seit Jahrhunderten vor dem Planschvergnügen den Zipfel mit einer sogenannten Penisschnur ab. Oder sie verwenden spezielle Vampirfisch-sichere Badebekleidung. Und sie pinkeln nie, wirklich niemals ins Becken.

Wie dem auch sei: Candirú existiert tatsächlich, ernährt sich von Blut und wird von vielen Völkern gefürchtet. Dass er auch im heimischen Baggersee sein Unwesen treibt, ist eher unwahrscheinlich. Aber das muss Jonas ja nicht wissen, der mit weit geöffneten Augen meiner kleinen Horrorgeschichte lauscht.

»Ein bissiger Fisch mit Appetit auf Penisse? Das tut doch bestimmt weh!«

Richtig geraten. Genau genommen steht Candirú aber gar nicht auf Menschenfleisch, sondern auf Blut und Urin. Was die Sache nicht unbedingt besser macht. Denn ähnlich wie der Hai das Blut riecht, wittert Candirú den Lockstoff, der üblicherweise den Kiemen seiner Wirtsfische entströmt. Wir erinnern uns: Kiemen dienen dem Fisch nicht nur zur Sauerstoffaufnahme, sondern entsorgen auch unerwünschte Stoffwechselprodukte. Fische pinkeln also durch die Kiemen und atmen gleichzeitig durch sie. Und wedeln dabei oft noch mit den Kiemenklappen, das erzeugt eine feine Strömung.

Candirú liebt harnstoffhaltiges, strömendes Wasser. Wenn man nun im Wasser steht und sich in selbigem erleichtert, wird der Vampirfisch magisch davon angezogen. Das Biest schwimmt so schnell wie möglich zum Ort des Geschehens. Dort erwartet er üblicherweise ein paar Kiemen, in die er reinkriechen kann, um drinnen kräftig in die Kiemenaorta zu beißen und sich am pulsierenden

Blutstrom zu laben. Im Menschenschwengel aber landet Candirú buchstäblich in einer Sackgasse – und steckt fest. Der Rückwärtsgang wird durch die nadelspitzen Stacheln, Widerhaken und Barthaare des armen Welses erschwert. Auch der gekrümmte Reißzahn am Mund hilft da nicht weiter. Autsch.

Da kann man ziehen und zerren, wie man möchte. In der Gurke steckt ein zarter Fisch, der sich in seiner Panik immer tiefer ins Gewebe bohrt. Das tut nicht nur scheußlich weh, sondern ist auch sehr gefährlich. Und weil sich jeder Fremdkörper im menschlichen Leib früher oder später entzündet, kann dies schlimme Komplikationen nach sich ziehen.

»Penisamputation«, sage ich und lasse eine dramatische Pause folgen. »Als Folge von Baden in unerforschten Gewässern.«

Peng. Das sitzt. Ade, sommerliches Badevergnügen! Die beiden haben es nicht anders gewollt. Mareike blickt mich aus weit aufgerissenen Augen an, Jonas' Unterlippe zittert. Gleich werden sie hastig die Klamotten zusammensuchen, ab zum Auto, Urlaubstag beendet, und vor mir liegt ein lernintensiver Abend am heimischen Balkon. Falls nicht im Hof eine überflüssige Grillparty abgehalten werden soll.

Doch dann fängt Mareike an zu kichern. Und prustet los.

»Penisamputation!«, wiehert Jonas und schüttelt das Haupthaar wie ein Rettungsschwimmhund auf Landgang. »Du bist so krass, Betti! Statt dir einen Bikini anzuziehen und ein bisschen rumzuplanschen, hockst du schwitzend im Schatten und erzählst uns eine eklige Geschichte über Vampirfische im Baggersee!«

Feuchtkalt patscht mir Mareike auf die Schulter, während sie weiterkichert und mich unsanft auf die Beine zerrt. »Runter mit den Winterklamotten, du hast es versprochen!« Mit diesen Worten drängelt sie mich in Richtung Sandstrand. Um den *Harrison* zu schonen, lasse ich mich mitziehen und versuche zu ignorieren, dass ich eigentlich noch nicht die Bikinifigur zurückbekommen habe. Mareike hat gut reden, ihre Schwangerschaft ist schon ein Weilchen her, ich dagegen war gerade erst scheinschwanger.

»Penisfischattacke!«, schreit Mareike und schleudert mir eine Handvoll Algenglibber entgegen. Jonas schmeißt sich in die Fluten, rudert mit den Armen – und zack, ich bin klatschnass.

Den beiden muss die pralle Sonne zu lange aufs Haupt geschienen haben, überlege ich. Durch die Hitze können die Hirnhäute gefährlich gereizt werden, das kann zu Krämpfen führen, im Extremfall sogar zum Tod. Aber auch davon würden sie sich nicht vom Schwimmen abhalten lassen. Ich stelle mich bis zu den Knien ins Wasser. Eine weitere Ladung Schlamm fliegt mir um die Ohren. Ich kriege eine Algensträhne zu fassen, klaube Baggerseematsch vom Boden auf … und eröffne das Feuer. Es soll niemand sagen, mit Betti könne man sich keine anständige Dreckschlacht liefern. Noch dazu in unerforschten Gewässern.

Der Meeresbiologe Stephen Spotte nahm den Bericht um Silvio Barbosa genauer unter die Lupe. Er reiste nach Brasilien, sah sich die Operation an (die auf VHS festgehalten worden war), untersuchte den in Formalin eingelegten Schurken und interviewte Silvio Barbosa persönlich. Sein Fazit: An der Story ist was faul. Zum Beispiel die Behauptung, der Fisch sei den Urinstrahl des knietief im Wasser stehenden Mannes hochgeschwommen. Auch dass der Fisch sich, wie behauptet, durch den Penis in den Hodensack gefressen habe, glaubte Spotte nicht. Immerhin bestand das Gebiss des kleinen Kerlchens nur aus einem schiefen Dorn. Kurzum: Der Biologe hielt die Penisfischattacke für ebenso wahrscheinlich wie die Option, gleichzeitig vom Blitz getroffen und von einem Hai gefressen zu werden.

Ob Barbosa nun gelogen hat oder nicht, es gibt Situationen, die so verfahren sind, dass nur noch Gewalt hilft. Situationen, in denen der Mensch von sich aus nicht weiterkommt und eine helfende Hand braucht, die auch mal hart zupacken kann. Im Falle des Penisfischs empfiehlt die Schulmedizin ein brachiales Vorgehen, notfalls mithilfe des Skalpells. Man schnippelt den Untermieter raus. Unangenehm. Die Einheimischen des Amazonasgebietes dagegen schwören auf Fruchtextrakte aus dem Buitach-Apfel und der Xagua-Feige. Diese werden durch die Harnwege wieder ausgeschieden und lösen dabei mit etwas Glück das Skelett des Fisches auf. Wie so oft bei ätzenden Arzneien, die den Weg durch den menschlichen Organismus nehmen, sind Nebenwirkungen nicht selten. Zum Beispiel kann man einen toxischen Schock erleiden und daran versterben.

Den armen Fisch erwischt es in jedem Fall. Selbst wenn er so lange kriecht und zappelt, bis er sich durch die komplette Harnröhre gearbeitet hat und am Ende in der Harnblase landet. Diese ist zwar um einiges geräumiger als die enge Röhre, aber genauso todbringend. Dabei hätte es Candirú im Amazonas so schön haben können. Grünbewachsene Ufer, Millionen von Piranhas zum Spielen und genügend Kiemenaorten, um die tausendköpfige Welsbrut großzuziehen. Aber er ist ein alter Sturkopf. Er schaut nicht nach links und nicht nach rechts, sondern folgt einfach seinem irregeleiteten Verstand. Goldenes Pipi ist das Allerletzte, was der kleine Wels erblickt. Dann gehen bei ihm langsam die Lichter aus, er ertrinkt im Stoff, aus dem seine Träume sind, gefangen im Bernsteinzimmer. So banal geht es in der Medizin manchmal zu.

Ich liege flach auf dem Handtuch und kann nicht mehr. Träge blinzele ich ins goldene Licht des Spätsommernachmittags und schiele auf meine nassen Haare. Sie schlängeln sich rüber zum *Harrison* und berühren beinahe das teure Buch. Etwas Algiges hängt in den Haarspitzen.

Ich hebe schwach die Hand, als Jonas eisgekühlte Getränkedosen herumreicht. Mein Mund schmeckt nach Sand und Baggerseeglibber. Zeit, etwas zu trinken und Jonas und Mareike so lange mit Seeschlamm einzuseifen, bis wir irgendwann quitt sind.

»War doch schön«, sagt Jonas. »Du solltest dich öfter mal aus dem Schatten wagen.«

»Mesangioproliferative Glomerulonephritis«, buchstabiert Mareike und fasst mein Buch mit unzureichend abgetrockneten Händen an. »Ist kaum zu glauben, dass du sowas freiwillig liest.«

Die beiden lachen, und ich lache sogar ein bisschen mit und stelle fest, dass ich irgendwie glücklich bin. Ganz aus Versehen. Ich trinke einen Schluck Sprite, zwischen den Zähnen knirscht es. Vielleicht etwas Sand, überlege ich, oder ein Stück Muschel – nicht gerade wahrscheinlich am Baggersee, aber doch möglich. Kegelschnecken leben in Muscheln, erinnere ich mich, und gehören zu den giftigsten Tieren der Welt. Sie produzieren ein Neurotoxin, mit dem man Schmerzpatienten behandeln kann. Oder umbringen, wenn man nicht aufpasst.

Ein Blick in die Gesichter meiner Freunde verrät, dass sie zur Pathophysiologie der Kegelschnecke im Moment wahrscheinlich nichts hören möchten. Und ich auch nicht, wenn ich ehrlich bin. Der Sommer ist etwas für Frohnaturen. Da will ich mal nicht so sein.

Von einer, die auszog, das Schlafen zu lernen

Gewaltschläfer/REM-Schlaf-
Verhaltensstörung

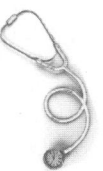

> *Manchmal verdrehst du deine Augen*
> *unter den geschlossenen Lidern,*
> *Machst eine Geste dann und wann,*
> *die ich nicht erwidern kann.*
>
> **Kante, »Im ersten Licht«**

Ein Störungsbild, das viel zu wenig bekannt ist, aber ein echtes Problem darstellt, ist der Klammerkuschler. Oder die Klammerkuschlerin. Über die Geschlechterverteilung kann ich nur spekulieren, denn ich persönlich habe nur einen einzigen, und der hat es in sich.

Es ist mitten in der Nacht, Viertel vor eins. Noch fünf Stunden, bis der Wecker klingelt. Ich bin seit einer Stunde wach. Auf meinem Bauch liegt ein haariger Arm mit dem Gewicht eines Kartoffelsacks. Unbarmherzig wird in mein Ohr geatmet. Torsten klammert und kuschelt die ganze Nacht unverdrossen an mir herum – und schläft dabei so tief und zufrieden wie ein Baby, das sich an Mamas Brust festgesaugt hat und ohne rohe Gewalt nicht wieder abzukriegen ist. Mein Bett ist eins sechzig breit. Wenn es nach Torsten geht, bräuchten wir bloß achtzig Zentimeter. Denn egal, wohin ich mich lege, kaum sind drei Minuten vergangen, hat mein Freund schon angedockt. Seine Bettseite ist verwaist, seine Decke herrenlos. Er wanzt sich im Tiefschlaf seitlich an mich ran, und patsch! – schon ist die Hand da. Sekunden später der ganze Arm. Offenbar fühlt er sich pudelwohl, und es hört sich kuschelig an, nach purer Romantik, wie er sich so vertraut an mich schmiegt.

Aber acht Stunden lang von fünfundachtzig Kilo Mann in einer Ganzkörperumklammerung festgehalten zu werden, das halte ich nicht aus. Von dem Hitzestau ganz zu schweigen. Noch dazu, wo gerade Hochsommer ist. Torsten ist besser als jede Heizdecke. Allerdings kann man ihn nicht ausschalten. Und wenn er sich wider Erwarten wegrollt, fange ich an, wie ein durchgeschwitzter Schneider zu frieren.

Dabei sollte ich mich glücklich schätzen. Torsten schnarcht nicht und tut auch sonst nichts im Dämmerzustand, wofür manche männliche Wesen berüchtigt sind. Viele Menschen suchen händeringend nach einem Partner. Und finden einen, der noch schlimmere Schlafgewohnheiten hat als sie selbst. Menschen mit einer sogenannten Katathrenie stöhnen zum Beispiel die ganze Nacht. Leute mit Bruxismus knirschen so laut mit dem Gebiss, dass man schon vom Zuhören Zahnschmerzen bekommt. Und Schlafwandler räumen nachts den Kühlschrank leer oder legen auch mal nonchalant Hand an sich.

Torsten würde so etwas nie tun. Er klammert und kuschelt bloß und kann nichts dafür. Meint er zumindest. »Ich mache einfach die Augen zu und träume von dir, und wenn wir morgens aufwachen, sind wir so schön aneinandergekuschelt.«

Selbstverständlich kann er etwas dafür. Ich habe das nämlich nachgeschlagen.

Die Muskulatur des Körpers ist während des Schlafes normalerweise vollkommen entspannt – da wird nicht versehentlich gekuschelt und geschmust. Und das ist auch gut so. Der Grund dafür liegt in der Hirnphysiologie verborgen: Nervenzentren im Hirnstamm hemmen während des Schlafes die Motoneurone des Rückenmarks, was sich ungefähr so auswirkt wie eine durchgetretene Kupplung beim Auto. Da kann man Gas geben, wie man will, der Wagen rührt sich nicht von der Stelle. Das ist auch einer der Gründe, warum wir nachts mit offenem Mund aufs Kissen sabbern. Die Muskeln sind einfach herrlich entspannt.

Allerdings nicht bei allen Menschen. Manchmal ist dieser Hemmmechanismus nämlich aus irgendeinem Grund gestört. Dann kann es passieren, dass sich unsere Traumaktivitäten sehr schnell in körperlichen Bewegungen niederschlagen und dass wir nicht nur im Schlaf freeclimben, einen Regentanz aufführen oder mit dem Yeti kämpfen. An so einer Störung litt auch Dreyfus, ein amerikanischer Golden Retriever, der im Alter von acht Wochen anfing, im Schlaf mit den Pfoten herumzurudern. Sein Besitzer fand das total süß. War es ja auch. Bis der Hund anfing, wild mit den Beinen zu treten, gegen Wände zu springen, Möbel umzurennen und auf das Herrchen loszugehen. Schlafend, versteht sich.

Tierliebe Wissenschaftler der Universität Florida fanden heraus, dass Dreyfus an einer sogenannten REM-Schlaf-Verhaltensstörung litt. Der REM-Schlaf verdankt seinen Namen nicht der Band, sondern den schnellen Augenbewegungen (Rapid Eye Movement), die wir hinter geschlossenen Lidern ausführen. Er dient vermutlich der Verarbeitung von Gefühlen und Informationen, die meisten Träume ereignen sich in dieser Phase der Nachtruhe. Es hat also einen guten Grund, warum die Muskeln ausgeschaltet sind. Funktioniert dies nicht, verschanzen sich die Betroffenen hinter Möbeln oder springen in den Kleiderschrank – ohne vorher die Tür aufzumachen. Andere träumen erotische Sachen und machen sich über die Partner her, ob diese wollen oder nicht. Übrigens sind die Betroffenen überwiegend Männer.

Nicht selten setzt es Fausthiebe und Karatetritte durch die Schläfer, die zu Schlägern mutieren, in zwei von drei Fällen kommen andere Personen zu Schaden. Betroffene erinnern sich später wochenlang an die lebhaften Träume, in denen sie meist von Schatten verfolgt oder von Ungeheuern bedroht wurden. An die realen Geschehnisse haben sie keine Erinnerung – im Gegensatz zu den vermöbelten Mitschläfern. Nicht ganz zu Unrecht spricht man deshalb auch von »Gewaltschläfern«.

Zu großem Aufsehen brachte es der Fall eines 23-Jährigen, der schlafend in den Wagen stieg, mehr als zwanzig Kilometer zum Haus seiner Schwiegereltern fuhr, den Schwiegervater attackierte und die Schwiegermutter mit einem Messer aus der Küche um die Ecke brachte. Dabei verstand er sich eigentlich blendend mit ihnen und war sonst ein friedliebender Mensch. Wie spätere schlafmedizinische Untersuchungen zeigten, hatte er den Vorfall komplett verschlafen – und wurde freigesprochen.

Glimpflicher ging der Fall des Florian T. aus. Er hatte einen äußerst real anmutenden Traum von einer Pute, die ihn in einer Bar verfolgte. Um dem garstigen Federvieh zu entkommen, flüchtete er in einen Nebenraum und schloss die Tür hinter sich. Stunden später erwachte er mit heftigen Rückenschmerzen auf dem Hof vor seiner Wohnung, glücklicherweise weitgehend unversehrt. Wie sich herausstellte, hatte er im Schlaf das Fenster geöffnet und war zwei Stockwerke tief gestürzt. Nicht mal beim Aufprall war er aufgewacht.

Haben Sie noch nie von Leuten gehört, die sich schlafend prügeln? Nun, nur wenige Betroffene reden darüber oder gehen gar zum Arzt. Über den Daumen geschätzt haben bis zu zwei Prozent der Bevölkerung eine REM-Schlaf-Verhaltensstörung. Dabei sind Senioren deutlich öfter betroffen, Menschen unter fünfzig erwischt es selten – es sei denn, sie nehmen bestimmte Medikamente ein, die den REM-Schlaf und die Muskelhemmung beeinflussen. Auch Epilepsien des Stirn- und des Schläfenlappens können zu nächtlichen Gewaltausbrüchen führen, von denen der Betroffene nichts weiß.

Mein Freund Torsten hat keine Epilepsie und nimmt keine Medikamente, deren Beipackzettel ich nicht sorgfältig geprüft habe. Langsam biege ich seinen Arm nach oben und winde mich aus dem Bett. Seine Muskulatur ist butterweich. Dieser Kuschelklammerer tut es mit voller Absicht.

Auf dem Sofa ist es bitterkalt, Torstens abgeworfene und von mir konfiszierte Decke wärmt kaum, meine Füße sind feuchtkalt wie Wärmflaschen vom Vortag. Der Kühlschrank brummt, die Dielen knacken. Es ist eine mondlose Nacht. Und vor allem eine schlaflose. Ich schleiche durch die Wohnung, hole mir ein Glas Wasser und werde allmählich nervös. Noch vier Stunden, bis der Wecker klingelt.

Manchmal ist auch Schlafwandeln die Ursache für nächtliches Um-sich-Schlagen. Schlafwandler darf man auf keinen Fall wecken, das bauen die nämlich in den Traum ein (»Pute greift an!«) und können dann auch mal zulangen. Sanft und behutsam soll man sie ins Schlafgemach zurückführen. Mich eigentlich auch. Aber niemand tut das, ich muss mich allein ins Bett bringen. Beziehungsweise auf die Couch.

Ich schreie laut auf, als Torsten plötzlich neben mir auf der Sofakante sitzt. »Ist so einsam im Schlafzimmer, Betti«, nuschelt er schlaftrunken. »Rutsch mal.« Dieses

Mal macht er sich nicht die Mühe, sich an mich ranzurobben. Er quetscht sich in die Ritze zwischen Lehne und mir. Meine Einwände beantwortet er mit einem liebevollen Atmer in meinen Nacken, dann legt er den Arm um mich, und ich befinde mich wieder im Klammergriff.

Partner von Gewaltschläfern lassen sich oft seltsame Sachen einfallen. Fesseln den Ehemann beispielsweise (un)sanft ans Bett oder verbannen ihn in den Kellerraum, in dem nur eine Matratze liegt. Keineswegs sollte dabei ein Schlafgemach im Obergeschoss gewählt werden, weil die wilden Träumer wie Florian T. auch mal aus dem Fenster steigen.

Eventuell würde es für Torsten auch eine von diesen Sexgummipuppen tun, überlege ich. Nein, nicht *dafür*. Sondern als Attrappe. Er schläft ein, ich schiebe die aufblasbare Platzhalterin unter, und die kann er dann nach Herzenslust in die Sofaritze drücken. Noch ist er jung, da kann er sich an alles gewöhnen. Noch drei Stunden, bis der Wecker klingelt.

Es ist übrigens kein Zufall, dass ausgerechnet betagte Senioren häufiger zu Gewaltschläfern werden und bei den nächtlichen Actionszenen nicht selten das Altersheim, sondern auch das eigene Hüftgelenk demolieren. Die neurobiologische Ursache für die fehlende Hemmung der Muskulatur ist in vielen Fällen nämlich mit dem Parkinson-Syndrom verwandt: Im Gehirn der Betroffenen gibt es zu wenig Botenstoff Dopamin. Untersuchungsergebnisse deuten darauf hin, dass jeder zweite sonst gesunde Gewaltschläfer innerhalb der nächsten zehn Jahre an Parkinson oder einer ähnlichen Störung des Dopaminstoffwechsels erkranken wird. REM-Schlaf-Verhaltensstörungen können also ein wichtiges Frühzeichen sein. Das wissen aber die Ehefrauen, die ihren randalierenden Schatz jahrelang im Souterrain einschließen und erst bei Morgengrauen wieder befreien, nicht immer.

MRT-Studien haben gezeigt, dass der Stirnlappen bei Gewaltschläfern während des Träumens nicht besonders aktiv ist. Leider ist das der Ort, wo die moralische Kontrollstelle zu Hause ist. Das erklärt, warum sie sich während der Anfälle oft rücksichtslos und wenig einsichtig zeigen. Merkwürdigerweise scheinen ausgerechnet Menschen, die im wachen Zustand friedfertig und rücksichtsvoll sind, häufiger von der Störung betroffen zu sein. Das wiederum passt sehr gut zu Torsten, der keiner Fliege was zuleide tun kann. Nicht mal seiner schlaflosen Freundin.

Es war nicht leicht, mich aus der Sofaritze zu befreien, und noch schwerer, ihn aufzuwecken und ihm um Viertel nach vier den Stand der Dinge zu erläutern. Er brummelt beleidigt vor sich hin, als er sich ins Schlafzimmer trollt, sich die Decke über den Kopf zieht und in Nullkommanix wegschnarcht. Dabei habe ich die Sache mit der Aufblaspuppe gar nicht erwähnt.

Jetzt bin ich hellwach. Noch zwei Stunden, bis der Wecker klingelt. Vielleicht sollte ich heute nicht mehr schlafen, überlege ich. Gelegentlicher Schlafentzug soll ja gesund sein, man kann damit sogar Depressionen behandeln. Aber ich habe keine. Vielleicht bekomme ich ja welche, wenn das so weitergeht – aber so lange möchte ich nicht warten.

Meine Füße sind eisig, die Hände noch kälter. Ich könnte mich unter die heiße Dusche stellen. Oder mich warmföhnen. Aber das würde mich nur noch wacher machen. Widerwillig nähere ich mich dem einzigen wirklich warmen Ort der Wohnung.

Torsten liegt schräg im Bett und nimmt die Matratze voll in Beschlag. Er schläft auf dem Bauch. Die Decke ruht locker über seiner Hüfte.

Probehalber lasse ich meinen durchgefrorenen Körper neben ihm auf das Laken sinken. Und robbe heran. Ich lege ihm eine Hand auf die Schulter. So warm kann morgens um fünf nur ein Mann sein, das lässt der weibliche Kortisonhaushalt gar nicht zu. Mein Arm schmiegt sich an ihn. Keine Reaktion.

Meiner doofen kalten Decke verpasse ich einen Tritt und schlüpfe ganz unter Torstens schmusewarmes Federbett. Kuschele mich an ihn und wärme meine steifgefrorenen Zehen an seinen tiefenentspannten weichen Fußsohlen. Jetzt noch ein ganz bisschen festklammern, und der Schlaf kann kommen. Hierfür wurden diese Eins-sechzig-Matratzen gemacht.

»Du weißt schon, dass ich dich liebe«, murmelt Torsten in die Stille hinein. »Und deine Schlafstörungen auch.«

Pah, die hat er mir doch erst eingebrockt! Ich murmele eine Antwort, eine zärtliche. Und döse ein. Er sagt noch was und versucht, ein wenig zur Wand zu rücken. Ich rutsche einfach hinterher.

NACHWORT

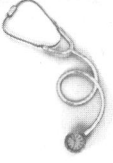

Vor ein paar Monaten kam eine Postkarte von Frau Meyer-Rübchen von ihrer Südamerika-Rundreise. Sie fühlt sich lebendig wie nie.

Herr Geier, der mit dem müffelnden Riechkolben, hat mich doch nicht verklagt. Dafür kam seine Ehefrau ein paar Wochen später wutentbrannt in die Notaufnahme gestapft, um die Klinik wegen unterlassener Hilfeleistung anzuzeigen. »Mir ist völlig egal, dass er nicht behandlungseinsichtig ist. Meine Güte, Sie sind Ärzte! Hätten Sie ihn doch in Narkose versetzt und dann die Stinknase weggemacht!«

Man kann's nicht jedem recht machen. Dafür hat, wie ich neulich bei Facebook sah, mein Exmitbewohner Ralf eine bahnbrechende Studie über das Leben von Mäusen in Terrarien veröffentlicht. Ich hab mich ehrlich für ihn gefreut, nach allem, was er durchmachen musste. Er hat von mir ein »Like« gekriegt.

Meinen WG-Partner aus späteren Zeiten, Nils, hat vor einigen Wochen wieder das Fernweh gepackt, und er ist nach Südostasien aufgebrochen. Ich hoffe, er hält sich von Schakalaka-Medizin fern und vermisst seine Reha-Patienten nicht allzu sehr. Ganz in die Nähe, nach Bangladesch, hat sich mein Großonkel Kalle auf seine alten Tage abgesetzt, um den Bengalischen Tiger zu jagen. Ich plane, ihn dort nächstes Jahr zu besuchen, falls er vorher nicht verhaftet wird.

Ob meine Schwester Kerstin mitkommen wird, steht noch in den Sternen: Ihr Sohn Niklas hat zwar seine nächtliche Schreiphase hinter sich gelassen, doch dafür schlägt

sich seine kleine Schwester nachts (und in ohrenbetäuben-
der Lautstärke) mit Monsterfeen herum.

Pfleger Tristan ist im Frühling wieder nach Grönland
aufgebrochen, um dort in aller Ruhe zu sich selbst zu finden. Irgendjemand sollte dort ein Auge auf ihn haben. Jemand, der kein Eisbär ist.

Mareikes pelziger kleiner Zungenbewuchs ist nie zurückgekehrt. Sie ist jetzt zum zweiten Mal schwanger. Jonas auch. Zumindest sieht er wieder danach aus. Sie wirken sehr glücklich. Vielleicht backe ich zur Geburt und auf
die guten alten Zeiten einen Maulwurfkuchen. Den hab
ich mir schon zur Hochzeit der beiden verkniffen. Dafür hat mein alter Nachbar, Herr Böhm, um die Hand von
Frau Kirschner vom *Café Lieschen* angehalten. Zum Verlo-
bungskaffeekränzchen gab es Mohnkuchen. Ich hoffe, das
ist ein gutes Zeichen. Das mit dem Mohn, meine ich.

Und Johann? Der hat sich auf den freien Oberarztpos-
ten beworben. Ich drücke ihm die Daumen, dass es klappt
und er von den Mächten, die größer sind als er, nicht zer-
quetscht wird. Wäre schade um ihn und seine Föhnwelle.

Den Mann mit dem Handtuch habe ich nicht angerufen. Ich habe ja jetzt Torsten. Der klammert nachts übrigens nicht mehr. Fast ein bisschen schade. Und als ich ihm
bei einem Glas Chianti meine kurze eingebildete Schwangerschaft beichtete, leuchteten seine Augen so komisch.
Keine Ahnung, was das wieder bedeutet. Bei unserem
ersten Date haben wir übrigens *Der Hobbit* geguckt, auf
DVD, bei mir zu Hause. Ich habe kein Sterbenswörtchen
über Gollums Glubschaugen verloren. Noch vor dem Ab-
spann flüsterte Torsten: »Der hat doch eindeutig Schilddrüse, findest du nicht?« Es ist herrlich, wenn man seinen
Seelenverwandten gefunden hat.

Und ich? Ich habe erfolglos versucht, mir knuspriges

Gebäck von Patientenangehörigen abzugewöhnen und habe bis heute bei keinem einzigen Patientendarm mafiöse Hefen ohne Brauereilizenz nachgewiesen. Bruno Mars spukt immer noch in meinem Ohr herum. Vor allem, seitdem Torsten immer mal wieder trällernd durch die Wohnung läuft. Oh baby, I think I wanna marry you!

Was aus meinem Homer geworden ist? Ich habe ihn nie wiedergesehen. Manchmal, so kommt es mir vor, sehe ich ihn in der Ferne, ein gelbes Leuchten in der Notaufnahme, auf dem Parkdeck, in der Innenstadt. Ein diätfeindliches, couchverliebtes, lebensbejahendes Leuchten, das nur darauf wartet, in unsere Untersuchungszimmer und Ambulanzen zu spazieren und dort ein Gefühl von Schwerelosigkeit und Heiterkeit zu erzeugen. Vielleicht bin ich auch einfach nur überarbeitet. Aber egal, es ist schön, Arzt zu sein.

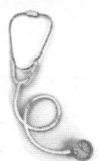

Danksagung

Meinen Agentinnen Regina Seitz und Leonie Schöbel danke ich dafür, dass sie an mich und dieses Projekt geglaubt haben. (Und dafür, dass ich »meine Agentinnen« sagen kann, das klingt so cool.) Eure Unterstützung bedeutet mir sehr viel.

Ein großer Dank geht an Ramona Jäger vom Lübbe Verlag, die dieses Buch entdeckt und von Anfang an gefördert hat. Sie hat nicht nur meine Bedenken angehört und zerstreut, sondern mir auch einen neuen Blick auf die Welt der Wörter eröffnet.

Meiner Lektorin Lisa Bitzer danke ich für die fantastische Zusammenarbeit und für urkomische und inspirierende Gespräche, die mich auf viele neue Ideen gebracht haben. Danke, dass du meine kaputten Wörter verarztet hast, Wortdoktor!

Meinen ärztlichen Kollegen Felix, Oliver, Jan, Heike, Benno und Hermann, die mir mit fachkundigem Rat zur Seite standen, danke ich dafür, dass sie mich vor peinlichen Schnitzern bewahrt haben. Ein großes Dankeschön auch an Julius! Auch meinen Freunden, Kollegen und Ex-mitbewohnern danke ich, dass sie mir erlaubt haben, ein paar sehr persönliche Dinge über sie aufzuschreiben.

Dem Mann, der Bruno Mars zwar nicht ausstehen kann, trotzdem aber eine bestimmte Passage aus seinem bekanntesten Hit wörtlich genommen hat, danke ich von ganzem Herzen. Du bist die Liebe meines Lebens. Ich hätte mir von dir nicht mehr Unterstützung bei diesem Projekt wünschen können. Danke, vor allem dafür, dass du so bist, wie du bist.

Meinem Vater danke ich dafür, dass er mir von Kindesbeinen an gezeigt hat, dass Arztsein der schönste Beruf der Welt ist, wenn man sich ganz und gar auf die Patienten einlässt. Von dir habe ich gelernt, dass man Schleimbeuteln besser aus dem Weg gehen soll, aber das ist im Krankenhaus nicht so einfach. Vielleicht kommst du eines Tages sogar über meine Wahl der Fachrichtung hinweg.

Meiner Mutter und meiner Schwester danke ich, dass sie dafür gesorgt haben, dass das Leben nicht nur aus Medizin besteht, und dass sie immer an mich geglaubt haben. Jose und Mats danke ich von Herzen für viel Nachsicht und Geduld mit mir. Ihr seid großartig!

Nicht Dank, sondern unverhohlene Bewunderung möchte ich denjenigen Ohrwürmern aussprechen, die mich bei der Entstehung des Buches unaufgefordert und manchmal Tag und Nacht begleitet haben: »Dich zu lieben« von Roland Kaiser (ausgerechnet!), »Immer wieder kommt ein neuer Frühling« von Rolf Zuckowski sowie sämtliche Gehörfraßattacken von Herrn Mars. Zusammen mit einem explodierten Backofen, einem geschredderten Kofferraum und jeder Menge Schnupfen- und Hustenerkrankungen zu ganz und gar unpassenden Zeitpunkten habt ihr das Buch zu dem gemacht, was es ist.

Mein größter Dank jedoch gilt meinen Patienten, die mir jeden Tag aufs Neue zeigen, wie einzigartig das Leben ist und dass man für jede Sekunde dankbar sein sollte.

Danke.

Liebesspiel in der Gefahrenzone

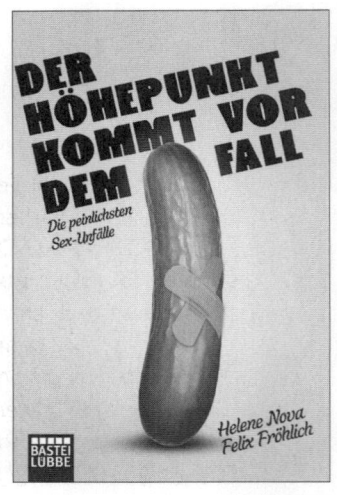

Felix Fröhlich / Helene Nova
DER HÖHEPUNKT KOMMT
VOR DEM FALL
Die peinlichsten
Sex-Unfälle
192 Seiten
ISBN 978-3-404-60761-7

Passt man nur kurz nicht auf, geschehen die verrücktesten Dinge. Vor allem beim Sex. So hat ein Pärchen, das im Auto zugange war, die Handbremse nicht angezogen und schwups, knallt der Wagen durch die Glasfront eines Fastfood-Restaurants. Doch auch zu Hause ist man nicht sicher, zumindest dann nicht, wenn dort der eifersüchtige Kater der Geliebten lauert …

Geschichten von Sex-Unfällen gehören zu den ganz großen Mythen der Gegenwart und das nicht ohne Grund, denn sie sind einfach irre lustig. Helene Nova und Felix Fröhlich haben die peinlichsten und absurdesten Begebenheiten aus dem Bett gesammelt. Oder dem Garten. Oder der Küche. Oder …

Bastei Lübbe

Der Tod kennt kein Pardon!

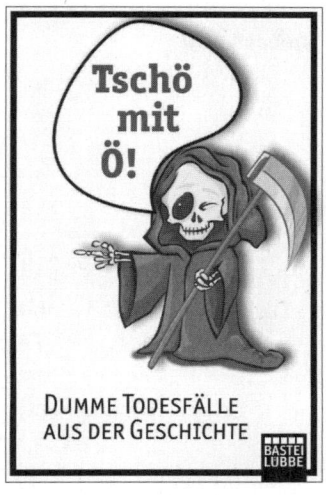

David Alliot / Philippe
Charlier
TSCHÖ MIT Ö
Dumme Todesfälle aus
der Geschichte
Aus dem
Französischen von
Ulrike Werner-Richter
272 Seiten
ISBN 978-3-404-60785-3

Auch berühmte Menschen sind vor dem Sensenmann nicht sicher. Schlimmer noch: Wenn es Könige, Wissenschaftler oder
Politiker trifft, wird es besonders kurios. Da findet ein französi-
scher Präsident sein Ende schon mal zwischen den Beinen einer
Mätresse. Das Herz eines schwedischen Monarchen macht nach
14 Portionen Nachtisch schlapp. Oder ein überheblicher Dichter
wird von herumfliegenden Schildkröten erschlagen. Dieses Buch
versammelt hundert absurde Todesfälle von der Antike bis heute:
böse, skurril - einfach zum Totlachen!

Bastei Lübbe

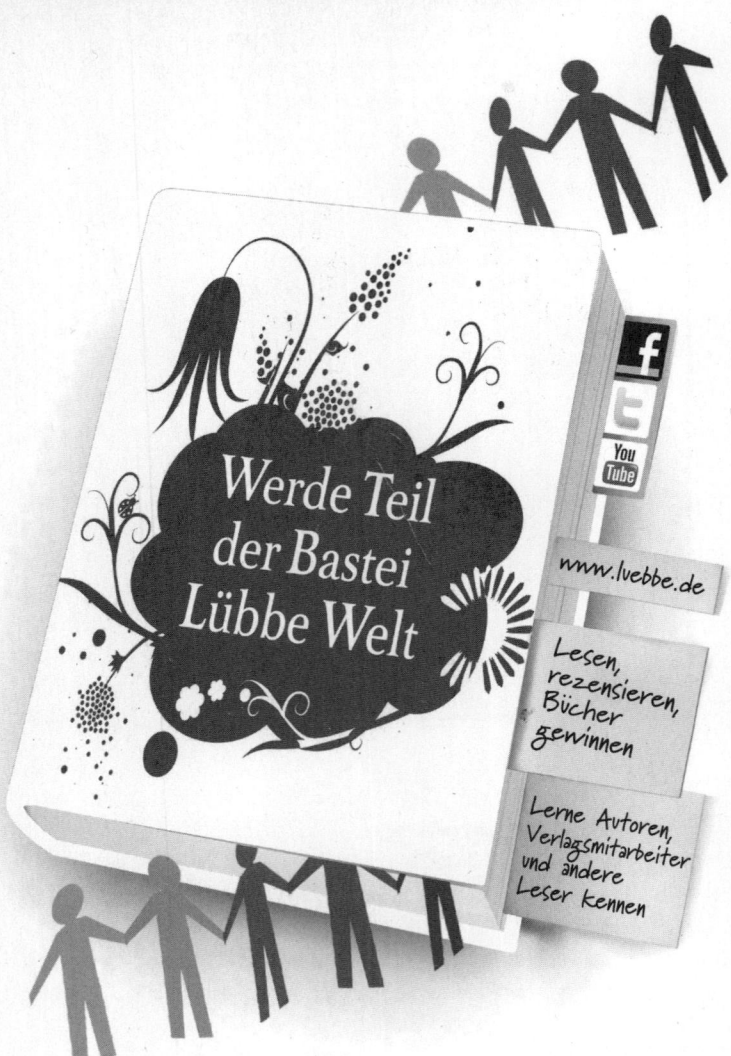

Werde Teil der Bastei Lübbe Welt

www.luebbe.de

Lesen, rezensieren, Bücher gewinnen

Lerne Autoren, Verlagsmitarbeiter und andere Leser kennen

BASTEI LÜBBE
www.luebbe.de